深圳市药品检验研究院 ◎ 编

识药品味

常用中药科普

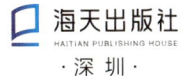

图书在版编目（CIP）数据

识药品味：常用中药科普 / 深圳市药品检验研究院编 . -- 深圳：海天出版社，2022.10
ISBN 978-7-5507-3557-6

Ⅰ . ①识… Ⅱ . ①深… Ⅲ . ①中药材－基本知识 Ⅳ . ① R282

中国版本图书馆 CIP 数据核字 (2022) 第 101788 号

识药品味：常用中药科普
SHIYAO PINWEI: CHANGYONG ZHONGYAO KEPU

出 品 人	聂雄前
责任编辑	童　芳
责任校对	熊　星
责任技编	郑　欢
装帧设计	知行格致

出版发行	海天出版社
地　　址	深圳市彩田南路海天综合大厦（518033）
网　　址	www.htph.com.cn
订购电话	0755-83460239（邮购、团购）
设计制作	深圳市知行格致文化传播有限公司
印　　刷	中华商务联合印刷（广东）有限公司
开　　本	787mm×1092mm 1/16
印　　张	25
字　　数	375 千字
版　　次	2022 年 10 月第 1 版
印　　次	2022 年 10 月第 1 次
印　　数	1—6000 册
定　　价	198.00 元

海天版图书版权所有，侵权必究。
法律顾问：苑景会律师 502039234@qq.com
海天版图书凡有印装质量问题，我社负责调换。

本书编委会

主　编：鲁　艺　王铁杰　王　冰　王淑红

主　审：张　继

副主编：周碧乾　苏　畅　关潇滢　郭巧技　谢耀轩　刘文亮

编　委：（按姓氏笔画排序）

刁　璇　王　冰　王　虹　王　洋　王建文　王铁杰
王淑红　王燕明　叶奕芬　吕浩锋　刘文亮　刘雪婷
关潇滢　江玲玲　苏　畅　杜晓娟　李　菁　李君瑶
吴晓冬　张文娴　罗　婧　罗雅丽　周碧乾　胡　月
郭巧技　黄晓炜　康　帅　葛园园　鲁　艺　曾利娜
谢耀轩

绘　画：张　继

配　诗：张　继

摄　影：张　继　周重建　江玲玲　周碧乾

主编单位：深圳市药品检验研究院
　　　　　国家药品监督管理局中药质量研究与评价重点实验室

特别鸣谢

单　位：中国食品药品检定研究院
　　　　成都市食品药品检验研究院
　　　　深圳市华辉药业有限公司
　　　　亳州市永刚饮片厂有限公司

人　士：马双成　魏　锋　原文鹏　赵鑫磊　吕献康　赵　凯
　　　　马　莎

序
PREFACE

我从小立志用量子化学拯救世界，中学期间却被博大精深的中医药文化吸引，决定用中医药保障大家的生命健康。执着于中医药研究三十载，生活中时常被亲朋好友问及诸如"国产和进口的西洋参哪种质量好""我买的冬虫夏草是不是真的""藏红花为什么不产于西藏"等问题，在为人解惑答疑的同时，我也深切感受到不同知识背景的人对中医药的敬畏和迷茫。当今，"人人要健康，健康为人人""健康高于财富，健康创造未来"已成为大众健康理念的共识，而中医药作为中华文明的瑰宝，在养生保健和疾病预防方面一直发挥着重要的作用。

2019年10月，《中共中央 国务院关于促进中医药传承创新发展的意见》中明确指出："挖掘和传承中医药宝库中的精华精髓……实施中医药文化传播行动，把中医药文化贯穿国民教育始终，中小学进一步丰富中医药文化教育，使中医药成为群众促进健康的文化自觉。"如何揭开中医药知识的神秘面纱，打破耸立的专业高墙，让中医药专业知识走进寻常百姓家，是中医药人的责任，更是一种历史使命。

深圳是中国最具青春活力和创新思维的城市。仅有40年发展历程的深圳市药品检验研究院虽然是中药检验领域的"青年军"，但他们秉承了深圳改革创新的城市基因，在2019年推出了"深圳中药科普馆"，将传统、厚重的中医药文化知识用清新、自然的布展方式呈现出来，不仅让国内外参观者耳目一新、流连忘返，也极大地激发了大家对古老的中医药文化的兴趣。今年他们又推出了《识药品味》这本科普书，其中精心挑选24味药食同源的名贵中药，从探寻前世传说、审识现代沿革、明辨真伪优劣、品鉴百味烟火四个层面进行了详细介绍。这本贴近大众的科普书，能够带领读者了解中药的"前世今生"，辨别品质优劣，品味中药独特的寒热温凉与升降沉浮，品尝中药的"人间烟火"，此乃书名《识药品味》的寓意。

中华民族伟大复兴，中华大地国潮盛行。随着诸多传统文化的文创产品成为网红爆品，中医药文化也应顺应滚滚国潮，激发年轻人的民族文化自豪感；同时，厚重的中医药文化也必定随着新一代年轻人的加入，焕发崭新的生命活力。

橘井泉香，岐黄传薪；杏林春暖，识药品味。

世界卫生组织（WHO）传统医药合作中心主任
中国食品药品检定研究院中药民族药检定所所长、首席专家

2021年12月8日

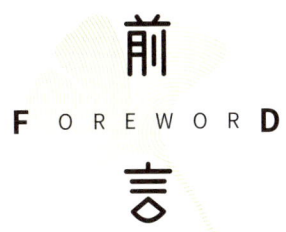

前言
FOREWORD

药师有情，本草有灵，每味药材都有远古传说与现实沿革，每味中药都蕴含着神奇、深邃的中医哲学。中医药兼容并蓄、创新开放，实现了自然科学和人文科学的融合与统一。今天，恰逢中医药传承发展的最好时机，中医药要找到"回家"的路，更要找到未来的路，必须回归民间，融入大众生活。然而，一些人对中医药的认识还停留于"粗、大、黑、苦、慢"状态。如何帮助大众打破对中医药的传统认识，增进人们对中医药文化的了解，充分发挥中医药在疾病预防、保健、治疗中的独特优势，成为亟待解决的问题。

深圳市药品检验研究院组织专业人员编撰完成了本书。书中选取草本、木本、动物和菌类中 24 味药食两用中药，用轻松易懂的文字和自然生动的图片，娓娓道来中药的前世传说、现代沿革、真伪优劣和百味烟火，记录每味中药从神奇传说到传统使用、从历史起源到传承创新的发展过程，解析中医药文化的奥妙精髓和悠远历史。中药的发展离不开文化的引领与历史的厚积，借由本书，我们尝试着挖掘中医药文化的"冰山一角"，让大家感知中医药在璀璨的中华文明中的深厚积淀，领略中医药发展根基的博厚雄浑，进而逐渐认识中医药，并真正窥见它的美丽。

本书集专业性、科普性、文学性为一体，值得广大中医药爱好者静心品读。徜徉书中，相信大家会沉醉于浓郁的中药文化，兴奋于初识的辨伪本领，垂涎于诱人的药膳美食，感动于清新的草木之美，迷恋于深厚的中药魅力。

期盼这本书可以重构大众与中药的连接，让中医药文化在大众心中"开花""结果"，直至浸润人心，成为大家民族自信、文化自信的精神力量。

我们反复斟酌每味中药的文字叙述，力争内容科学、严谨；但由于编写时间和水平有限，书中难免有疏漏错误之处，敬请广大读者提出宝贵意见。

目录
CONTENTS

草本

人参	003
西洋参	029
三七	043
川贝母	059
西红花	079
铁皮石斛	095
肉苁蓉	111
红景天	123
天麻	137
党参	153
天山雪莲	165
黄精	179

木本

动物和菌类

沉香	197
陈皮	215
化橘红	227
枸杞子	241

冬虫夏草	259
灵芝	281
阿胶	297
鹿茸	313
燕窝	329
蛤蟆油	347
海马	361
珍珠	377

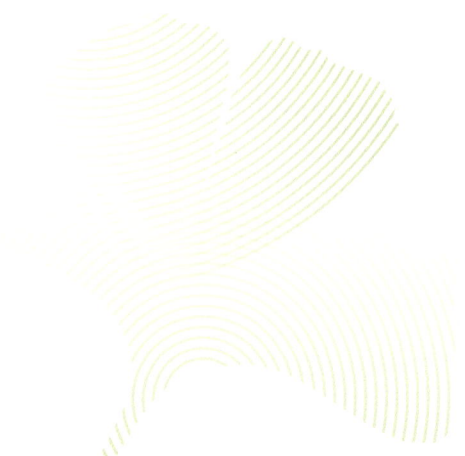

草
HERBACEOUS
本

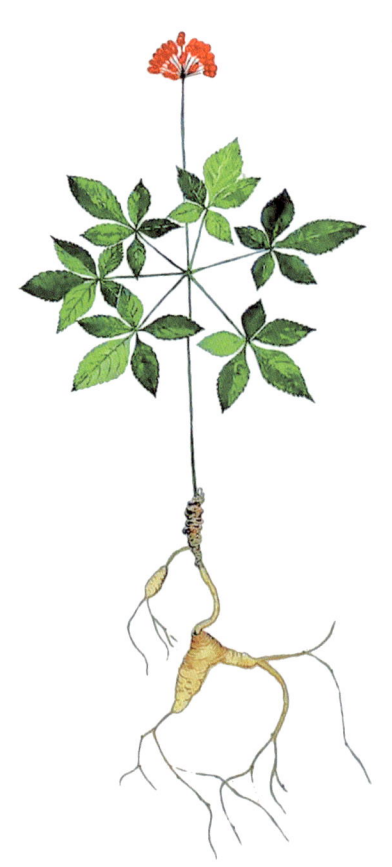

人参好

人参好,
滋补众元身。
养神生津强胜所,
多吃慢饮壮优暾。
谁不爱人参?

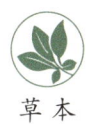

草本

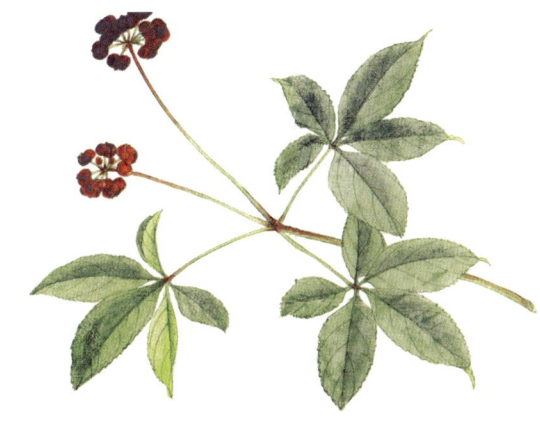

人参

"坚冰连夏处,太白接青天。"

巍巍长白山,云蒸雾漫,积雪千年,在林立的莽莽群峰里,孕育着一味古老而又神秘的本草——人参。

人参,常以根入药,可补五脏,药用价值高。它始载于《神农本草经》,距今已有千年的应用历史。作为名贵中药材中的"佼佼者",人参历来备受人们的青睐,素有"百草之王""稀世珍宝"之美誉,名扬四海。

编者注:本书中手绘图、摘自古籍的图上的文字为原作者题写,有的是繁体字,有的字有笔误。为保留原特色,全书皆未做修改,仅供欣赏。

探寻前世传说

✽ 古老的"植物活化石"

很少有人知道，人参其实是一种非常古老的植物物种，它在地球上生存的时间比人类久远得多，因此有"植物活化石"之称。研究发现，在距今几千万年前的第三纪，自然条件适宜，植物种类丰富，人参也得以孕育、发展、壮大，并广泛分布于世界各地。随后，第四纪冰川到来，气候骤变酷寒，许多动植物都遭受了灭顶之灾，就此成为地球发展史上的匆匆过客。虽然人参也在此次浩劫中"元气大伤"，生长区域大幅缩小，但在大山"母亲"的庇护下，人参幸运地

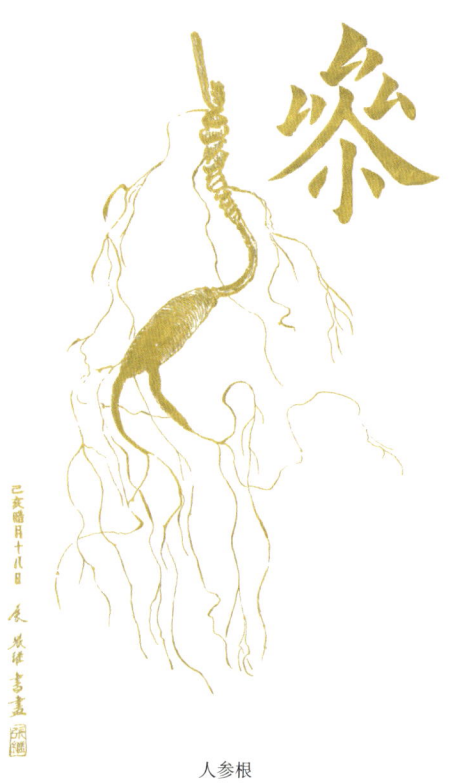

人参根

度过漫长的冰川期，成为少数幸存下来的孑遗植物之一。经过数百万年自然选择的严峻考验，最终人参坚强地存活至今，足见它顽强的生命力。

孑遗植物

孑遗植物，也有人称为"活化石植物"，它们起源久远，在古代曾经繁茂一时，但由于地球地质、气候骤变而险些灭绝，现仅在很小范围内奄奄一息地生存。它们的形态和化石中的植物基本相同，保留着远古祖先的原始形态，见证了地球生物演化的历史。由于近缘类群多已灭绝，因此是比较孤立的、进化缓慢的类群。

❋ 繁杂的古代称谓

在古籍中，关于人参的记载很多。古时人参称作人薓①，李时珍在《本草纲目》中解释道："年深浸渐长成者，根如人形有神，故谓之人薓。"可见，人参是以其根的形状似人而得名的，只是古人对"参"字有不同的写法。许多本草中都常见人形人参，如19世纪的《本草图汇》。

人参常被称作"神草"。在传统五行学说中，人参因色黄属土，补脾胃、生阴血，故有黄参、血参之名。古人认为人参得地之精灵，也称之为土精、地精。又因其背阳向阴生长的特性，称之为鬼盖。

苏东坡曾赋诗："上党天下脊，辽东真井底。玄泉倾海腴，白露洒天醴。"诗中的"海腴"即人参，此乃文人墨客创作的新词。另外还有人衔、白物等其他别称，不胜枚举。

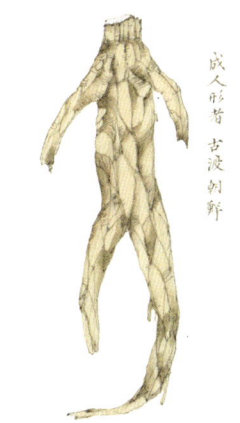

《本草图汇》中的人形人参

❋ 人参的神秘传说

古时，人参生长于深山密林，寻找和挖掘都非常困难，不易获得。又因其酷似人形的特征，再加上当时科学条件所限，古人不知其中缘由，便用神话传说予以寄托，人参诸多神秘的传说故事就此诞生。

传说中的人参神奇无比，能幻化、会隐遁，一日能翻九个山头，还能起死回生、消灾解难，且知善恶、扶危困、惩奸佞、助正义，千百年老参还有龙虎护佑，或被百草拱卫令人难以近前，充满神秘感。

---

① 薓：shēn，古同"参"，人参、党参等的总称。

南朝宋刘敬叔在《异苑》中描述人参啼哭："人参，一名土精，生上党者佳，人形皆具，能作儿啼。昔有人掘之，始下铧，便闻土中呻吟声，寻音而取，果得人参。"《广五行记》亦有类似记载："隋文帝时，上党有人宅后每夜闻人呼声，求之不得。去宅一里许，见人参枝叶异常，掘之入地五尺，得人参，一如人体，四肢毕备，呼声遂绝。"唐代有吃了人参精可以长生不老的传说，志怪小说集《神仙感遇传》中便写了维阳（另有"维扬""维杨"之说）十友人见老叟及众乞丐分食人形千岁人参后飞升成仙的奇闻。明代《五杂俎》中亦有"千年人参，根作人形，中夜常出游，烹而食之则仙去"的传说。

此后，人参渐被封为神灵，流传于民间，人们津津乐道，特别是在辽东地区，人们塑造了千年人参仙翁、人参仙女等诸多神灵形象，还有活泼可爱的穿着红肚兜的人参娃娃，尤其招人喜爱。

随着现代科学的揭秘，人参褪去了迷信的外衣，成为长寿、健康、吉祥、财富和地位的象征。

✤ 悠久的人参药用史

我国已知最早的本草著作《神农本草经》（成书于汉代）中即有人参药用记载："补五脏，安精神，定魂魄，止惊悸，除邪气，明目，开心益智，久服轻身延年。"东汉张仲景在《伤寒论》中称人参治心下痞坚、不食呕吐等。约成书于汉末的《名医别录》中记载，人参可调中消渴、通血脉、破坚积、令人不忘。

唐代医药学家孙思邈的《备急千金要方》收载人参方剂多达358条，应用非常广泛。《药性论》中有人参"主五劳七伤，虚损痰弱，止呕哕，补五脏六腑，保中守神，消胸中痰，治肺痿及痫疾，冷气逆上，伤寒不下食，凡虚而多梦纷纭者，加之"。唐代不仅在人参应用方面超过了历史水平，还通过鉴真大师把我国应用人参的成果传到了日本。

明代人参的临床理论和实践方面达到历史巅峰，人们对人参的需求量也随之增大。李时珍在《本草纲目》中总结道，人参"治男、妇一切虚证，发热自汗，眩晕头痛,反胃吐食,痎疟,滑泻久痢,小便频数淋沥,劳倦内伤,中风中暑,痿痹,吐血嗽血下血,血淋血崩,胎前产后诸病"。

❋ 人参的产地变迁

我国是世界上最早开发利用人参的国家之一。据文献记载,历史上人参曾在我国分布较广,但随着人们对野生资源的无节制开发,导致人参的分布范围大大缩小。目前人参仅产于亚洲东部,主要分布于我国辽东地区,我国河北、山西和日本部分地区有引种栽培,俄罗斯远东山区和朝鲜半岛也有。

在我国诸多本草中,人参还有一个重要产地——上党(山西太行山区),同时该地也是人参采挖、利用较早的地方。据传是春秋时代范蠡所著的《范子计然》中记载:"人参出上党,状类人者善。"东汉许慎的《说文解字》也记载,人参药草出上党。《名医别录》中出现人参"生上党及辽东"的记述,辽东人参这才登上历史舞台。陶弘景在《本草经集注》中对不同产地的人参品质进行了比较研究,认为上党人参优于辽东人参,称"俗乃重百济者,形细而坚白,气味薄于上党者,次于高丽者,形大而虚软,百济今臣属高丽,考高丽所献,兼有两者,实用并不及上党者"。

高句丽

高句丽,亦称"高句骊""句骊""高丽"。公元前37年建国,公元668年灭亡。在很长一段时间内,高句丽与百济、新罗并存于朝鲜半岛。其中高句丽在朝鲜半岛北方,百济在朝鲜半岛西南方,新罗在朝鲜半岛东南方。

唐代《新修本草》对我国人参的主产地有了更详细、准确的记载,除了历代均有记述的"上党及辽东"外,还指出"今潞州、平州、泽州、易州、檀州、箕州、幽州、妫州并出,盖以其山连亘相接,故皆有之也"。据史料记载,这时东北长白山一带所产的人参已成为进贡珍品。

唐代行政区划

唐代行政区划基本为道、州、县三级。将唐代与现代地图相对照，各州情况如下：

潞州：相当于今山西省长治市区和所辖武乡、襄垣、沁县、黎城、屯留、平顺、长子、壶关，以及河北涉县地区。

平州：相当于今河北省陡河流域以东、长城以南地区。

泽州：相当于今山西省东南部晋城市区和所辖沁水、阳城、高平、陵川等地。

易州：相当于今河北省内长城以南，安新、满城以北，南拒马河以西。

檀州：相当于今北京市密云一带。

箕州：相当于今山西省左权、和顺、榆社等地。

幽州：相当于今北京市区和所辖通州、房山、大兴，天津市武清，河北省廊坊等地。

妫州：相当于今河北省张家口市区和所辖宣化、怀来、怀安、涿鹿，以及北京市延庆等地。

明代中国人参的主产区明显北移，越过燕山进入东北地区。明代初年，上党参民承受了繁重的苛捐杂税，再加上官吏的巧取豪夺，使他们往往得不偿失。参民把人参视为"地方害"，不仅不敢上山采挖，还将自家的参园毁掉了。李时珍对于上党人参资源被破坏作了细致记载："上党，今潞州也。民以人参为地方害，不复采取。今所用者，皆是辽参。其高丽、百济、新罗三国，今皆属于朝鲜矣，其参犹来中国互市。"可见这时上党人参已甚少，以辽参为主，其次为朝鲜半岛产的人参。

朝鲜半岛所产的人参，也称高丽参，本质上与我国人参相同，都来源于五加科植物人参，只是由于产地环境与栽培方式不同，外观和国产人参有差异，但疗效、应用方法差不多。朝鲜半岛是人参的重要产地之一，其采参历史也较悠久。关于高丽参的起源，有一个美丽的传说：相传在高丽时代，崔氏为了让丈夫恢复健康，在母后山上日夜祈祷，终于感动山神托梦告诉她一种三枝五叶的神秘根类药材，这种与人形相似的根便是"人参"。如今在韩国，人们普遍喜食人参，人参已成为大众常用食品之一，鲜参销量大，终年均有供应。

另外，由于人参价格昂贵，利润可观，日本自江户时代起，便开始陆续引种人参。《本草图汇》中便有日本产人参（和产人参）的图片。《本草纲目拾遗》中也记载当时苏州有专门出售东洋参的药店，"东洋参出日本东倭地，其参外皮糙中

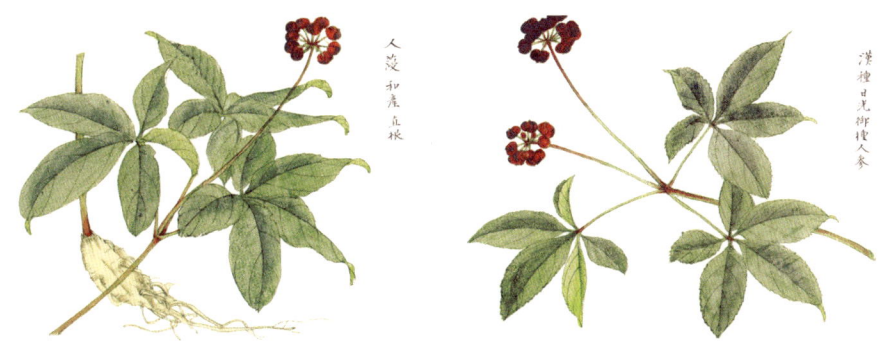

《本草图汇》中的和产人参与人参

油,熟蒸之,亦清香,与辽参味同,微带羊膻气,入口后微辣,为各别耳,然性温平……此参近日颇行,无力之家,以之代辽参用亦有效"。这说明日本东洋参在 18 世纪下半叶,已在中国有很大的市场,虽然源于同一植物,但因产地气候不同,其质量与中国参有差别,价格也不一样,多为贫苦人家购买。近年来,日本开发出了一味具有保健作用的生药,称作日本山人参,用于消除疲劳,增强人体免疫力,也被网友称作"日本人参"。其来源为伞形科当归属植物 Angelica tenuisecta var. *furcijuga*(Kitag.)H.Ohba,与人参有着本质区别。

审识现代沿革

❋ 特殊的生长习性

常言道,非常之境方出非常之物。

古人视人参为祥瑞,有"摇光(北斗七星的第七星)不明,人参不生""下有人参,上有紫气"之说。除却那些光怪陆离的鬼神之说,亦说明人参要在云遮雾罩的深山老林中才能生长。现代研究发现：人参非常"娇贵"，对生长环境的要求近于苛刻。它既喜光又怕光，一方面要求有较长的日照时间，另一方面又要求不被烈日直射，因为光照过强会对人参生长造成危害，严重者会被直接晒焦。它既喜水又怕水，要求土壤疏松、湿润，如果土壤含水量低于30%，它就会枯萎；当含水量超过50%时，其根部呼吸会受阻，影响发育。而且它还很怕热，当环境温度高于30℃时，它就会停止生长，甚至死亡。所以只有在土质疏松、肥沃，空气凉爽，湿度较高的森林环境中，它才能正常生长。

人参的植物形态会随着时间而发生变化。人参种子发芽当年只有1片由3个小叶组成的复叶，俗称"三花"。第二年长出1片由5个小叶组成的掌状复叶，俗称"巴掌"。第三年长出2片掌状复叶，俗称"二甲子"。往后每年会多长1片掌状复叶，依次被称为灯台子或三匹叶、四匹叶、五匹叶、六匹叶，一般最大为六匹叶，之后叶数不再增加。因此，一般情况下人们可以根据人参植物地上部分掌状复叶的数量，来判断人参的大致生长年份。掌状复叶数量越多，表示生长时间越久，挖出的人参也就相对大一些。

人参对生长环境要求如此严苛，却能在复杂多变的地球上延续千万年之久，这充分说明了人参生命力顽强，且具备诸多特殊的生存技能。

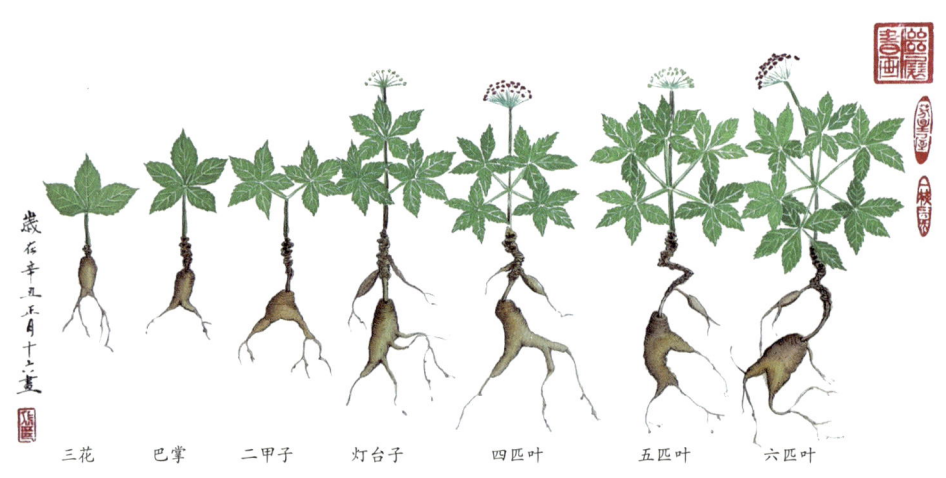

不同生长年份的人参植物形态

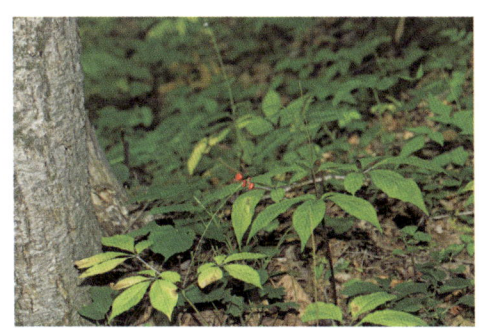
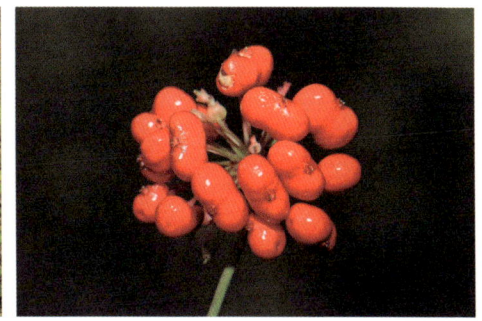

人参原植物

人参生长的辽东地区,冬季异常寒冷,气温最低可达 -40℃,很多生命力较强的动植物都无法战胜这严寒;而人参却能在如此低温的情况下,将生命的火种妥善地保存于地下根茎中,并停止一切非必要生命活动,以保证自己能够长时间休眠,待到春暖花开时,或条件适宜时,它才会再次破土而出,发芽长叶,茁壮生长。

另外,人参还具有令人吃惊的强悍再生能力,即使生长芽苞被踩坏,也可以重新发出新芽,继续生长。有经验的挖参人发现,有时一株看起来是二甲子、三匹叶的小野山参,挖起来后却惊喜地发现是一株几十年的老山参,这种奇特现象被称为"转胎",即重新投胎之意。原来,在人参的根茎上,每个茎痕外侧边缘都有一个很小的潜伏芽。在正常情况下,这些潜伏芽并不生长发育,只有当地上部分的茎叶或正在发育的生长芽遭到损伤,失去正常生长发育能力时,潜伏芽才会发育成生长芽开枝散叶。但由于潜伏芽生长发育完全依靠人参根储存的有限营养,往往发育不良、芽苞瘦小、出苗时植株瘦弱、茎叶矮小、复叶数减少,就会从三花、巴掌或二甲子开始生长,然后逐年增加掌状复叶数量,最终再长成六匹叶。

更令人惊奇的是,连主根被损坏烂掉后,人参的艼(人参的根茎部位长出来的不定根)上也能生出芽苞,使人参不死,这种奇异现象被称为"艼变"。人参的这些自然再生能力,使其可生长上百年而不死。

在古老的传说中,还有大蟒蛇保护人参的故事;而在现实生活中,也发现人参周围常有蛇盘踞。不少人臆测,这是蛇在舔舐人参果实以祛病疗伤,甚至长生不死。事实上,蛇并不会吃掉人参的果实,但人参鲜艳的红色果实对蛇的食物

（花鼠、鼹鼠、野鼠等鼠类和各种鸟类）吸引力极强，啄食人参果实的小动物多了，蛇自然就被吸引过来。自然界用这种食物链的方式将蛇与人参巧妙地安排在一起。

✿ 野生人参采挖难

通常到立冬前后，人参的种子开始成熟，颜色由绿色转为红色，比较容易被发现。此时的人参根部粗壮结实，药用价值更高，价格较贵。

每到这个时节，采参人便三五成群地冒险进入山林采挖人参。过去，人们把上山挖野生人参称为"放山"。放山是十分艰苦和危险的，放山人在肩上搭着干粮，日行百里，风吹雨淋，跋山涉水，还有蚊虫叮咬、毒蛇侵扰，夜里也要防止各种大型猛兽袭击，只能就地打盹，不敢安心入睡，他们就这样日复一日地苦挨着。

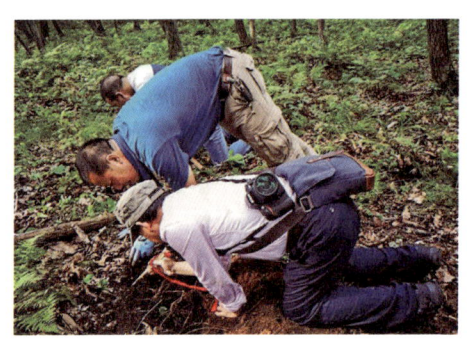

采挖人参

当采参人发现人参，便立即掏出红头绳，系住人参茎的基部，好像怕它会逃跑似的。采挖时不能急躁，也不能用金属工具，要用竹签或者特制的鹿骨签子，在离人参30多厘米的外圈开始挖起，仔细剥离土层，清理每条细根，这个过程被称为"抬参"。"抬参"的关键是清除土壤，并保证不损坏人参的任何一个部分，即使是最细的须根，也必须完整无缺。一棵完整的人参，往往需要花半天以上时间才能挖出来。

放山人最大的灾难是迷路。他们翻山越岭，体力消耗很大，又只有山泉水和干粮充饥，晚上也得不到安定的休息，随着进山时日增多，焦虑和苦恼也就越来越多，容易使人意识紊乱，迷失在深山野林里，最终命殒归天。

❋ 栽培历史细数来

目前，野生人参由于自身繁殖系数低，对生态要求严格，且生长缓慢，生长周期长，再加上大面积原始森林被破坏，以及人类掠夺式采挖，野生人参的资源已经极度匮乏，处于濒临灭绝的边缘，被列为国家珍稀濒危保护植物、一级重点保护植物，在长白山建立自然保护区进行保护，严禁采挖。纵有凤毛麟角的野山参，也被炒出了天价，主要在收藏界流转，几乎不做药用。因此在中药市场上几乎没有真正的野生人参，绝大多数都是栽培人参。

人参的栽培历史悠久，可上溯到西晋时期。《晋书·石勒别传》中就有记载："初勒家园中生人参，葩茂其盛。"石勒少时行贩为业，家在古代著名的人参产地上党地区，由于贩卖人参而将野生人参栽于园中，也是有可能的。

唐代诗人陆龟蒙在《奉和袭美题达上人药圃二首》中有诗句"三桠旧种根应异"，其中"三桠"即指人参，说明唐代人参栽培技术得到进一步发展。

宋代有了于房前屋后背阴处种植人参的记载，苏轼便有《小圃五咏·人参》诗，讲述他移栽人参于药圃的经历。不过，此时只有小规模种植，且大多是移植野生人参。

元代农学家王祯在《农书》的"授时图"中列有"耕参地"一项，将"耕参地"视为栽培人参的重要技术环节，反映出大面积栽培人参的农事活动及其具体要求，说明元代在人参栽培技术方面已经有了很大的进步。

明代人能用种子播种育苗种植人参，《本草纲目》中记载，人参"亦可收子，子十月下种，如种菜法"。用人参种子繁殖来发展人参栽培事业，是人参栽培史上的一大进步，为人参栽培大规模的兴起奠定了基础。在农作物栽培中，历来以蔬菜种植技术最为精细，人参"如种菜法"的记述充分说明当时人参栽培技术已经达到相当高的水平。

清代，我国人参的栽培技术已趋于成熟，还发展出伐林栽参和搭棚栽参技术。《人参考》中记述的"秧参"栽培方法相当先进，有些栽培技术至今仍在应用，如"掘成大沟，上搭天棚，使不日，以避阳光"的搭棚栽参技术，以及按不同生长阶段，分为苗圃、第一本圃、第二本圃，分级分类进行针对性管理、施肥等。

如今，人参的栽培方式主要有两种：林下栽培和大田栽培。

林下栽培就是根据人参的生长习性和生态环境，把人参种子撒到或者把培育好的人参苗移栽到适合人参生长的森林里，经过简单的人工管理或自然生长，十几年后再采挖。这种仿野生栽培所得到的人参被称为"林下参"。由于林下参的生长环境和野生人参接近，生长年份久，使林下参长成了一副饱经风霜的沧桑模样，芦（根茎）长体灵，皮老纹深，须长而清疏，须上还有珍珠样疙瘩，不论外观性状还是化学成分，都与传统野山参较类似，因此常常被不良商家标榜成"野山参"出售。

大田栽培是指将人参苗栽种在大棚里，采用控温、控湿、施肥等人工管理手段，生长5～6年后采挖。应用大田栽培技术所得到的人参被称为"园参"，由于园参被人为干预较多，生长条件优渥，参体白白胖胖，芦头短，须根多且密如扫帚。虽然园参品质稍逊于林下参，但它栽培时间短、产量大、价格低，更能满足人们的需求，是目前人参市场上的主流商品。

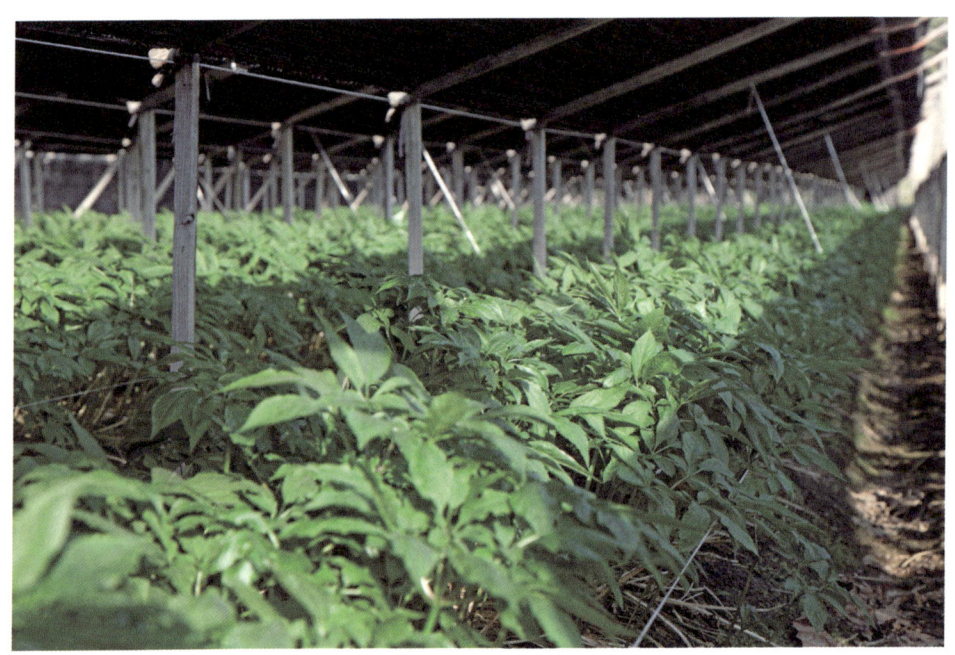

人参栽培基地

有时在种植过园参的废弃参园里,会有遗留下的人参种子或园参稔(即未取尽的园参),在自然条件下生长多年后,变成芦长、皮老、纹密、近似野山参的形体,俗称池底参。也有一些园参栽培管理比较粗放,播种后

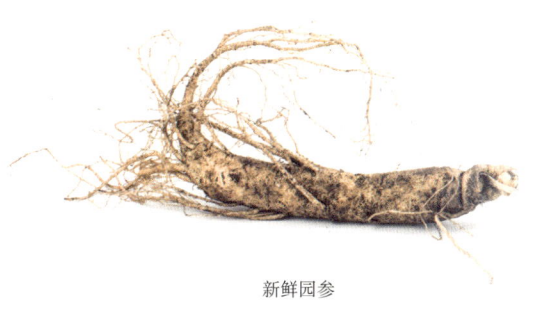

新鲜园参

只做锄草、施肥,不做倒茬,任其自然生长,约20年后才挖出加工,称为趴货参。趴货参一般芦头粗壮而长,芦碗大而疏散,主体顺直,须根较长,清疏不乱。

人参主流栽培品林下参与园参的外观形态差异显著,将二者相比较,可以看出:

1. 林下参通常芦头较细长,芦碗由下至上明显增大;园参则芦头粗短,芦碗疏生在整个芦头上。

2. 林下参艼小而细,且多下垂;园参艼微小,多向上或横向。

3. 林下参主根常形状各异,有圆柱形、菱形、"人"字形等,表面灰黄色,中上部多环纹,质地密实;园参则主根多是圆柱形,一般表皮较白,细嫩平滑无粗皮,大多无纹,质地疏松。

4. 林下参须根少而细长,清晰不乱,有较明显的疣状突起(习称珍珠点);园参则须根短而多,形如扫帚,杂乱不清,珍珠点不明显。

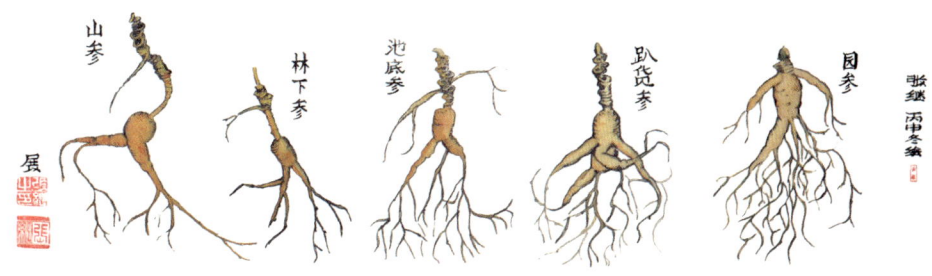

各种形态的人参

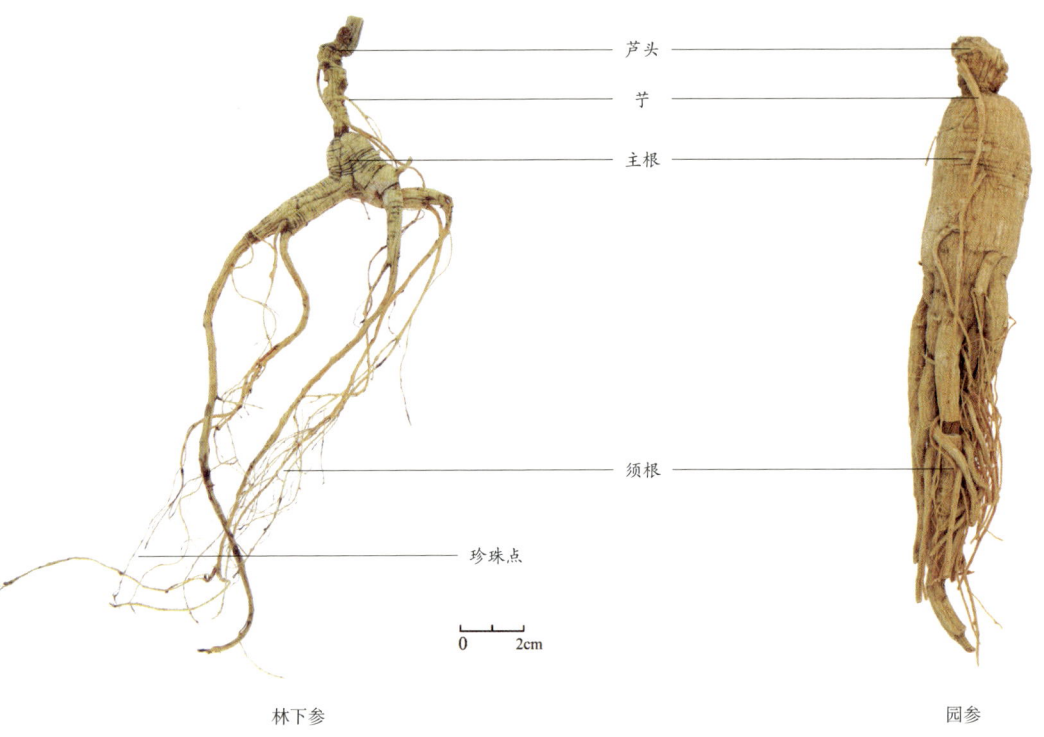

林下参　　　　　　　　　园参

不过，无论是林下参还是园参，都是生长时间越长越好，至于形体美丑，对临床应用影响不大，购买时可将挑选重心放在参龄上。

明辨真伪优劣

❋ 纷繁的人参加工品

刚采挖的新鲜人参肉质肥厚、鲜嫩多汁、质地较脆、口感鲜美、营养价值高，常作为一种高档的滋补养生品食用，或煲汤，或泡酒，参味十足。但由于新鲜人参含水量高、体内酶类活性强，保质期很短，常温下存放三至五天即开始发霉腐烂，必须及时进行加工处理。因此，除了人参产地外，市场上很少见到新鲜人参。近年来，随着医药、食品工业的发展，新鲜人参需求量增大，各种保鲜剂和生物调节综合技术得以快速发展，新鲜人参的保质期也越来越长，在超市中也能时常见到保鲜的人参商品了。

人参加工历史悠久，古人自开始利用人参起，就已进行简单加工。《名医别录》的人参项下即有"竹刀刮，曝干，勿令见风"的加工记载。宋代《宣和奉使高丽图经》记载："高丽人参生熟二等，生者色白体虚，药用味全，然经夏暑易蠹之。若经汤釜熟者耐久而贮之。"可知当时人参已有生熟之分。明代，人参加工方法更加完善，《遵生八笺》记载："好孩儿参（如人形者），黄拣参选坚实者用蜜水润软，盛于绢袋贮于酒米饭内，蒸三四次，晒干。"清代，人参加工方法逐渐进步，《绝域纪略》记载："掘人参之人，一日所得，至晚便蒸，次早，日中晒，晒干后有大有小，有红有白。"《冯氏锦囊秘录》记载："人参采来，有人沸汤略沸即取出，焙干。"

综上，人参加工的历史，大致是从鲜参晒干到水煮晒干，再进一步发展到蒸熟晒干或烘干。人参经不同手法加工后，其有效成分种类与含量大不相同，药性和功效也有一定差异。目前市场上的人参商品，根据加工方式可分为生晒参、红参、高丽参、糖参、活性人参等。

生晒参

生晒参是人参的主流商品之一，加工方法简单，只需将新鲜人参洗净处理后干燥即可。生晒参在加工过程中未受过高热，其成分比较原生态，特别是其有效成分人参皂苷及挥发油类等未受影响。但由于人参体内含有的酶类未受破坏，长期储存或储存不当，人参有效成分在酶的作用下会消耗、分解，使生晒参质量下降。

按加工时须根的去留，又可分为全须生晒参和生晒参两种。全须生晒参完整地保留人参各个部位的特征，芦、艼、体、须齐全；而生晒参常常艼、须根、部分支根均已除去。其余特征二者基本一致，表面黄白色；主根由于原料差异有圆柱

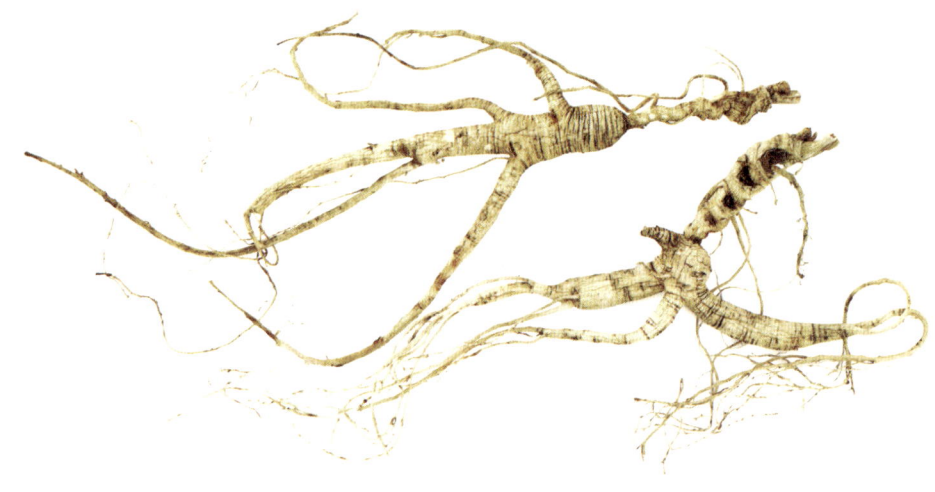

全须生晒参

形、纺锤形等多种形态，体轻，有纵沟，有的中上部可见环纹，质地较硬；断面淡黄白色，具粉性，有一明显的棕黄色环纹，皮部有多数放射状裂隙，并可见黄棕色点状树脂道；气香特异，味甘、微苦。

生晒参的性质与鲜参较为接近，对人体新陈代谢的振奋作用较弱，温补作用较小，主补气，适合气虚者用。在含服、泡酒服或制粉服等无须加热时常被选用。

红参

红参也是人参的主流商品之一，是将新鲜人参先置于锅上用蒸汽进行高温处理，使其含糖成分发生变化之后，再使其干燥而成，有的还会剪去须根，压制成型。参体经加工后呈棕红色或褐红色，故得名"红参"。

新鲜人参蒸熟后，体内的酶类均因受热而被破坏，有效防止了有效成分人参皂苷的酶解。而人参中富含的淀粉，在高温蒸制和烘烤过程中转变为红糊精，使人参颜色变红，且经干燥后，质地变得坚硬。同时，鲜品中多种成分发生复杂的化学变化，不耐热的丙二酸单酰基人参皂苷发生水解，形成新的红参特有皂苷和聚乙炔

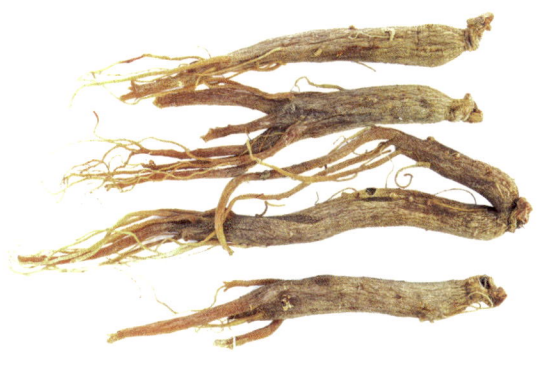
红参

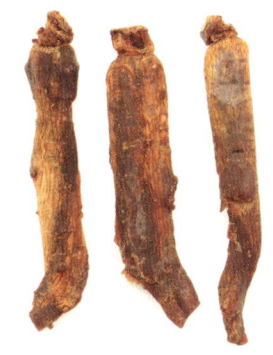
红参（模压）

醇类化合物，这导致人参生物活性的变化。

在外观性状方面，红参呈红棕色半透明角质；有的主根上部有不透明的暗黄色斑块，形同穿一件黄色的马褂，习称"黄马褂"或"姜皮"；质地坚硬而脆，易折断；断面平坦，角质样，略显放射状纹理；气微香而特异，味甘、微苦。传统观念认为，红参以身长、条粗、色红、无黄皮、无抽沟及破痕、体坚实、气味浓者为佳。

相较于生晒参，红参药性更温，特点是火大、劲足，补益功效强，对人体的新陈代谢及脏腑功能均有显著的振奋作用，对虚证的治疗效果较好，适合用于老年人久病体虚。但由于红参的温补性较强，误用时的反应也较明显，使用时应当注意。

高丽参

高丽参，即高丽红参，是朝鲜人参中有名的加工品，本质上与我国的红参类似，都是加工蒸制品，但具体加工工艺有所不同。

早在1899年，韩国便创立人参监管官方机构参正课（1999年改名为人参公社）。100多年来，它一直掌管高丽参的制造、输出，从种植、收获、营销到品牌推广，全程参与。高丽参在韩国国家资本支撑、百年品牌经营的背景下，很快占领了人参产业高端市场。同等品质时，高丽参价格是我国红参价格的10倍乃至更高，却仍出现"去购参已经成为国人韩国游的必备节目"的新闻，不禁令人唏嘘。

传统高丽参的加工工艺复杂，且在加工过程中会加入其他中药，但具体加工工艺及佐使中药配方极为保密，一般人难知其中之秘。这也提示消费者，同样是韩国产的高丽参，即使是同一等级，各品牌间也会有差异，主要是由工艺和配方的区别造成的。

通常情况下，高丽参会选用6年生人参进行炮制加工，所以也有"六年根"之称。加工时除去支根细尾及须根，最后压成不规则方柱形进行包装。高丽参等级森严，规格明晰，朝鲜产者常分天、地、人、翁四个等级，韩国产者则常分天、地、良、切四个等级，规格上也各有差异。

正品高丽参通常呈不规则的方柱形，粗壮，芦头短而大，形似马蹄，习称"马蹄芦"，偶有双芦者，习称"蝴蝶芦"；芦与肩近等宽，连接处平直而不凹陷，俗称"平肩"，习称"将军肩"；表面棕红色，上端土黄色或棕褐色，习称"黄马褂"；表面具细小环纹，形似蟋蟀腹部的环纹，习称"蟋蟀纹"；"参腿"2~3条，粗短无细尾；质坚实，断面红棕色，呈角质状而发亮，切片可清楚看见年轮纹；香气浓郁，味甘苦持久。造假者多采用拼接压制的形式，连接不自然，用水一泡就散成大小数块。

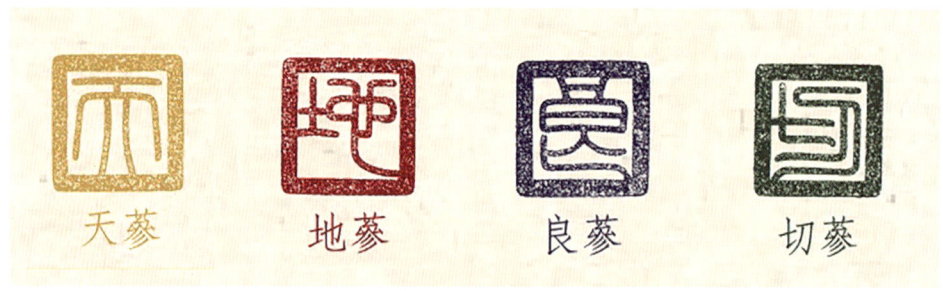

韩国高丽参等级分类图标（天参、地参、良参、切参）

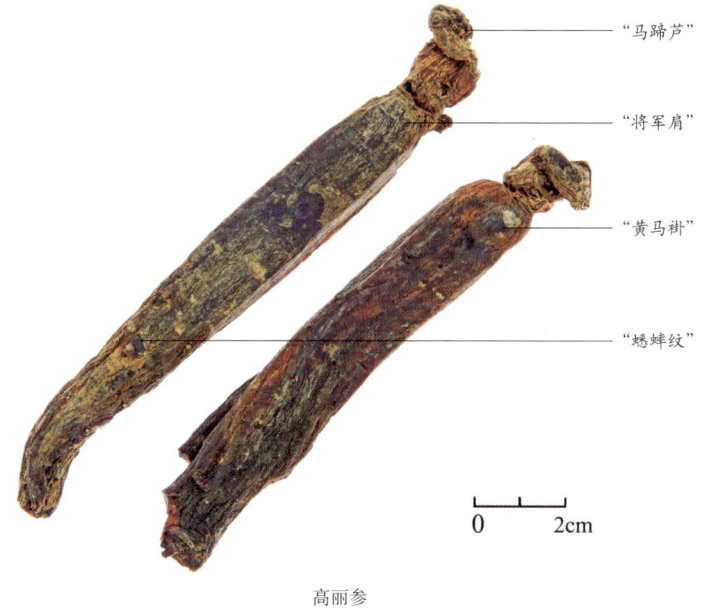

- "马蹄芦"
- "将军肩"
- "黄马褂"
- "蟋蟀纹"

0　　2cm

高丽参

糖参

糖参又叫白糖参，通常将新鲜人参洗净、晾干，用排针刺满细孔，投于已煮沸的冰糖锅内，令其饱吸糖汁并充分膨胀之后，再冷却脱水而成。在嫩、胖、洁白的参体上，粘满霜雪似的白色结晶体，使其显得更净白。

人参在糖渍的作用下可改变其固有的口感，目的是便于服用。由于白糖参口感好、食用方便，人们常将其作为日常进补品。一般不入处方，只在为儿童益智或治尿床等轻症，或作解除疲劳、醒酒等情况下食用。

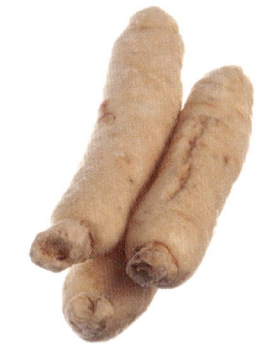

糖参

活性人参

随着科技的进步，国内外很多研究者开发出了新的人参加工保存技术。其中就有利用低温冷冻干燥技术加工成的"活性人参"。由于是在低温条件下加工而

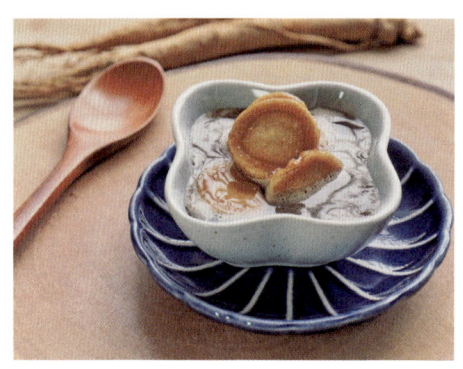

蜂蜜腌制的人参

成,除保持鲜人参原有形状不变外,其组织细胞内含物保留完整,能够最大限度地保存有效成分,可利用率较高。而且其质地疏松易于粉碎,人参固有香味也比较浓郁。

此外,还有一种蜜制人参,即用蜂蜜作为辅料,经蜜制工艺加工而成的人参制品。加工工艺简单,只需将鲜人参洗净后切成薄片,用热水轻烫或短时蒸制,浸蜜,干燥即可。

✷ 明辨优劣防忽悠

人参受产地、栽培方式、加工方式等多种因素的影响,存在补益功效强弱与临床偏重的差别。在购买人参时,要根据自身进补需求,结合专业药师的建议,选择合适的人参服用。

然而在日常生活中,人们从药店买到的人参很多时候已经被切成片状了,因此简单辨析各种人参片的真伪优劣势在必行。目前医院、药店里最常用的人参饮片有两种:生晒参片和红参片。

生晒参片呈圆形或类圆形薄片;外表皮灰黄色,切面淡黄白色或类白色,显粉性,形成层环纹棕黄色,皮部有黄棕色的点状树脂道及放射性裂隙;体轻,质脆;香气特异,味甘、微苦。

红参片多为长椭圆形斜片或类圆形薄片,周边外表皮红棕色,有纵皱纹;切面平坦,环纹和树脂道小点不明显,致密无裂隙,角质样,半透明,中央有浅色圆心;质硬而脆;气微香而特异,味甜、微苦。

人参价格昂贵,内含丰富的营养成分,储存稍有不慎,很容易变质,轻者降低药效,重者还可能对服用者产生副作用,因此,购买好的人参必须妥善保管贮

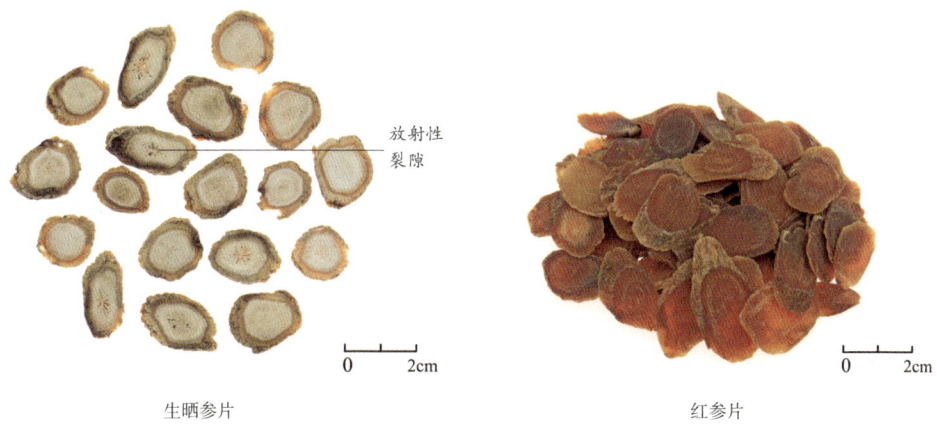

生晒参片　　　　　　　　　　　红参片

存。家庭贮存以密封法为好，可将人参与食品级干燥剂用纸隔开，一同放入可密封的储存罐中，放置到阴凉干燥处即可。

有人喜欢把人参直接放到冰箱内保存，随用随取，颇为方便，但由于冰箱内时常混放荤腥、蔬菜等食品，人参容易吸潮、吸杂味，长时间存放还可能生霉、变色等。因此，还是需要先将人参装到小的密封罐内，再放入冰箱存放。

品鉴百味烟火

✽ 大补元气双调节

中医认为人参能大补元气，元气是指人体内赖以维持组织、器官生理功能的基本物质与活动能力。重伤、大出血、过度劳累等都会使人体的基本物质（血、体液等）耗失或使人体某些方面的功能下降，不能维持生理活动的原态，都称为元气受损。此时服食人参，可以使降低了的生理功能迅速振奋起来，使所耗失的基本物质尽快充实，并恢复原先的正常生理状态，从而矫治虚证。人参还能增强人体的免疫功能，扶正祛邪。

有意思的是，人参具有双向调节作用，它既可以使人体从机能低下状态向正常状态转化，也可以使机体从亢奋状态向正常状态转化。恰当地服用人参，白天会感到精神舒畅，晚上休息时则觉得睡眠酣熟。人参对人的血糖调节也有明显的双向作用，在过于饥饿而导致肢冷晕眩时，立即嚼服人参，能促使血糖值回升；而对于糖尿病患者，在累治不效的状况下，加用人参，往往可以收到奇效。

此外，现代研究表明，人参具有影响心血管、促进食欲和蛋白合成、性激素样作用、促进造血、延缓衰老、抗骨质疏松、抗肿瘤等作用，还能显著提高脑力活动的耐受能力，使脑力活动的强度加大、持久力增强。

❋ 正确服食忌滥用

中医常说"外邪未清，切忌纯补"，否则就易"误补益疾"了。

因外邪入侵或体内病理产物蓄积而生病的实证患者，如感冒、发热、疮疡等疾病患者，与健康人士的新陈代谢情况有较大差异，他们不能及时处理体内过多的代谢产物，服用人参往往会导致代谢垃圾滞留而加重病情。另外，服用少量的人参就会使人的血压值升高，故肾炎、高血压等疾病患者也不宜服用。

新生儿承受力弱，身体各个器官非常稚嫩，不宜服用人参制品。体质虚弱或发育迟缓的少儿须在医生的指导下使用，健康的少年儿童不可服用人参，容易出现性早熟等问题。

患有系统性红斑狼疮、化脓性发炎人群以及食用人参起皮疹等人群均不可服用人参。

此外，一些食物不宜与人参同时服用。浓茶、绿豆、李子、葡萄、石榴、山楂、柿子等含有鞣酸，会降低人参的功效。萝卜、萝卜籽亦能影响人参的补气药力，不宜与人参同食。

人参的适用范围广，用法、用量须根据使用目的和具体情况决定。常见的服用方式有：

含服

也叫嚼服。将人参切成薄片含入口中，轻轻嚼咬，如嚼糖果一般，利用口中的唾液，将其有效成分溶解咽下。这种服法简单方便，参片可以随身携带，随时服用。每日总量为 2~3g，分多次嚼服。服用前最好先漱口，尽量减少口腔内残留的细菌。

研粉

将人参的薄片烘干，研成细粉，作粉剂或装入空胶囊。该法可减少人参在口中的气味所带来的直接刺激作用，通常每日 1~3g，分 3~4 次吞服。

泡水

将人参片放入杯中，倒入开水浸泡十几分钟即可饮用，不断续水，当晚可将杯中人参细嚼咽下。这种方法既简单又实用，每日用量 1~3g，注意勿用金属容器盛放。

煎水

人参片加水，放在陶器中熬煎数次，合并水煎液分次服用或与其他中药煎液同服。该法可使人参有效成分在水中急速溶出，且浓度较高，服用时吸收快，药效明显，但熬煎时温度会急剧升降，对有效成分影响较大，用量需大些。

🍶 泡酒

将人参片浸泡于优质白酒中,加盖密封,置于阴凉处,每日摇晃1次,浸泡15～20日后,即可开封饮用。每日早、晚各饮1次,每次饮15～20ml。该法因无须受热而有效成分较能保持原态,易为人体所吸收,是生晒参类常用服食方法之一。

🍶 药膳

✳ 人参鸡汤

原料:人参15 g,母鸡1只,调料适量。

制法:鸡剁块,放入瓦罐,加人参、水,隔水炖1.5小时。待鸡八成熟时放入适量的葱、姜、盐、黄酒、胡椒粉调味,炖至鸡肉烂熟,调入味精即可。

功效:补中益气,养心安神。

应用:适用于各种劳伤虚损、气衰血虚、体倦健忘、心悸失眠等。每次1小碗,食肉喝汤,连服3～5天。(见《中国药膳大辞典》)

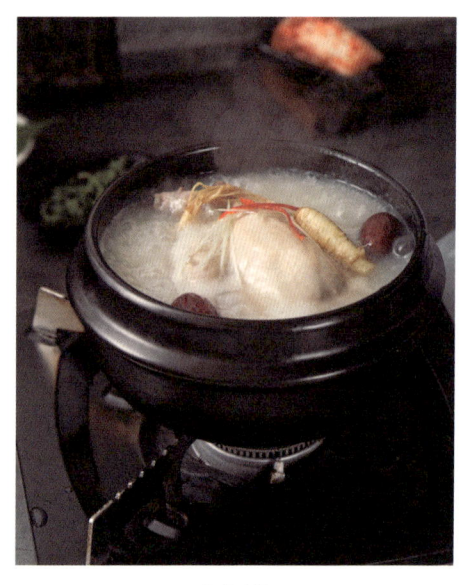

人参鸡汤

✳ 人参枸杞粥

原料:人参15g,枸杞子20g,大米150g。

制法:将人参、枸杞子、大米一起放入锅内,加清水800ml,置武火上烧沸,再用文火煮35分钟即可。

功效:补肝肾,明眼目。

应用：适用于肝肾虚寒、真阳衰弱、中气不足、四肢欠温、自汗暴脱、阳痿遗精、高脂血等症。早餐或晚餐食用。（见《高血脂肥胖症营养食谱》）

✻ 人参蒸甲鱼

原料：人参10g，红枣10颗，麦冬9g，丹参10g，甲鱼1只，葱10g，料酒、酱油各10ml，盐3g，姜5g，鸡汤300ml。

制法：甲鱼洗净，斩去头、爪，除去内脏，把人参、红枣、麦冬、丹参放在甲鱼身上，抹上料酒、酱油、盐，盖上甲鱼甲，加入姜、葱、鸡汤。把甲鱼放入蒸笼内，用武火、大汽蒸35分钟即可。

功效：滋阴补肾，补气补血。

应用：适用于肾阴虚患者。（见《心脏病药膳》）

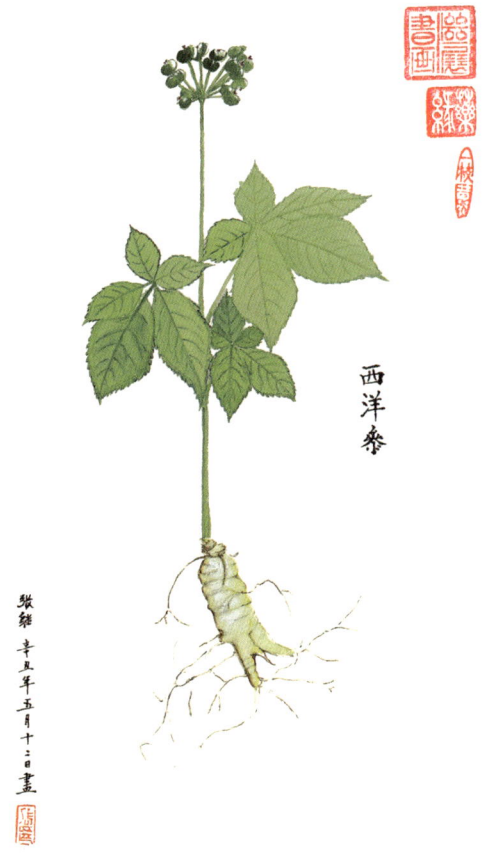

西洋参

状类三七也像参,原来美地后中村。
加工剪短条颗段,断面微青缘点明。
质密人参罕裂见,微甘苦泄补佳君。
清凉善养生津液,诸气虚伤两效神。

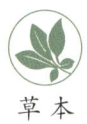

草本

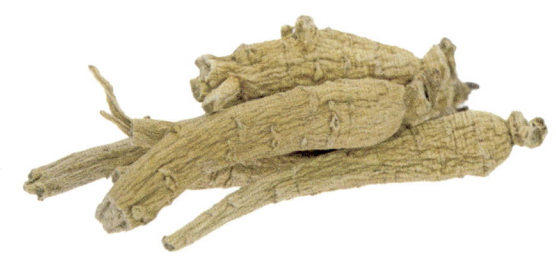

西洋参

西洋参，参类中药"家族"的重要"成员"，因其滋补作用相对温和，在中药保健品市场上更受南方消费者青睐。它是一种舶来品，原产于北美大陆的原始森林中，为人参的"兄弟"植物西洋参（*Panax quinquefolium* L.）的干燥根。它也是一种古老的植物，但作为中药的历史才短短 300 年，算是中药里的"新贵"。它的发现之旅也充满传奇，不仅得益于我国百姓对人参神奇功效的热烈追捧，也得益于博物学家的严密推理与科学探索。

探寻前世传说

❈ 人参有了"洋亲戚"

"补虚健魄者，功擅数人参。"人参补气力强，对一切大病久病，虚极欲脱，脉微欲绝者尤为佳药，有"万能圣药"之誉，是国内外公认的珍品。然而清代以后，人参资源逐渐衰竭，难以满足大众需求。

1701年，法国传教士杜德美来华传教，听到许多关于人参是"神草"与"百草之王"的传奇故事，便对这种能提高身体机能，且带有神秘色彩的植物充满了兴趣。1708年，他受命绘制清代地图，得以进入当时属于"龙脉"禁地的长白山地区，于是就利用这次机会对人参进行了详细的实地调研。1711年，他以书信的形式向教会会长详细介绍了人参的各种特征，并附上人参植物全貌素描图。更重要的是，他还根据人参产地的特点，推测在北美加拿大的相似地带，可能也生长着人参。在杜德美的启发下，当时正在加拿大蒙特利尔传教的法国传教士拉菲托依靠印第安人的帮助，按图索骥，于1717年在加拿大原始森林中找到了与中国人参极为相似的植物，命名为"美洲人参"。

其实，当地印第安人也会采集美洲人参茎叶食用，有的部落还用来治疗头痛、痉挛、发烧、咳嗽以及不孕等病症。古印第安人的巫医把美洲人参的根奉为祖先的神灵，经常在典礼仪式上敬置供奉，以表达感恩和求得吉祥。

欧洲人虽然发现了这种美洲人参，却一直不知如何使用，更难以找到市场。而此时，中国的人参由于长期消耗，资源越来越稀缺。又正值清康熙皇帝颁布诏令严禁私人采参，导致人参供应紧张，价格不断攀升。于是，精明的法国商人开始将美洲人参销往中国换取大量黄金。

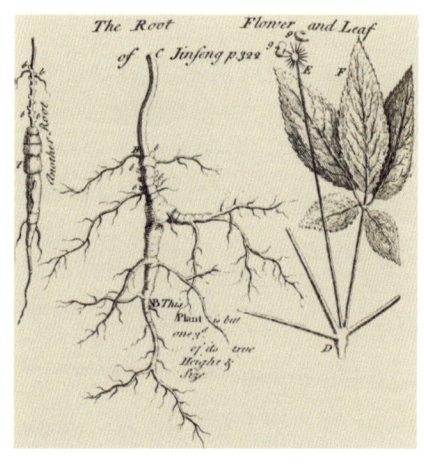

杜德美所绘的中国人参

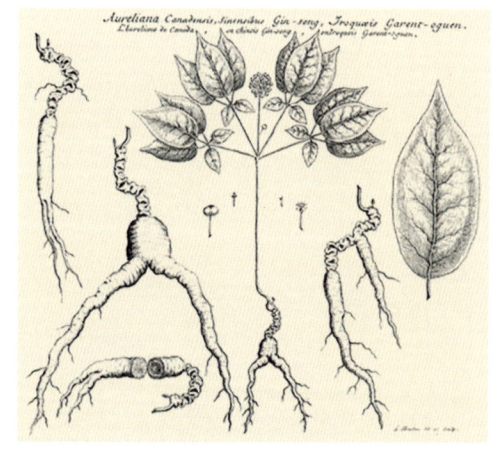

拉菲托所绘的美洲人参

✷ 名字背后的故事

美洲人参传入中国后，很快被中医广泛使用。当时国人并不知道其真实的产地，只是模糊地知道它产自海外，故称其为"洋参"。

西洋参最早记载于清代汪昂所著《本草备要》，称西洋参"出大西洋佛兰西（法国），一名佛兰参"。由于当时是法国人将西洋参贩运到中国，时人误以为西洋参产自法国。

美国立国后，开始大规模地将西洋参输入中国，成为西洋参输华的主力。因为美国国旗上有很多星星、条纹、红蓝白三种颜色，较为花哨，中国人称之为花旗国，从该国来的西洋参便被称为"花旗参"。又由于当时清王朝闭关锁国，广州成为中西方贸易的唯一开放口岸，所有西洋参都经广州传入内地，又得名"广东人参"。

审识现代沿革

✷ 西洋参的种植与产地

初期，西洋参在北美大西洋沿岸的许多地方广为分布，资源蕴藏量非常惊人，根据研究西洋参的先驱者斯坦丁的描述，从明尼苏达州到卡罗来纳州森林中一些地段，西洋参的野生参苗生长旺盛并疯狂蔓延，甚至达到行人难以通行的程度。可见，在贸易初期的很长一段时间，西洋参都来自野生资源。

由于西洋参热销中国换取了大量黄金，巨额财富驱使人们对西洋参进行掠夺性采挖。18世纪初，美国东部各州的西洋参已越来越少，采参人便开始向西走进美国中北部明尼苏达州闻名的大森林，掠夺那里的野生西洋参。过度采挖对资源造成了极大的破坏，到1865年南北战争结束时，美国已很难发现天然野生西洋参。

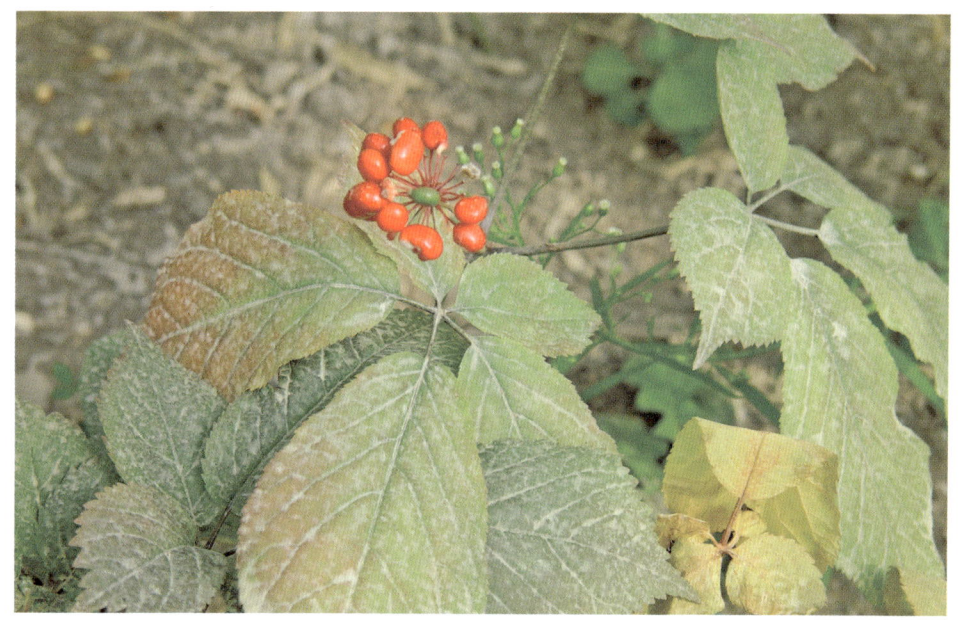
种植的西洋参植株

面对这种情况，少数职业挖参人开始探索人工种植的道路，他们借鉴中国移栽和种植人参的方法，先是将采到的野生参苗移栽到房屋旁，称"移参"。此后，人工种植的西洋参开始登上历史舞台，野生西洋参开始逐步退出人们的视线。至19世纪末，美国威斯康星州西洋参大面积农田种植成功，产量占全美产量的90%，从此威斯康星州成为西洋参的主产区，主导美国西洋参的产业发展。同时期，加拿大蒙特利尔、魁北克等地也开展了西洋参种植。

1975年以后，西洋参在吉林、辽宁、福建、云南等高海拔山区引种栽培成功，在我国"安家落户"。随着长期栽培及生产实践，目前东北、北京和山东已成为中国西洋参的三大主产区。我国现已成为世界上生产西洋参的第三大国，年产量在10万千克以上，但仅占国内需求量的10%左右，每年仍然要从美国和加拿大进口大量西洋参。

也许有人疑惑，既然西洋参已经实现人工种植，为什么价格依旧居高不下？一是因为西洋参的种植成本很高，需要精心护理。夏天要遮阳，冬天要盖被，还得时时关注土壤的湿润程度和参苗的生长情况，过于干燥的环境或阳光曝晒，会造成参苗灼伤死亡或发育不良。西洋参也很怕涝，一旦淹水，很可能发霉烂根，还极易发生病虫害，威胁西洋参的成长。二是西洋参的种植时间长，需要种植4年以上才能入药使用，而传统栽培模式，一个参场只能种一次西洋参，之后只能弃用待其恢复或种植其他便宜的作物。即使采收后也不轻松，受天气影响，天然晒干不容易掌控品质，故还需要利用烘干设备进行加工。此外，西洋参在产地加工时，要剪去支根和须根，仅留下主根入药。因此，种植西洋参算是一项投资大、周期长、见效慢、技术性强且担风险的事业。

明辨真伪优劣

✾ 明辨优劣防忽悠

目前，中药市场上的西洋参商品琳琅满目，令人眼花缭乱。如何辨别西洋参的真伪优劣一直是令消费者头疼的事情。标注为进口西洋参的市售价格往往高出国产者数倍，常有不法商家以国产西洋参冒充进口西洋参以抬高价格，给大家造成了绝大多数市售西洋参都来自海外的假象。为获取高额利润，甚至有人将国产人参或西洋参出口到美国，简单更换包装以后再以"美国制造"的身份运回国内作为进口西洋参售卖。真正的产地来源，普通人很难通过商品的外观分辨出来，建议消费者去正规的、有信誉保证的销售场所采购。

生活中，大家常见到进口的野生西洋参广告，但实际上目前西洋参野生资源已寥寥无几。目前，北美野生西洋参的采挖和出口须经美国濒危植

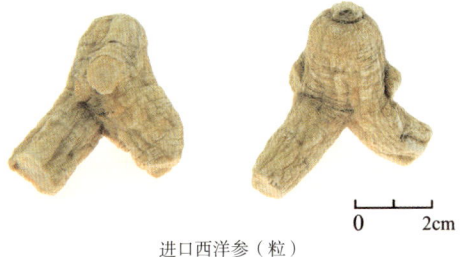

进口西洋参（粒）

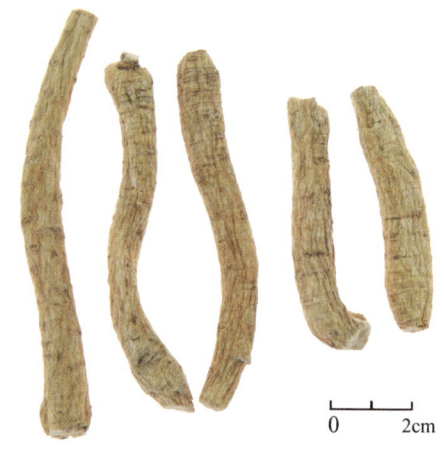

国产西洋参（条）　　　　　　　　　仿野生西洋参

物保护组织特许，因此国内市场上正宗的北美进口野生西洋参实际上特别少。市面上所谓野生西洋参实为仿野生林下栽培的西洋参。虽然是仿野生西洋参，但也价格不菲，远超普通栽培西洋参。但比起真正的野生西洋参，价格也是"小巫见大巫"了。

传统观念认为，自然生长时间越长的西洋参品质越好。这类西洋参通常根形为纺锤形，呈蜡黄色，密被横纹，质地坚实，气清芬，味能久留口中，有时还残留着细长、扭曲的芦头，且圆形茎痕明显，内部为黄白色，体重常较轻。所以传统中医认为，品质好的西洋参，不一定肥美，但一定甘醇（参味浓）。

在大田里栽培的普通西洋参，体形较大，主根多呈长圆柱形，中下部常有数条残断侧根，体态较"丰满"，横纹较浅，纵纹较多，质坚体重，芦头粗短，几乎看不到茎痕。

常见的西洋参伪品多为类似西洋参外形的其他植物根冒充，如人参、桔梗等。伪品西洋参多为长圆锥或圆柱形，主根下部常不呈叉状分枝，表皮颜色偏白，质疏而体轻，易折断。

另外，目前市场上常见的西洋参加工品还有西洋参片、西洋参粉、西洋参提取物等，这些商品更易掺杂使假。如以人参片掺杂、冒充，或以提取过有效成分的残渣再加工出售等。

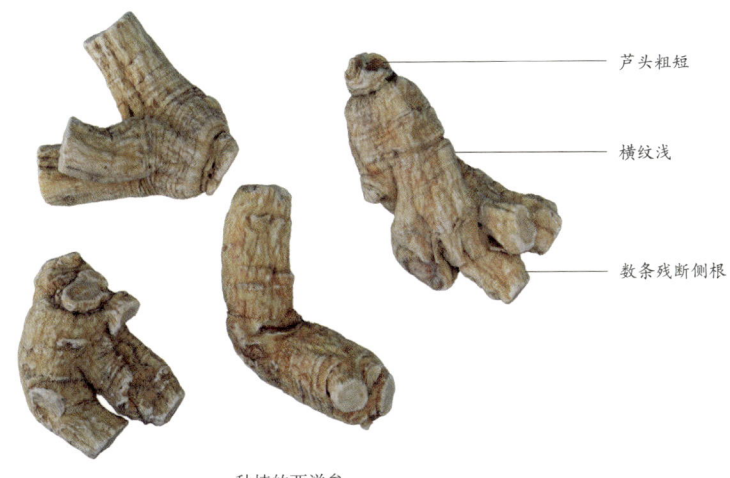

芦头粗短

横纹浅

数条残断侧根

种植的西洋参

正品西洋参片颜色偏黄，切面平坦，呈角质状，无裂隙，皮部可见黄棕色点状树脂道，形成层环明显，呈棕黄色，中心木部呈放射状纹理，以条匀、质硬、体轻、表面横纹紧密、气清香、味浓者为佳。以人参片冒充者，通常颜色偏白，切面不平且不呈角质状，多裂隙，形成层环可见但颜色稍浅，木部放射状纹理不明显。

因此，在购买西洋参时，不要盲目跟风，一味地追求野生品或进口品，也不要贪便宜以致买到假货，要摒弃进口一定好、国产一定差的固有偏见，保持不求最好，但求合适的平常心，综合自身的进补需求和经济情况，仔细甄别货源品质，以高性价比为宜。

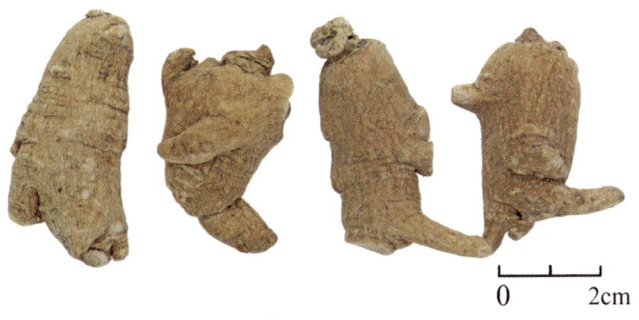

伪品西洋参（人参冒充）

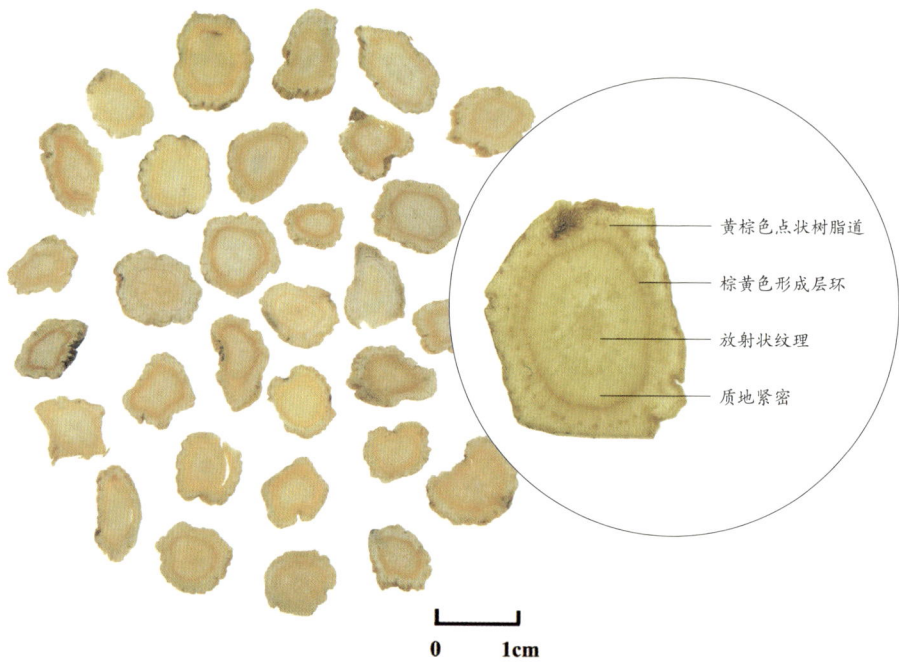

西洋参片

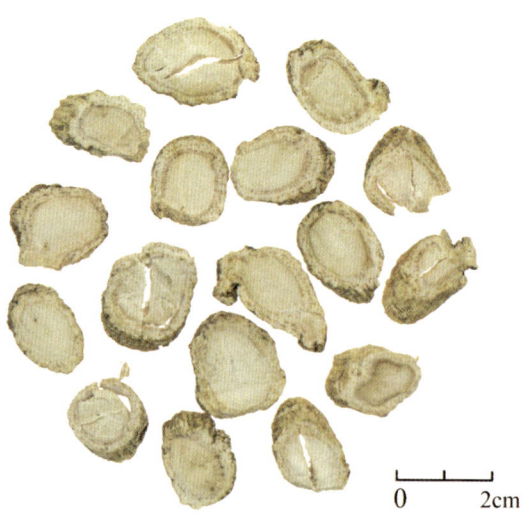

伪品西洋参片

品鉴百味烟火

❋ 补而不燥用途多

众所周知,参类药材多温热,补气往往引起燥火,唯独西洋参滋阴补气、清热生津,补性轻,降性重。本草有言,西洋参"性凉而补,凡欲用人参而不受人参之温补者,皆可以此代之",具有补而不燥的特点。

秋天人们容易出现皮肤干燥、口干口渴、鼻腔出血等"燥象",也会出现神疲倦怠、食欲不振、睡意连绵、哈欠不断等"乏象",此时除了每天保证充足的水分摄入和健康的饮食起居,不妨用点西洋参(尤其适合老年人秋日进补)滋阴补气。

在中医临床上,西洋参用于治疗咳嗽、肺痨、心烦、神疲乏力、口燥咽干、虚热烦倦、胃火牙痛等症;也应用于治疗神经衰弱、植物神经紊乱、胸膜炎、感染性多发性神经炎、慢性咽炎、乙脑和其他急性传染性疾病的恢复期;或与其他中药配伍,治疗多种疾病。

现代医学认为,西洋参具有提高体力和脑力劳动的能力,降低疲劳度和调节中枢神经系统等药理作用;对高血压、心肌营养性不良、冠心病、心绞痛等心脏疾病均有较好的疗效,尤其适用于改善由心脏疾病引起的烦躁、闷热、口渴;可减轻癌症患者放射治疗和化学治疗引起的不良反应,如咽干、恶心、消瘦、白细胞减少、胃口不佳、唾液腺萎缩等症状,并能改善机体应激状态,减轻胸腺、淋巴腺组织萎缩等作用。西洋参还可通过增加餐后胰岛素水平和降低餐后血糖反应来有效改善 2 型糖尿病的血糖控制。

❋ 同"宗"不同途

西洋参和人参同为补气良药,都因补虚治病效果显著而蜚声中外,深受人们喜爱。而且它们的基原植物、药材性状都较相似，尤其是东北产西洋参，和人参在同一地块种植，又采用相近的加工方法，极易相互混淆。但此参非彼参，西洋参与人参不是同一中药，它们仅是"兄弟"关系，是"同宗不同族"的植物根部入药，西洋参在产地、成分、药理作用、药性、药效及适应人群等方面均与人参有差别。

人参是补气良药，药力强大，能大补元气，为补气强身之要药，临床上主要用于体虚欲脱、四肢发冷、肺虚咳喘、久病虚羸等，但补气时偏于助阳，属热证、实证、体质不虚者，不宜用人参。

西洋参则药性偏凉，凉能清热，甘凉相合，既能清热养阴，又能生津止渴。西洋参补气，偏于养阴，补而不燥，攻补并施。西洋参虽补气之力不如人参，但清热生津之力强于人参。故阴虚体质的人，患有气虚证时，最好用西洋参；体质偏于虚寒的人，患有气虚证时，应选用人参。如果颠倒使用，会适得其反，加重病情。

现代研究发现，人参与西洋参的主要有效成分都是三萜类皂苷，但皂苷的种类及含量有一定差异。除了人参额外含有人参皂苷 R_f、西洋参含拟人参皂苷 F_{11} 外，西洋参中人参皂苷 R_{b1} 含量最高、三醇型人参皂苷含量较低。三醇型及二醇型人参皂苷的生物活性有所不同，这可能就是人参和西洋参药性差别的原因之一。

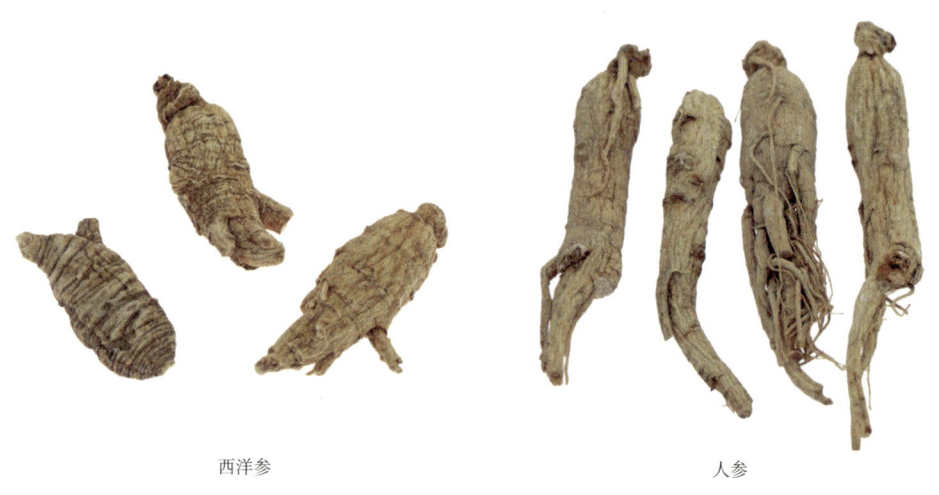

西洋参　　　　　　　　　　　人参

❋ 服用方法有讲究

随着生活水平的逐步提高，人们越来越重视养生保健，西洋参便逐渐发展成了亲朋互赠的滋补佳品，很多人家里也常常备有。其实，西洋参的本质是一味中药，而不是老少皆宜、百无禁忌的食品，在不了解自身体质状态的情况下盲目服用西洋参，不但起不到养生保健效果，反而可能危害身体健康。

以下情况需慎重服用西洋参：感冒咳嗽、心烦失眠、腹泻、食欲不振、急性感染有湿热者，小儿发育迟缓、消化不良者，痛经、闭经者，身体健壮者。

服用西洋参期间不宜吃萝卜，传统中医认为萝卜是破气的，会抵消西洋参的补气作用；西洋参也不宜与茶同饮，茶中的鞣酸会使其吸收减少。服用时还要考虑季节的影响：春、夏季气候偏干，比较适合服用西洋参，不宜服用人参或红参；秋、冬季更适合服用人参。

西洋参服用方式简单，常见的有以下几种：

含化

将西洋参切为薄片备用，每次口含 1 片，每天用量 2 ~ 4g。

泡酒

取西洋参 30g，加米酒 500ml，浸泡 7 日后饮服，每日两次，每次空腹饮 20 ~ 50ml。酒尽再续，至味尽后取参咀嚼服食。

另煎兑服

西洋参加适量水多次煎煮，合并药液后分次服用或与其他中药煎液同服。适用于医生开具的处方药。

药膳

✳ 洋参麦冬茶

原料：西洋参3g，麦冬10g。

制法：沸水浸泡，代茶饮。

功效：益气，养阴生津。

应用：适用于热病气阴两伤，烦热口渴；或老人气阴虚少，咽干口燥等。（见《食药本草应用精要》）

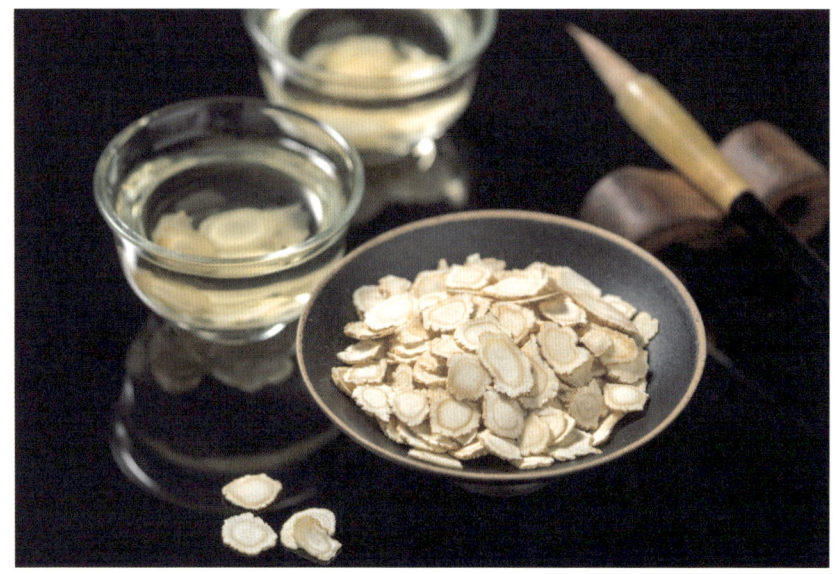

西洋参片茶

✳ 洋参川贝梨

原料：雪梨1个，西洋参、川贝各3g，冰糖适量。

制法：将雪梨削去带柄的部分，挖去梨核，放入西洋参、川贝，盖上带柄的部分，用牙签固定，加适量水、冰糖，放入碗中蒸熟。

功效：养阴清火，清热润燥，化痰。

应用：适用于阴虚肺热，咳嗽痰黏，咽干口渴。（见《食药本草应用精要》）

＊西洋参粥

原料：西洋参 3g，麦冬 10g，淡竹叶 6g，大米 30g。

制法：将麦冬、淡竹叶水煎，去渣取汁，加入大米煮粥，待粥将熟时，加入西洋参共煮。

功效：益气养阴，清热和胃。

应用：适用于气阴不足之烦躁、口干、气短乏力等。（见《中国药膳学》）

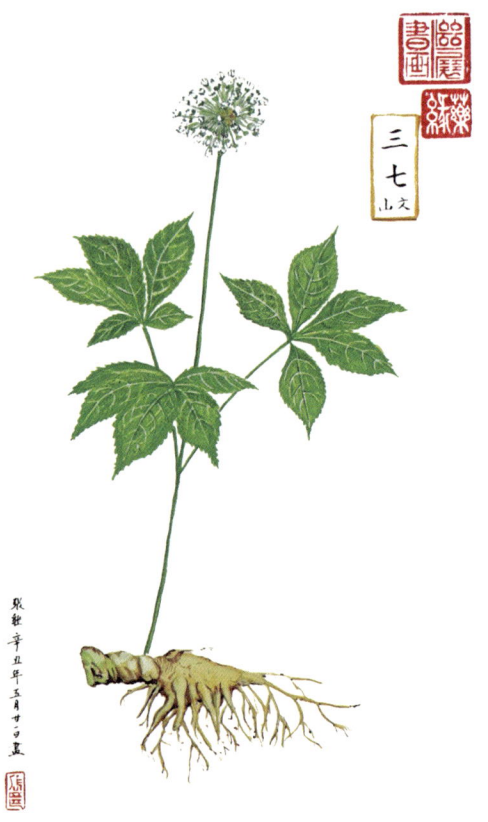

忆三七

行止补,万药为三七。
治衄吐咯崩便血,
疗经压脂肿打瘀。
冠心绞明奇。

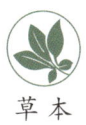
草本

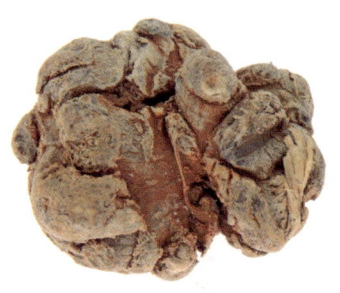

三七

在我国云南东南部,有个叫文山的地方。这里冬无霜雪、夏无酷暑、光照充足、雨量充沛,有"北回归线绿洲"之称。在这片土地的原始森林中,有一味中药在恣意生长,它便是享誉中外的中药三七。

作为我国中药界一颗璀璨的明珠,三七早在几百年前就以治疗各种出血、瘀血、跌打损伤、骨折等症而被载入史册。它是驰名中外的云南白药、漳州片仔癀等中成药的主要原料,在中药领域有着举足轻重的地位,因此被誉为"南国神草""金不换"。

探寻前世传说

❋ "南七北参"的民间传说

很多人不知道三七属于参类中药,与人参、西洋参的植物亲缘关系很近,同属一个古老植物类群。发展演变至今,三七的原生地仅有我国滇桂交界地区,这片

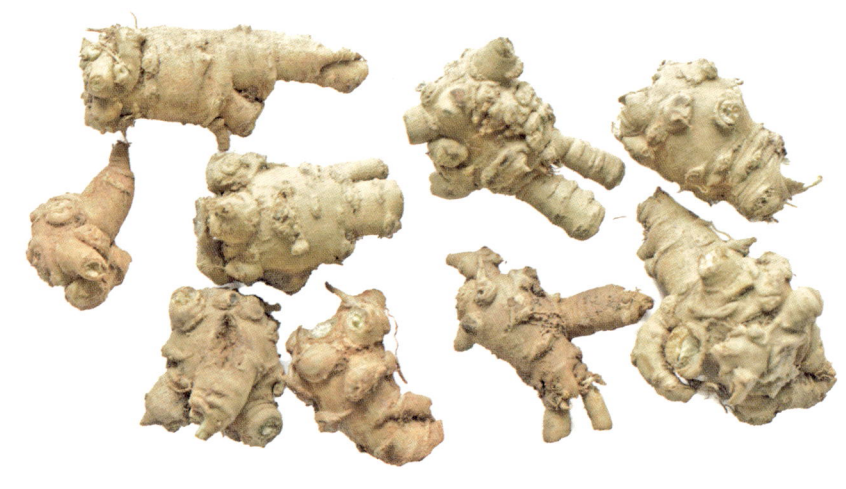

鲜三七

地域民族众多、物种丰富、人文多样，流传着许多关于三七的美丽传说。在众多传说中，"南七北参"的故事流传较为广泛。

传说很久以前，有一条千年孽龙，它尾在南，头在北，兴风作浪，祸害人间，使得五洲大地洪水肆虐，一片汪洋，百姓流离失所，哀鸿遍野。危难之际，两位心地善良的仙女为拯救受难百姓，双双下到凡间，姐姐奔赴长白山，妹妹赶往西南边陲，同时力战孽龙，最终与孽龙同归于尽，退却洪水，拯救了百姓。此后，姐姐在东北化作人参，妹妹在西南化作三七，共同守卫各地百姓，传为一段佳话。这些口耳相传的故事，透露着人们对三七的尊崇与珍视。

据考证，三七起源于2500万年前的第三纪古热带山区。从远古时期走来的三七，穿越时间隧道，在悠悠历史长河中，与人类结下了不解之缘。

传说在很久以前，有个云南老农偶然发现一只受伤后流血不止的猿猴将一种植物的根嚼烂后敷于伤口，不久后伤口神奇地痊愈了，这种植物就是三七。然后一传十，十传百，三七的神奇功效很快就传遍了各个村寨。猎手们不慎摔伤骨折，将

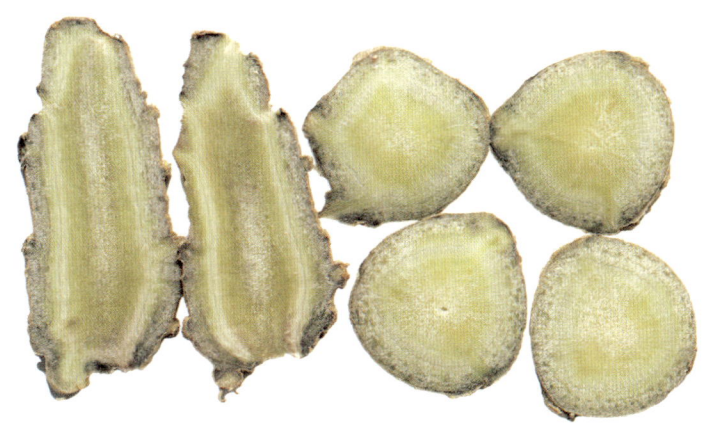

鲜三七片

三七嚼烂包敷于受伤处,不久便能拄着猎枪步行回家;石匠的脚掌被石头砸伤,疼痛难忍,将三七锤烂包扎于伤口处,很快就血止痛消;产妇血崩,性命垂危,一把三七便能挽救其性命。三七逐渐被西南地区各少数民族作为常用药材,后来又随着民族迁徙和文化交流而逐渐进入中原地区,成为著名中药。

✤ 纯数字命名的中药

三七作为以纯数字为药名的中药,其名称有许多猜测。

明代张四维率先认为三七名称的由来与其植物形态有关,因有七叶三枝而得名。(后世多沿用该说法,如《本草纲目拾遗》:"每茎上生七叶,下生三根,故名三七。")然而李时珍却不认同这种说法,认为三七之名应该与止血的功效有关,称"山漆"更合适,他在《本草纲目》释名项说:"彼人言其叶左三右四,故名三七，盖恐不然。或云本名山漆，谓其能合金疮，如漆粘物也，此说近之。"

也有人认为三七是滇桂地区少数民族对该药称谓的音译，而译文惟妙惟肖地反映了三七的形态、功能和价值，因而被人们接受。

此外，以数字命名似乎还有另一层玄妙之处，它反映着我们的祖先对世间万物的认识和理解。神秘莫测的《河图》《洛书》是数的排列组合，变化无穷的八卦也源于数字符号。在古代，从一至十的数字都有丰富的内涵，"三"和"七"这两个数字更具深意。《史记·律书》："数始于一，终于十，成于三。"《道德经》："一生二，二生三，三生万物。"《说文解字》："三，天地人之道也。"

中国传统的"六合"为上、下和东、西、南、北四方，即天地四方，泛指天下或宇宙。若在"六合"中加入"中央"即为七，达到极限，故"七"就成了宇宙数，并因此而产生了法术和禁忌的神秘意义。

✽ 止血与补血的双重功效

李时珍指出，三七"味微甘而苦，颇似人参之味""此药近时始出，南人军中用为军疮要药，云有奇功""能治一切血病"。但受当时历史条件所限，交通不便，李时珍未能亲自到三七的产地云南、广西实地考察，未见到其原植物。著名世俗小说《金瓶梅》中提到"广南镇守，带的那三七药……不拘妇女甚崩漏之疾，用酒调五分末儿，吃下去即止"，可见在明代，三七已被广泛应用。

由于《本草纲目》的巨大影响，之后的诸多本草多强调三七的止血功效，而与人参相近的功效未能引起人们足够的重视。直至清代赵学敏的《本草纲目拾遗》才对三七的补血效果予以高度肯定，将三七的补血效果与人参的补气疗效相提并论："人参补气第一，三七补血第一，味同而功亦等，故称人参三七，为中药之最珍贵者。"在清代，三七一直为地方进贡朝廷的珍稀物品，源源不断地流入宫廷，其珍贵性不言而喻。

审识现代沿革

�֍ 道地三七出何处

历史上，三七有两个著名的道地产区，其一为广西田州（今广西田阳一带），其二为云南文山。

广西作为三七的主产地，文献多有记载。明代李时珍在《本草纲目》中指出，三七"生于广西南丹诸州番峒深山中"。明万历《广西通志》记载："三七，南丹、田州出，而田州尤妙。""田七"是广西人对三七的习惯称谓，在广西有悠久的历史。清光绪《百色厅志》记载："惟三七一种，世俗名为田七。"

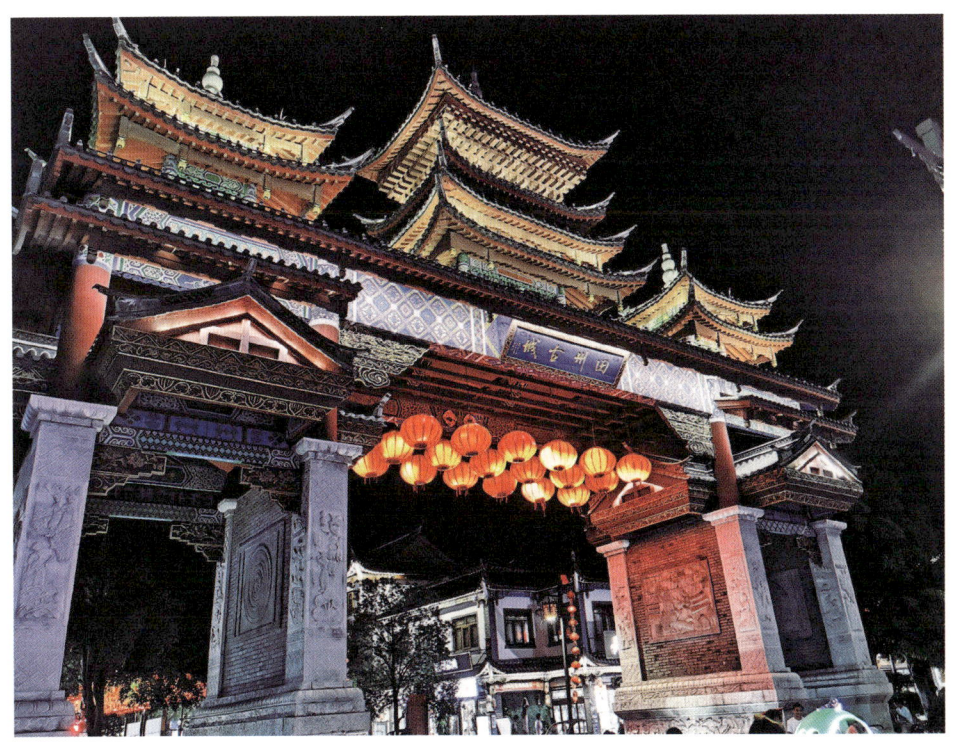

广西田州古城

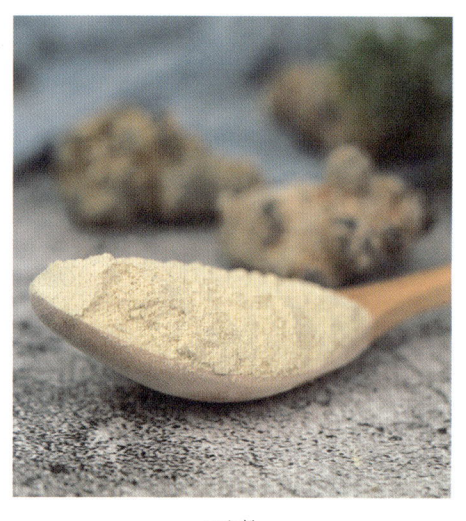

三七粉

云南出产三七,最早可追溯至明代彝族医药著作《明代彝医书》,书中记载:"刀伤而血流不止,三七煎服或研粉撒伤口。"此外,清乾隆《开化府志》记载:"开化三七,在市出售,畅销全国。"清代开化府治在今云南文山,是当时云南地区三七的生产、流通中心。此后,开化三七的名声渐为世人所知。

由此可见,广西的田七兴起时间更早,在早期影响力更甚,但至近代,云南地区扩大栽培,开化三七的影响力逐渐增强。20世纪50年代以来,云南文山大力发展三七种植,逐渐成为三七的主产区;而广西的三七种植面积逐年缩小,甚至在很多地方不再有三七种植者。

✿ 栽种、生长要求高

三七作为古老的孑遗植物类群,它适应自然环境的能力较差,对生长环境中温度、水分、光照的要求非常高,一旦失去优渥的生长条件,便无法生存。滇桂地带的自然条件适宜三七的生长,自然成为它的天然"避难所"。

在生长过程中,为了独占优渥的生长环境,三七会分泌自毒物质排除异己,甚至都不给后代让渡空间。以前种过三七的土地需要连续栽种玉米、旱稻、苜蓿等作物10年以上才能再次种植三七,有些土地甚至需要间隔长达30年时间才能再次种植三七,这种特性也使三七面临无地可种的尴尬境地。好在目前通过现代科技,三七的这种连作障碍有望得到有效解决。

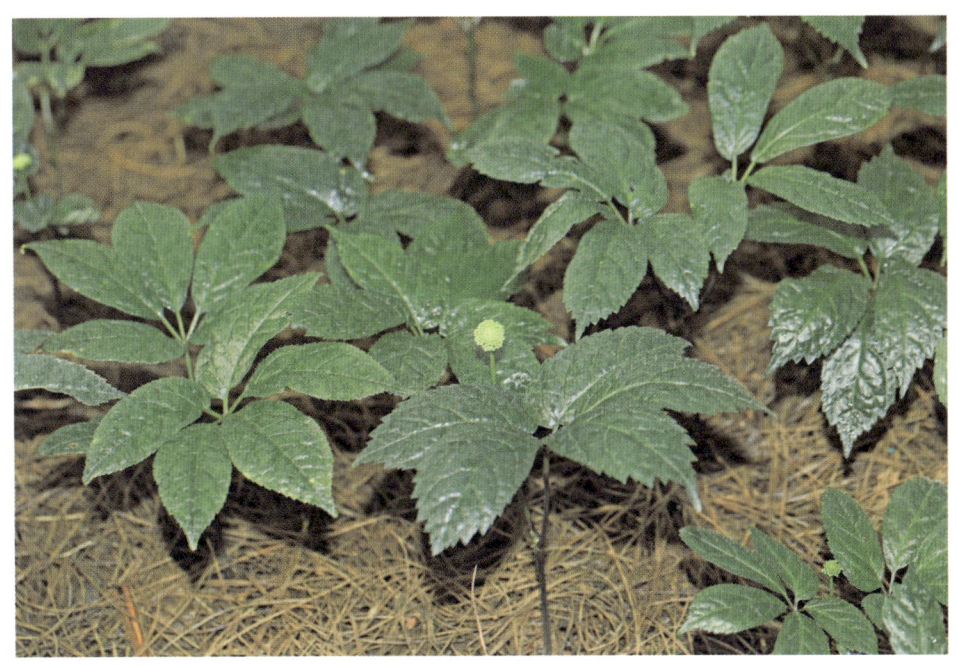

三七原植物

❋ 采收、加工不含糊

采收期和加工方法会直接影响三七的品质，是三七质量好坏的关键环节。随着栽培年份的增加，三七产量也呈逐渐递增趋势，但栽培4年以后，三七外观开始变得皮粗纹多，且个头增长缓慢，故一般在移栽后3～4年采收。采收期有两次，一是7月底，植株还未开花时采收，此时根内养分充足，产量高，品质较佳，称"春七"；二是12月底至次年2月，待三七留种之后再采收，此时根内养分被部分消耗，变得松泡，品质较次，称"冬七"。

采挖回来的三七除主根外，还包括根茎、支根、须根等，必须经过清洗和修剪处理，再及时干燥。干燥时须每日曝晒，反复揉搓，使皮肉紧贴，直至主根完全干透，质地变坚实为止。被剪下的根茎干燥后称"剪口"，支根称"筋条"，亦可作药用。

明辨真伪优劣

❋ 价格多少先算"头"

在民间，三七的质量和价格常常用头数表示。很多人听说三七的价格和头数有关，于是在购买三七时便仔细查点三七药材表面的小疙瘩数量，令人哭笑不得。

其实，三七的头数是指每 500 克三七的药材个体数量，与三七表面的疙瘩多少无关。国家标准里用头数来区分三七的规格和等级，头数也代表着药用价值的多少。三七头数越少，表明种植年份越长；个头越大，价格越高。

❋ 三七采购小窍门

传统上三七以个大、体重、质坚实、断面灰绿色者为佳。由于三七价格高昂，不良商贩常以低等级甚至劣质的三七充当优质三七。上好的三七应具有"铜皮""铁骨""狮子头""菊花纹"等特征。

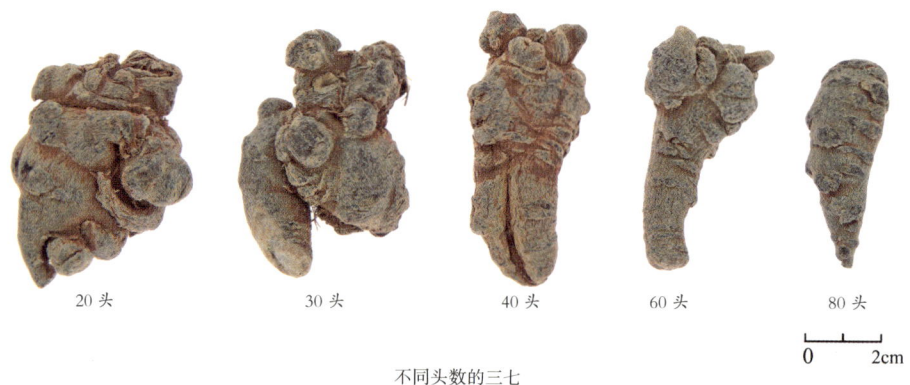

| 20 头 | 30 头 | 40 头 | 60 头 | 80 头 |

不同头数的三七

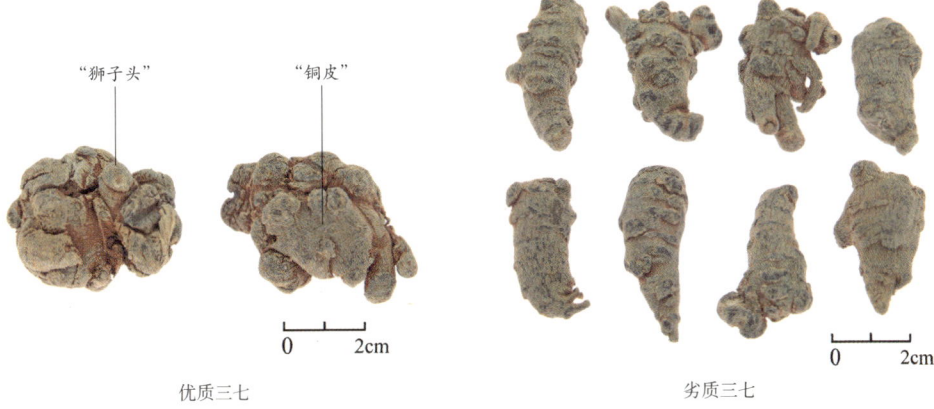

优质三七　　　　　　　　　　　劣质三七

"铜皮"：药材的外皮呈灰黄色，像金属铜的颜色。
"铁骨"：药材内部中心的颜色像铁色，质地坚硬如骨，坚实而不易折断。
"狮子头"：药材上部有瘤状隆起的支根痕。
"菊花纹"：药材横断面有放射状纹理，形如开放的菊花，又称"菊花心"。

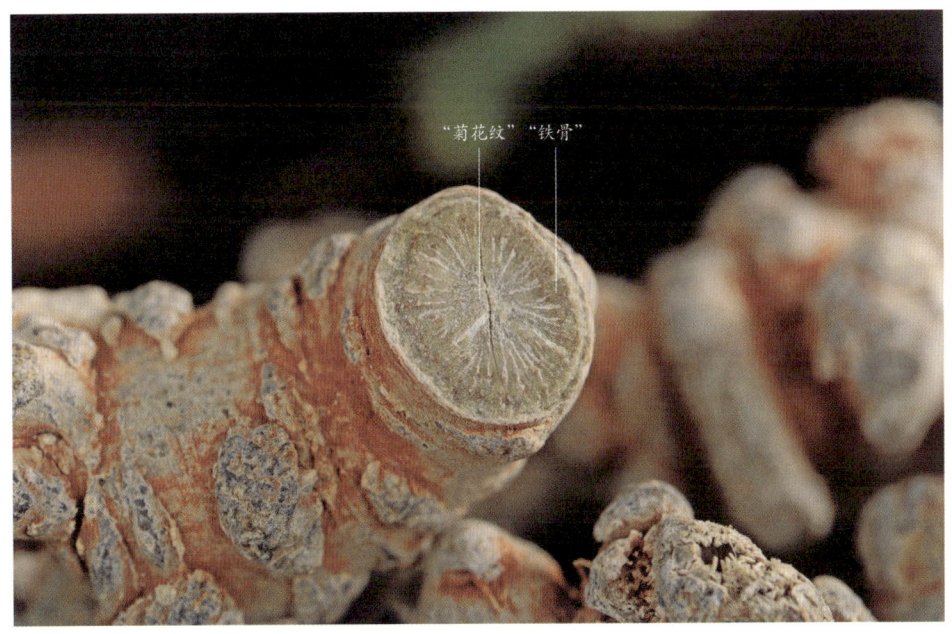

三七断面特征

常见的三七伪品有莪术与藤三七两种。莪术断面明亮且有姜的辛辣味，无明显瘤状突起或是人为伪造的瘤状突起。藤三七呈瘤状锥体，体积较小，表面灰棕色，具突起；质坚实而脆，易碎裂；断面灰黄色或灰白色，略呈粉性。

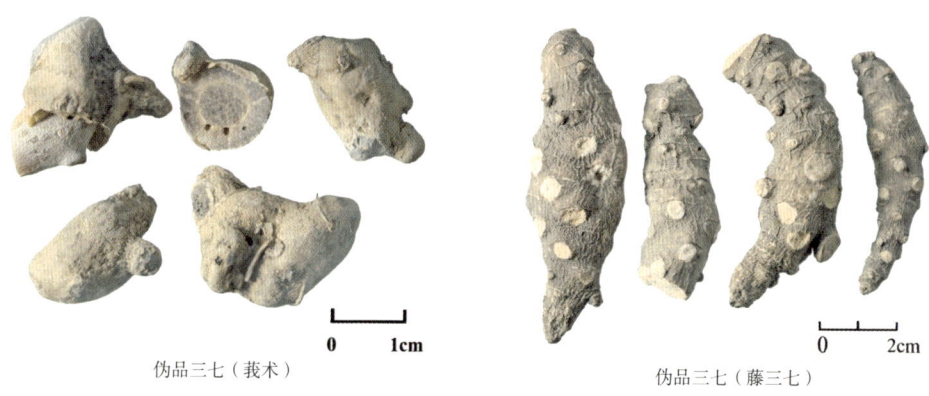

伪品三七（莪术）　　　　　　　　　伪品三七（藤三七）

在购买时，可分为以下几步优选：

🌱 看头数

三七头数是分级标准，与三七的质量、价格关系密切。但也不要过于迷信大个子三七，大个子三七贵在稀少，其有效成分含量并无明显增加，自用 40～60 头足矣。个子过大的三七，常常是因为根茎、支根等残留较多，还有些是用黏合剂黏结而成。

🌱 看形状

开花前即采挖的春七，"肤白貌美"，外观饱满，表面皱纹细密、短或不明显，断面呈灰绿色，木部"菊花心"明显，无裂隙，品质较好。待种子成熟后采挖的冬七，干瘪，皱纹多，不易清洗，显得"人老珠黄"，断面常呈黄绿色，木部"菊花心"不明显，常有裂隙，品质较差。

看干燥度

完全干燥的三七,互相碰击,声音清脆、硬度高,这类三七耐储存,不易变质。干燥不彻底的三七,用牙咬都会在药材表面留下牙齿印,互相碰击,声音沙哑,储存过程中易发霉变质。

品鉴百味烟火

❈ "生打熟补"大不同

传统中医药在遣药组方时非常讲究"药之生熟",同一药材生熟不同,用法与功效都有差异。

三七"生打熟补"之说由来已久。

三七生用,三七总皂苷发挥药效,活血化瘀、散瘀止血、消肿定痛,适合心脑血管疾病患者、"三高"人群、跌打损伤及外伤出血时使用。在高温加工后,三七皂苷类成分水解转化,活血功能减弱,但突显了"补"的功效,补血生血的功能得以加强,适合身体虚弱、贫血、免疫力低下、易疲劳人群使用。

因此,三七既能止血又能活血化瘀,具有止血不留瘀、活血不出血的优良特性,被誉为"伤科圣药"。后因其具有清洁血液、疏通血管的作用,被称为"血管的清道夫",现代中药学家赞其为"参中之王"。在浩如烟海的中药世界里,三七虽算不上真正的麟凤龟龙一般稀有珍贵,却始终受到历代中医大师及现代营养学家的推崇。

✽ 全身是宝的三七植物

三七主要以其根和根茎入药,但它的茎、叶、花也同样含有三七的有效化学物质,却常常被弃而不用,白白浪费了大好的资源。

远古时期,人们就利用新鲜三七茎叶治疗烫伤,咀嚼吞服新鲜三七茎叶治疗牙龈肿痛、口腔黏膜溃疡及慢性咽炎等疾病。

《本草纲目》记载,三七叶"治折伤、跌扑出血,敷之即止,青肿经夜即散,余功同根"。在金庸的武侠小说中,常常某个重要人物受了伤,只需采一片植物叶子,在嘴里嚼两口,然后敷在受伤部位,很快便恢复如初,其创作灵感可能就源于三七叶。三七茎叶在我国及东南亚国家还作为茶饮用。

三七的花序含有多种皂苷类药效成分。三七花虽然貌不惊人,但其皂苷类成分含量很高,可用于治疗高血压、头晕、目眩、耳鸣、咽喉肿痛等,而且使用方便,在生活中常作代茶饮,或烹饪为食疗药膳。

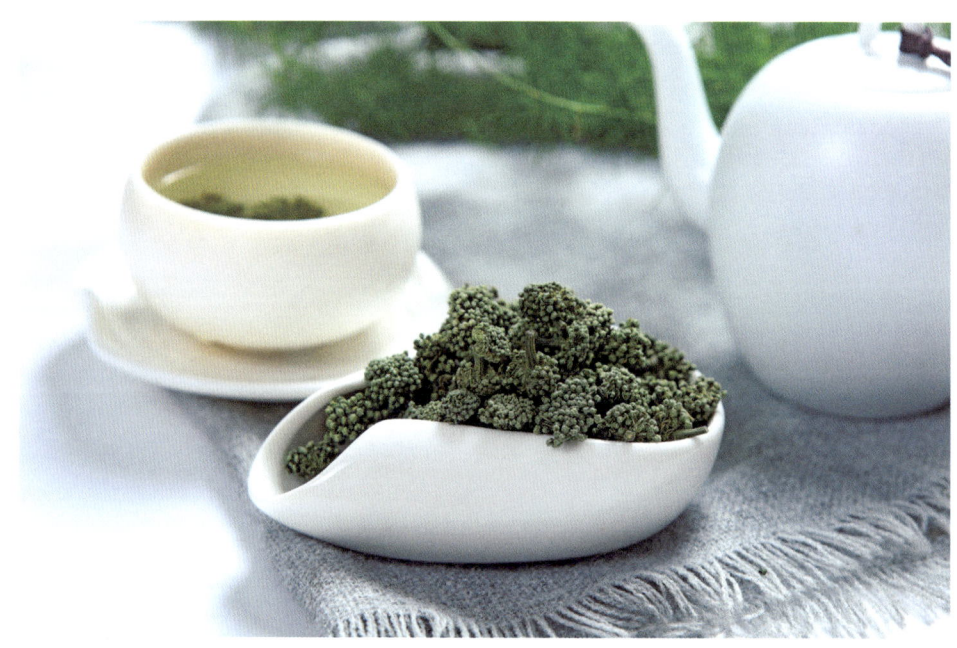

三七花茶

❋ 妙用三七助健康

三七虽然药用价值突出，但并非所有的人都适合服用，也并非所有出血症都适用。

体质虚寒的人应慎用三七，避免服用三七后出现感冒、流鼻涕等症状。三七活血力强，非妊娠妇女月经期间及调理月经者要慎用，避免导致出血过多。备孕期及妊娠妇女禁用，以免对胎儿产生影响。另外，三七对胃肠有刺激作用，肠胃功能不好的患者应减量或在餐后服用。

服用三七时要注意用量与功效，单次用量不得超过5g，并注意生吃法和熟吃法的差异，避免使用不当造成负面影响。

研粉

三七自古以来就是名贵中药材，但质重坚实，难以切片且有效成分不易煎出，研末吞服可以最大限度地吸收，提高疗效，减少资源浪费。服用三七粉时，要将所需剂量三七粉倒入适量温水中，以防结块。

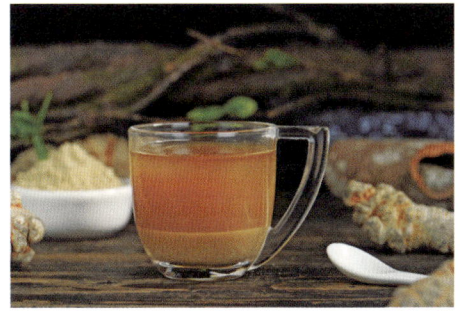

冲饮三七粉

泡酒

三七粉碎（可直接用三七主根泡，也可将其敲碎成黄豆大小），放入50度左右适量白酒中泡30天以上。饮之，具有消肿定痛、活血散瘀、舒筋止痛的功效，适用于瘀血滞痛、腰酸背痛、四肢酸软、劳伤疼痛、跌打损伤、无名肿痛等症。内服每次约10ml，每日3次；外用需根据瘀肿或创面大小酌情擦涂。

药膳

*三七汽锅鸡

原料：三七10g，仔鸡1只，胡椒2g，盐3g。

制法：将三七捣为末、仔鸡洗净，与胡椒一同放入陶质汽锅中，置于砂锅上蒸煮，待仔鸡熟后加盐食用。

功效：补益精血，活血祛瘀。

应用：适用于中老年人精血不足、头昏眼花或瘀滞疼痛症的辅助治疗。（见《药膳养生1008例》）

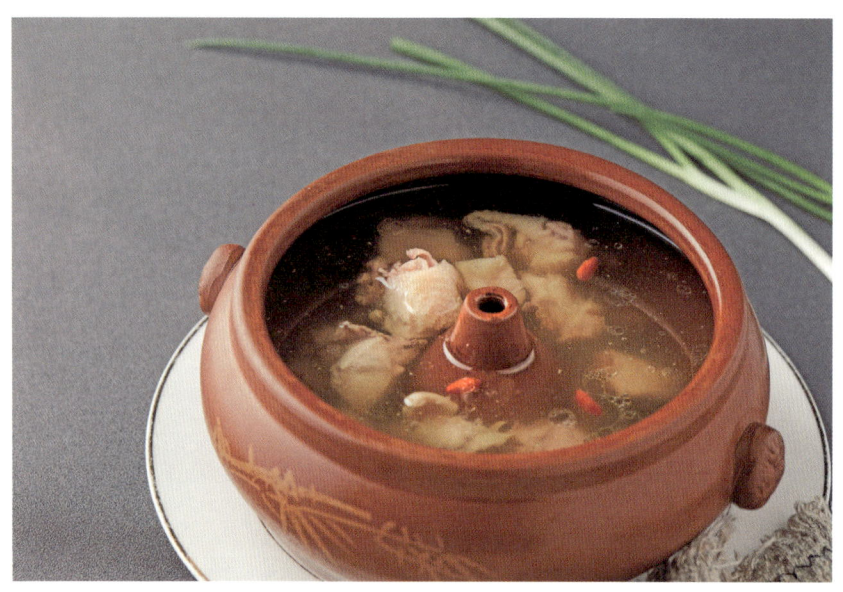

三七汽锅鸡

*三七藕蛋羹

原料：三七粉5g，鲜藕1节，生鸡蛋1枚，猪油、食盐适量。

制法：将藕洗净，捣烂，绞取汁液1小杯，加入三七粉与鸡蛋调匀，加入猪油、食盐煮沸即可。

功效：养胃，止血。

应用：温服，适用于胃痛、胃出血等症。（见《中国药膳大观》）

✷ 三七粥

原料：三七粉 3g，粳米 50g，白糖适量。

制法：将粳米熬成粥，加入三七粉，再熬 1~2 分钟，加适量白糖调味。

功效：活血散瘀，止血定痛。

应用：适用于高脂血症及冠心病、动脉硬化、各种出血症。每日两次，1 个月为一个疗程。孕妇慎服，妇女服后月经增多者应减量或停服。（见《百病饮食自疗》）

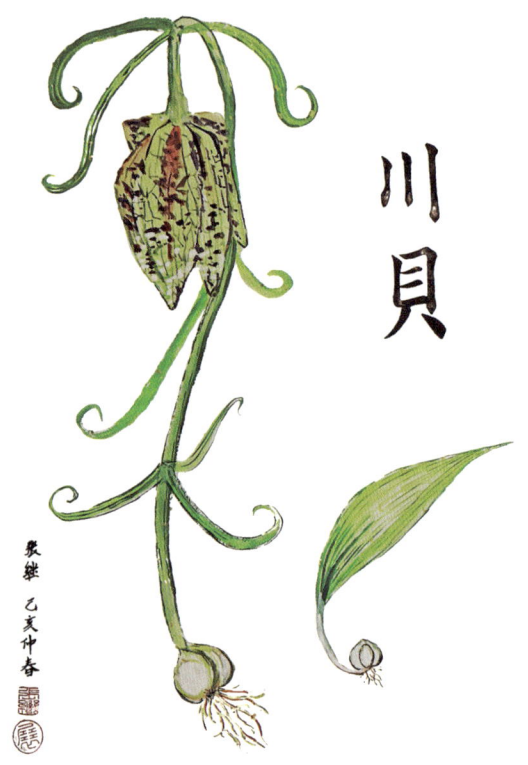

川贝母

钟花垂头随风舞,
细叶纤茎常反卷。
楞果轻敲高山谷,
鳞茎深藏青川土。

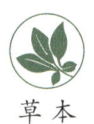

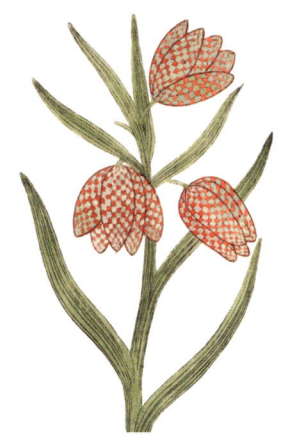

川贝母

每逢季节变换,气候变化无常时,外感咳嗽多发,很多人会出现久咳难愈的情况,当常规用药无法治愈的时候,让人不胜其烦。此时,不少患者就会选择用川贝母炖雪梨以缓解咳嗽。川贝母作为润肺止咳的常用名贵中药材,药用历史源远流长,疗效显著,备受历代医家青睐。

探寻前世传说

✿ 悠悠贝母,《诗经》始载

川贝母是众多贝母类药材的一种,在古时并没有详细划分,所有贝母类药材入药统称为贝母。

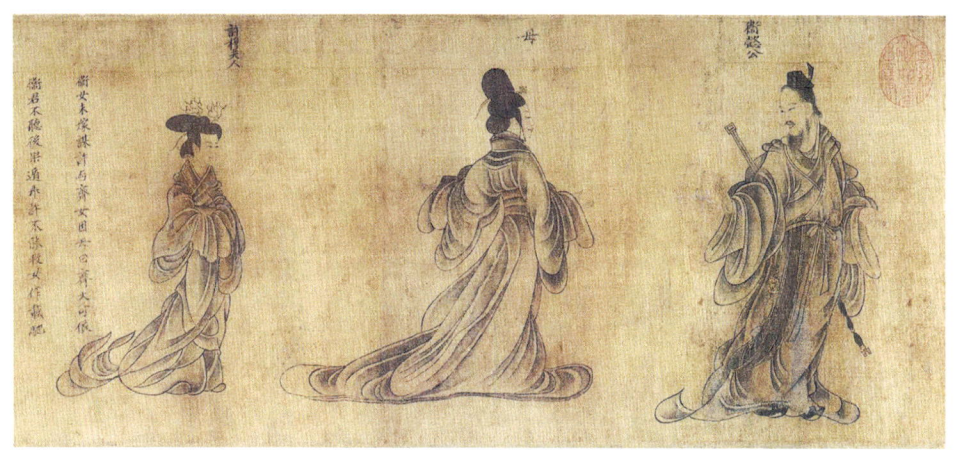

《列女仁智图》局部——许穆夫人、母、卫懿公

贝母的文字记载最早可追溯至先秦时期，当时贝母被称作"莔"①，《诗经·国风·鄘风·载驰》中有诗云："陟②彼阿丘，言采其莔。"相传该诗为春秋时期许穆夫人所作，诗中讲述原卫国公主许穆夫人，听闻故国遭狄人攻杀覆亡，欲奔赴母国，求援复国，却因不合封建礼制，受到许国大臣阻挠，遂写下《载驰》。据历史记载，后来齐国响应了许穆夫人的呼吁，派兵援救，赶走了狄人，卫国得以复兴。

贝母因其独特形态而得名，即描述性状仿佛母子团聚的贝壳，非常形象。

贝母入药历史悠久，其防治疾病的记载最早见于春秋战国时期的《万物》："贝母已寒热也。"

明末清初，本草中依照药用习惯将贝母分为川贝母和浙贝母。《滇南本草》中首次出现"川贝母"之名，《本草汇言》记载贝母"川者为妙"。

清代著名医家赵学敏认为川贝与浙贝的性味、功效差异较大，川贝味甘而补肺，宜治虚寒咳嗽，而浙贝苦寒，解毒利痰，开宣肺气，宜治风火痰嗽，遂在《本草纲目拾遗》中开始将川贝与浙贝分开记载。

---

① 莔：méng，与"莔"通，即贝母。
② 陟：zhì，登高。

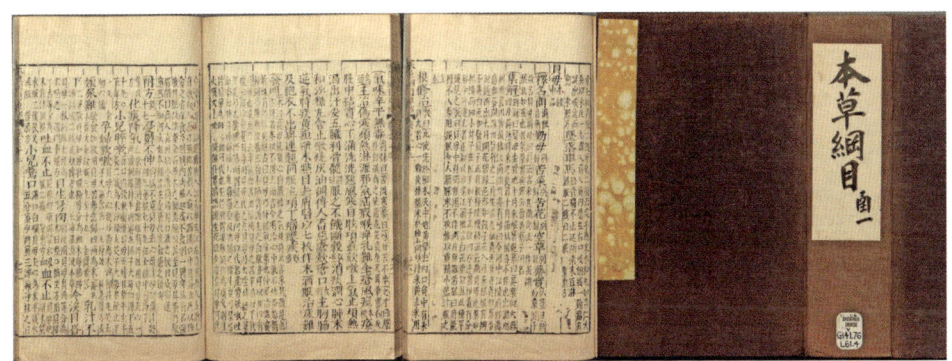

《本草纲目》中关于贝母的记载

✱ "群雄"并起,谁为川贝

虽然贝母入药时间较早,且历代本草皆有记载,然而古人记载的所谓贝母的植物来源比较繁杂,不仅包括现代植物分类中的百合科贝母属植物"家族"成员,还有植物亲缘关系较远的其他科植物。

由于缺乏原植物描述,《神农本草经》中所记载的贝母究竟是什么,历代医家各有所见。根据最早描述贝母植物形态的文献,即三国吴陆玑《诗疏》云:"叶如栝楼而细小。其子在根下,如芋子,正白,四方连累相着,有分解。今近道出者正类此。"此当为葫芦科植物,就是现在大家认为的土贝母。

东晋郭璞注《尔雅》说,贝母"根如小贝,圆而白,华叶似韭",则当属今贝母"家族"的成员。

唐代《新修本草》记载,贝母"出润州、荆州、襄州者最佳,江南诸州亦有",且形态"叶如大蒜"。所述贝母的产地大多属于现湖北省、江苏省辖区,似指湖北贝母和浙贝母。

宋代《本草图经》记载了贝母、峡州贝母、越州贝母三种不同的植物。据附图推测,贝母应为土贝母,峡州贝母应为川贝母,越州贝母应为浙贝母。

这种混乱的状况一直延续到明代初期仍未能厘清,《本草品汇精要》中也无进一步发展,继续沿用《本草图经》的记述。至明代后期,土贝母被单独分列,有别于贝母;贝母也逐渐分化成两种道地药材——川贝和浙贝。《本草汇言》中论述了川贝和浙贝的功效,称"润肺消痰,止咳定喘,则虚劳火结之证……必以川者为妙"。

清代,各种贝母已被明确辨识,《本草纲目拾遗》中便有川产、西产、象山者之分,并指出川贝母疗效较好。"西"当指新疆等西北地区,此贝母当为今之伊贝母,"象山者"即浙贝母。又言"川贝中一种出巴东者独大,番人名紫草贝母,大不道地",说明当时已有湖北贝母充川贝母的情况。《本草图谱》中描绘的两种贝母植物就类似于川贝母与浙贝母。

时至今日,贝母"家族"的"群雄"各踞一方,除了收入《中国药典》全国通用的六种贝母(土贝母、川贝母、平贝母、浙贝母、伊贝母、湖北贝母),还有秦贝母、东贝母、江西贝母和轮叶贝母收入地方标准。

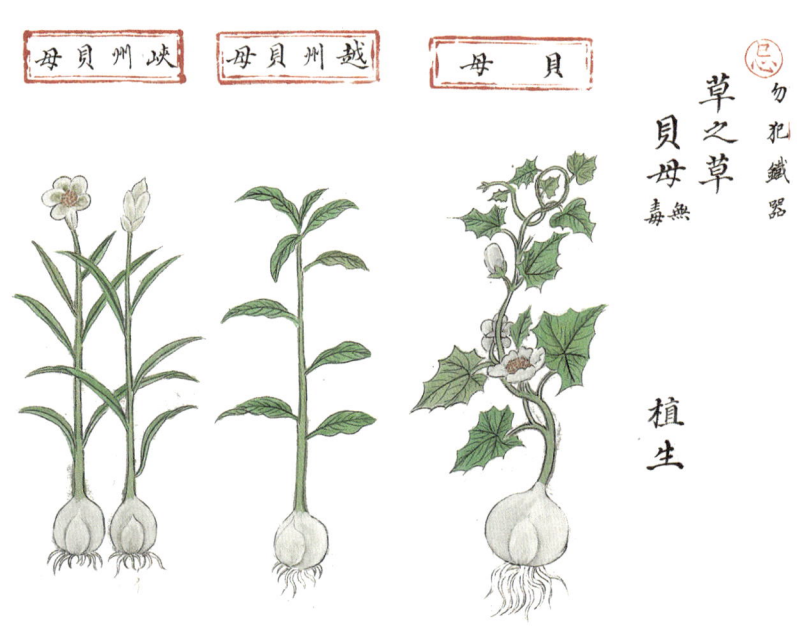

《本草品汇精要》中的三种贝母

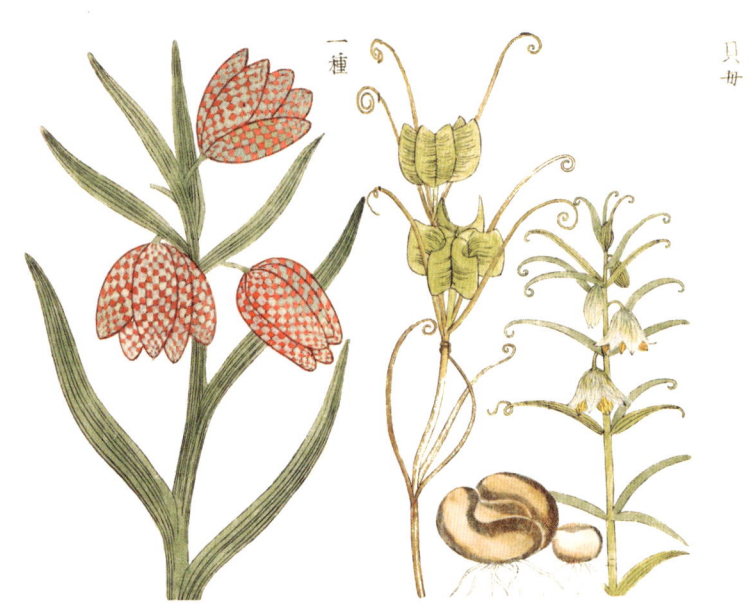

《本草图谱》中的两种贝母

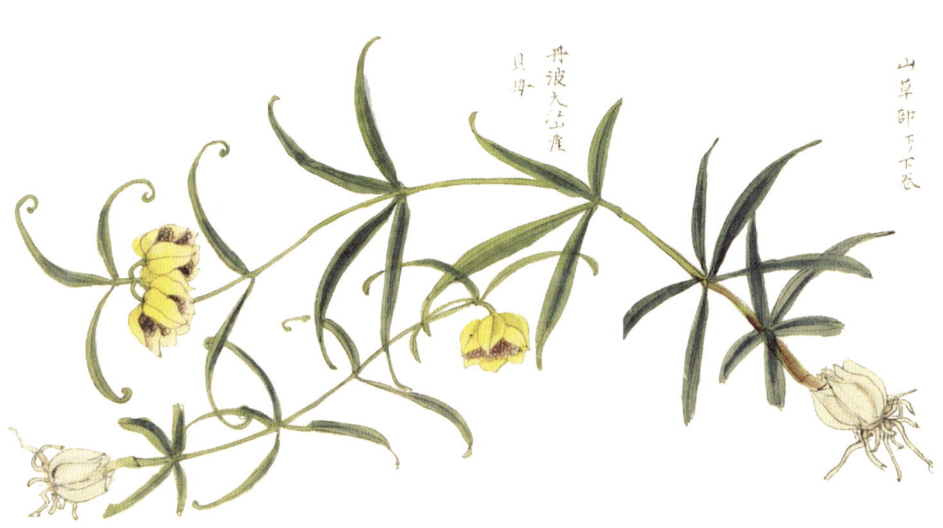

《本草图汇》中的贝母

川贝母

审识现代沿革

❋ 川贝母的来源

在植物学分类中,贝母属植物也是一个大"家族",全球有 130 种之多,我国就有约 43 种。"横断山,路难行……"位于我国西南的横断山区,地形、气候差异较大,其中的贝母种类较多,粗略计算都有十来种。

川贝母的"川"实为一个大的地理概念,泛指广大西南地区。在各个时期的文献记载、种植生产、交易流通过程中,有多个商品名、药材名和别名等,历代本草又少有述说其具体形态,因此川贝母的商品来源一直存在争议。

新中国成立以来,1963 年版《中国药典》便开始收载川贝母,并将其来源规定为罗氏贝母(*Fritillaria roylei* Hook.)和卷叶贝母(*Fritillaria cirrhosa* D.

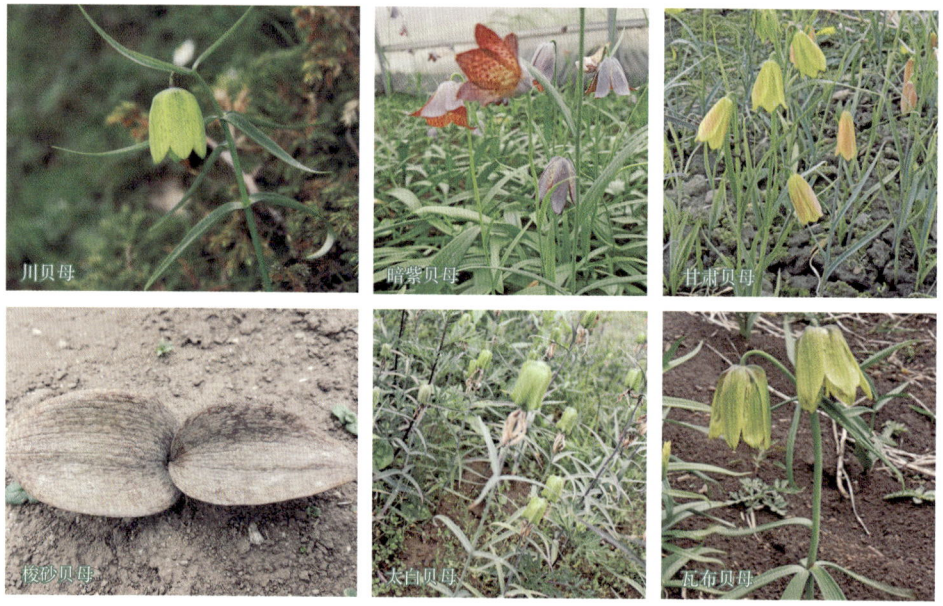

川贝母的六种基原植物

Don）两种植物。1977 年版《中国药典》将其植物来源修订为川贝母（卷叶贝母，*Fritillaria cirrhosa* D.Don）、暗紫贝母（*Fritillaria unibracteata* Hsiao et K.C.Hsia）、甘肃贝母（*Fritillaria przewalskii* Maxim.）和梭砂贝母（*Fritillar delavayi* Franch.）四种植物。2010 年版《中国药典》又增加了太白贝母（*Fritillaria taipaiensis* P.Y.Li）和瓦布贝母 [*Fritillaria unibracteata* Hsiao et K.C.Hsia var. *wabuensis*（S.Y.Tang et S.C.Yue）Z.D. Liu，S. Wang et S.C.chen]，来源增加到六种植物。

✽ 川贝母的产地

由于川贝母药材有六种植物来源，每种植物又都有其独特的生活习性，主要分布在西南地区，各植物地理分布既有明显差异，又相互交叉。

川贝母（卷叶贝母）植物分布最广，形态的变化也较大，花色、花纹皆有变异情况。由于它喜阴、喜湿，可耐寒，生长于川西南山地河谷区及川西高山峡谷区南段，海拔 3200～4200m 的高山地区阳光充足，冷凉湿润，土质疏松，排水良好且富含腐殖质的灌丛，产于四川甘孜、凉山，云南丽江、迪庆，西藏山南、林芝等地。

暗紫贝母是典型的高山植物，生长于海拔 3200～4500m 的草坡碎石子中，分布范围十分有限，主要分布于川西北高原区及川西高山峡谷北段，主产地为四川阿坝、青海果洛、甘肃甘南等地，是极品川贝母的主要来源，被称为"川贝母家的骄子"，野生资源紧缺。

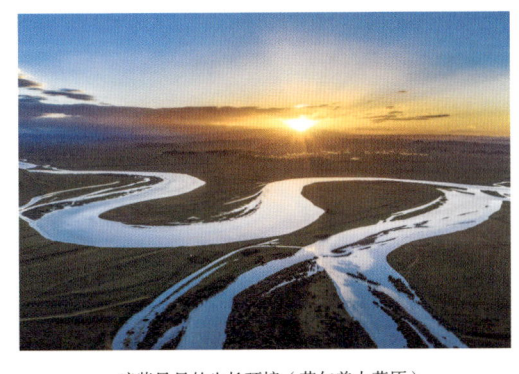

暗紫贝母的生长环境（若尔盖大草原）

甘肃贝母生长于海拔 2800～4400m 的高山灌丛草甸，主要分布于川西北高原区及川西高山峡谷北段，主产地为四川甘孜、阿坝等地。

梭砂贝母生长于海拔 3800～4700m 的沙石地或流沙岩石的缝隙中，分布区域较小，主产地为四川甘孜。

太白贝母亦称太贝、秦贝，因主产于秦岭太白山而得名，为陕西特产，由于其生长位置海拔较低，适应性强，分布范围广，是川贝母中适宜家中栽培的佳品，目前在重庆、陕西、湖北、甘肃、四川等地均有栽培。

瓦布贝母的分布海拔亦相对较低，生长于2500～3000m的灌木林，主产地为四川阿坝，其鳞茎较大，外形似蒜，又被称为"蒜贝"，现野生资源枯竭，但因比其他品种易成活、生长快、产量高，是发展家种川贝母的潜力品种。

✤ 川贝母的植物形态变化

川贝母（卷叶贝母）是多年生植物，它的药用部位（鳞茎）体形十分小巧。在漫长的植物生长过程中，它的植物形态每年都会发生变化。

第一年仅生出一片几厘米长的针状小叶片，习称"一根针"。第二年长出一片稍大一点，呈细小披针形的小叶片，习称"一支箭"。第三年长出再大一些的披针形叶片，习称"飘带叶"。第四年长出一片或两片更宽大的披针形叶片，习称"大飘带"或"双飘带"；部分开始抽茎，茎上生披针形叶片，但不开花，习称"树儿子"。第五年几乎全部抽茎，大部分会开花结果。初抽茎一两年中，植株还比较矮小、纤细，此后随生长时间延长，茎秆逐渐增高、增粗，叶片增多、变大，抽茎前叶片有长长的叶柄，抽茎后叶片无叶柄，茎则单轴直立，并不分枝。

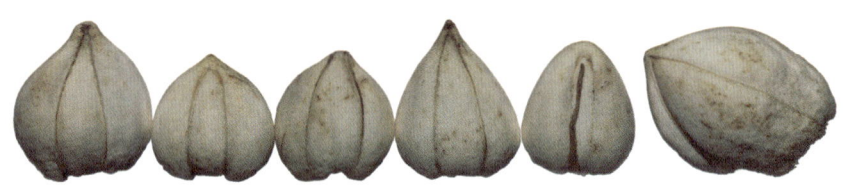

川贝母（卷叶贝母）

川贝母的须根、茎叶等每年更新一次，理论上，其生命周期是无限的，目前发现生长时间最久的植株有 20 年以上的。与浙贝母不同，川贝母的鳞茎不能自然分生，整个生命周期内，只能长一个鳞茎。

✤ 野生濒危栽种忙

川贝母的基原植物都生长于高寒地区，当气温达到 30℃，植株就会枯萎，因此在海拔低、气温高的地区不能生存，且其种子特殊，果实成熟后还需发育 90 天左右，并需要一定的低温处理才能促进发芽，生长周期又长达 4 年之久，但其作为药用的鳞茎却很小，产量极低。因此，川贝母药材历来以采挖野生资源为主，滥采滥挖使其资源量急剧下降，濒临灭绝。

目前，虽然太白贝母和瓦布贝母实现了人工栽培，在一定程度上缓解了资源短缺的现状，但其他川贝母基原植物的人工驯化栽培仍处于研究阶段，尚有诸多问题待解决，未得到大规模推广。川贝母药材的产量仍不能满足市场需求，有待以高产、高效、成规模的人工种植手段增加商品供应。

明辨真伪优劣

✤ 商品川贝"四金花"

虽然按植物学分类，川贝母药材有六种植物来源，但在商品市场上，川贝母又是另一套分类命名规则，大家通常根据来源、产地及采收时间的不同，将川贝母药材分为松贝、青贝、炉贝和栽培品四大类。

松贝因旧时以四川松潘为集散地而得名，在川贝母、暗紫贝母和甘肃贝母抽

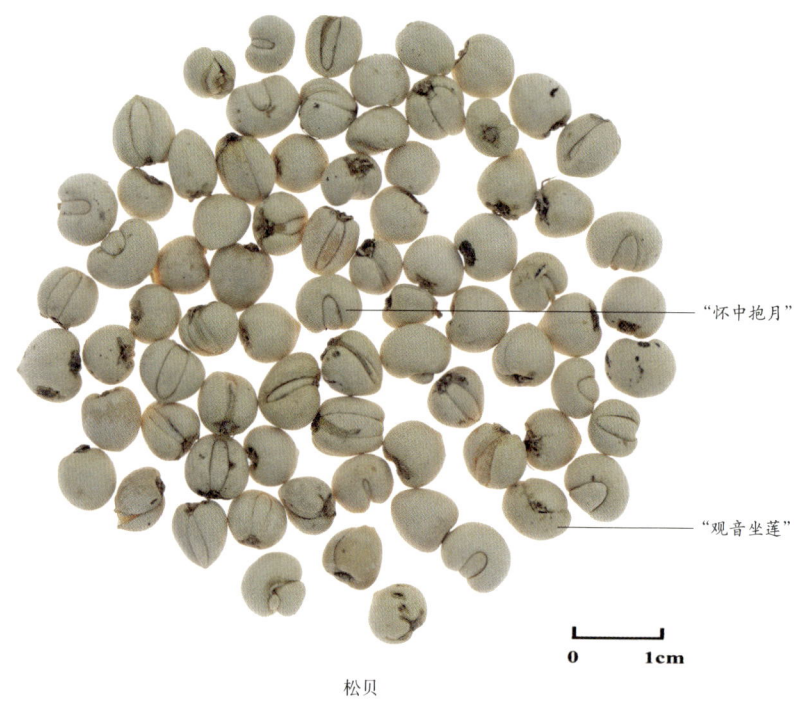

松贝

茎前采挖药用。因海拔高、生长时间短等，松贝体积最小，其形如豆如珠，故又名"珍珠贝""米贝"。松贝表面类白色，有两枚鳞瓣，大小悬殊，大瓣紧抱小瓣，小瓣部分呈新月形，习称"怀中抱月"；顶端闭合，稍尖，底部平，稍凹入，中央有一灰褐色斑；颗粒圆整而均匀，可置于桌上而不倒，形似观音坐莲台，习称"观音坐莲"；其质硬而脆，粉性强。

青贝因旧时集散于四川青川而得名，其商品来源同松贝，但采收时间更晚，为植株抽茎后采挖。因生长时间更久，体形比松贝稍大，呈类扁球形，两枚鳞瓣近等大，相对抱合，顶端开裂小口，犹若双手捧合，习称"观音合掌"。

炉贝因旧时集散于打箭炉①而得名，以梭砂贝母为商品来源，在川贝母"一

---

① 打箭炉：藏语"打折诸"的音译，"打"是从大地山流来的打曲河（雅拉河），"折"是从折多山流来的折多河，"诸"是打曲河和折多河汇合的地方。外来的人听不懂这句藏语，误读成"打箭炉"。现指四川康定。

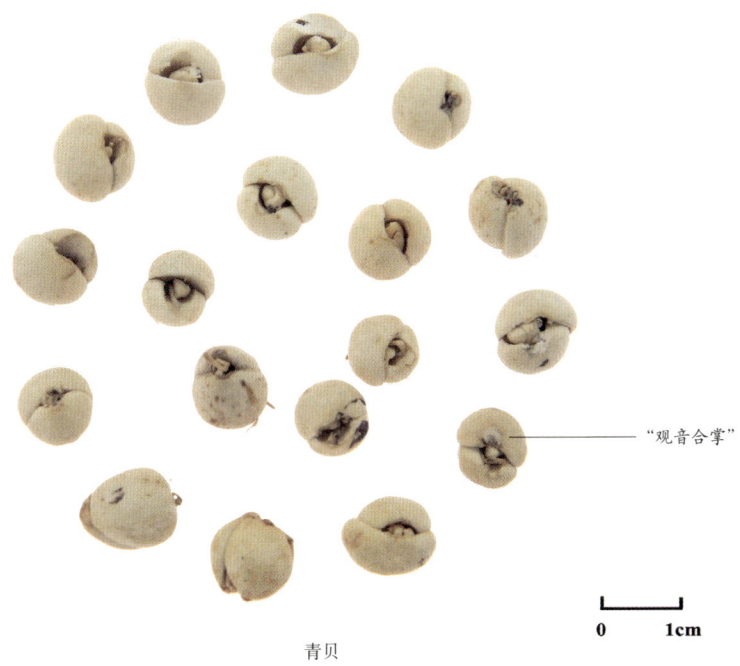

青贝

"观音合掌"

家"中个子最大，呈长圆锥形，两枚鳞瓣大小相近，顶端瘦尖，均开口，外形酷似马牙，故习称"马牙嘴"；有的外表具有黄棕色斑块，形似老虎的斑纹，故称"虎皮斑"。炉贝又分黄、白两种，白炉贝产于青海玉树附近，色白、质实、粒匀；黄炉贝产于西藏昌都附近，粒大而质松。

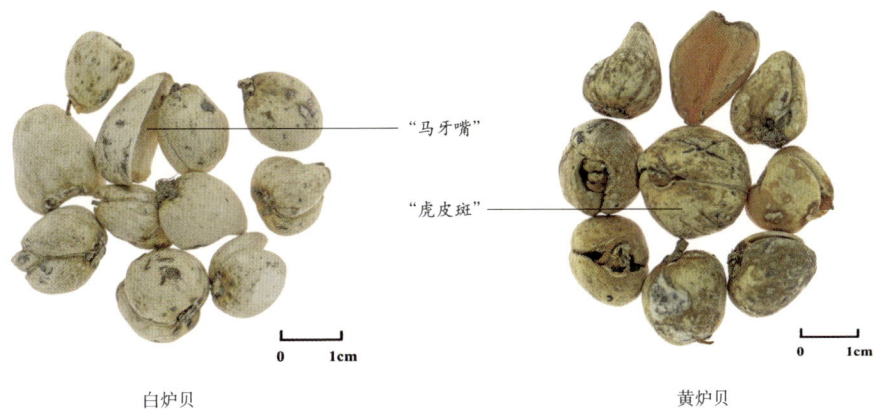

"马牙嘴"

"虎皮斑"

白炉贝　　　　　黄炉贝

川贝母

栽培品指目前引种栽培的太白贝母和瓦布贝母，药材呈类扁球形或短圆柱形，两枚鳞瓣大小相近，顶部多开裂而较平，表面稍粗糙，有的具有浅黄色斑点。

平常诸药皆以生长时间久、形体大者为佳，川贝母却反其道而行，独以个子最小的松贝为佳，青贝、炉贝及栽培品递减。其中最优者为松潘雪山、草原产的，体质结实而重，颗粒圆整而均匀，色白有光泽，粒粒含苞芽，商品名"正松贝"，为川贝之珍品，但产量极少。不论何种川贝，皆以干燥、颗粒均匀、整齐不碎、体重、粉性足、无黑脐、无僵子者为佳。

❋ "庶子"贝母乱"宗室"

由于川贝母药材的野生资源减少，采挖成本也随之上升，价格连续上涨，松贝更是早已突破 3000 元/kg 的高价，而同为贝母"家族"的平贝母却还不到 200 元/kg，浙贝母、伊贝母和湖北贝母的价格更低。价格如此悬殊，整个贝母"家族"药材的外观却都较相似，普通人难以区分。获利空间巨大且难以被发现，激起不法分子铤而走险，争相作假，使川贝母药材市场极为混乱，因此有人言"千元以下的川贝母尽皆伪品"。其中，最常见的即以小粒的平贝、浙贝、伊贝冒充松贝。

平贝母

平贝母，为百合科植物平贝母（*Fritillaria ussuriensis* Maxim.）的干燥鳞茎，生长于低海拔地区的林下、草甸、河谷，商品药材来源于栽培，主产于辽宁、吉林和黑龙江。

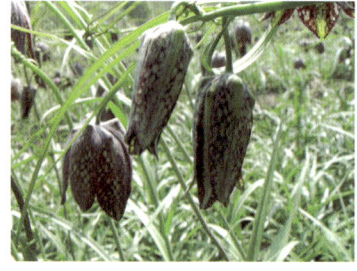
平贝母原植物

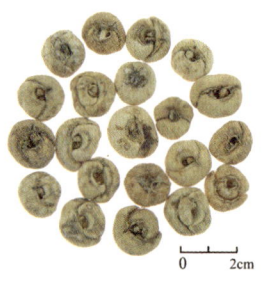
平贝母

 小贴士 Tips

浙贝母

浙贝母,为百合科植物浙贝母(*Fritillaria thunbergii* Miq.)的干燥鳞茎,生长于山坡草丛中,分布于江苏、安徽、浙江和湖南等省,浙江有大量栽培,别名浙贝、大贝、象贝、珠贝。

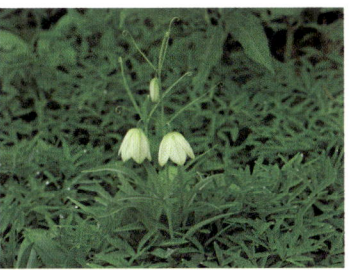
浙贝母原植物

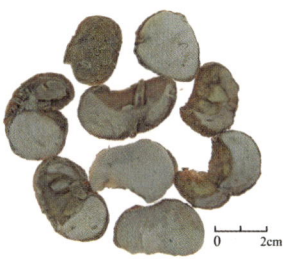
浙贝母

伊贝母

伊贝母,为百合科植物新疆贝母(*Fritillaria walujewii* Regel)或伊犁贝母(*Fritillaria pallidiflora* Schrenk)的干燥鳞茎,别名伊贝、新贝,生长于海拔1300～2000m的林下、草地、沙滩石缝中,野生品主产于天山、巴尔鲁克山,栽培品主产于新疆伊犁、塔城、昌吉。

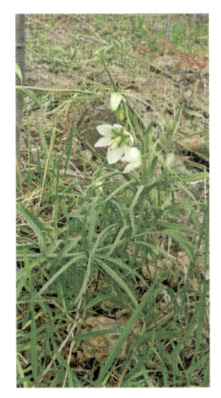
伊贝母原植物

湖北贝母

湖北贝母,为百合科植物湖北贝母(*Fritillaria hupehensis* Hsiao et K. C. Hsia)的干燥鳞茎,别名板贝、窑贝,生长于海拔1400～1800m的山坡,分布于湖北、重庆、湖南等地,主产于湖北西部。

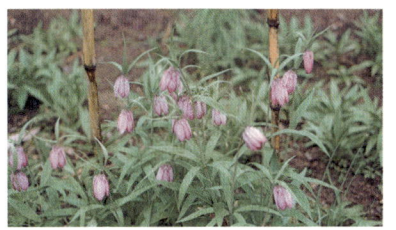
湖北贝母原植物

小平贝外形酷似松贝,但顶端较圆,大小瓣极为悬殊,小瓣仅呈米粒样,常在中部显现,多不到底部,且小瓣的高度仅为大瓣的一半左右。

小浙贝两端稍尖,不能"坐立",质地较硬,没有明显的"怀中抱月"特征,一侧仅为一浅纵沟或隐约可见一细小心芽。

小伊贝表面稍粗糙,外层鳞片心脏形,两瓣大小悬殊而紧抱,顶端稍尖,少有开裂。

川贝母

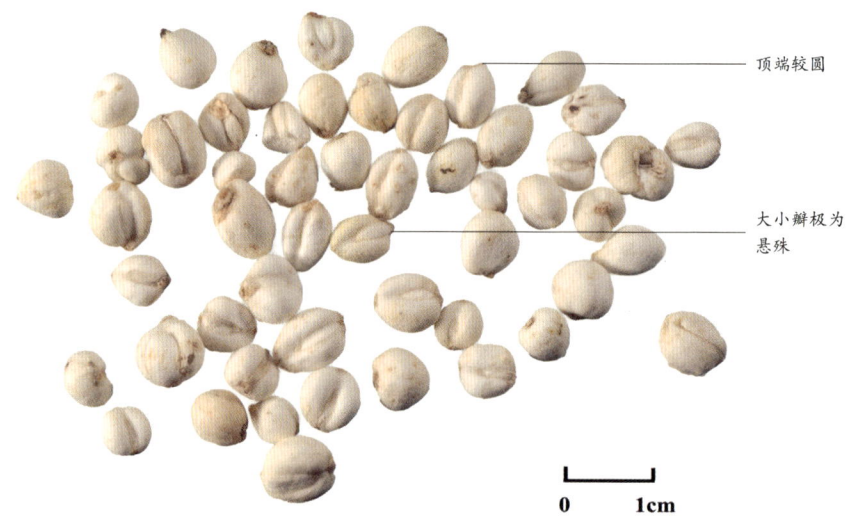

伪品川贝母——小平贝

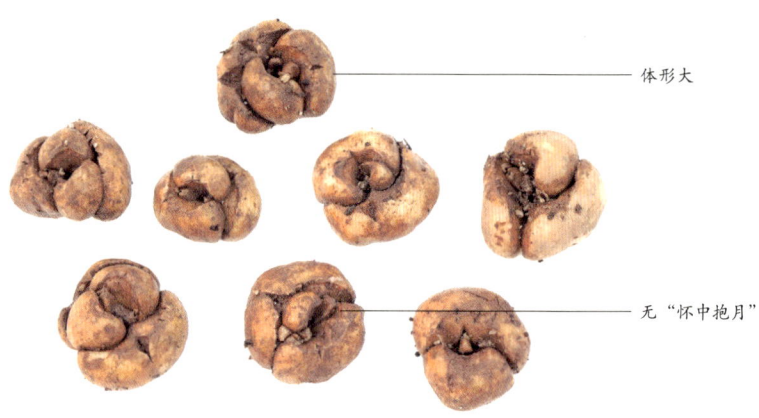

伪品川贝母——小浙贝

此外，还有以非贝母类（如薏苡仁）形似之物冒充的情况。薏苡仁是薏苡种子去壳后的种仁，日常生活中常用于除体内湿气，大多数人对它都不会陌生。薏苡仁的颜色、大小、粉性等均与川贝母相似，但其腹面是一条较宽、较深的纵沟，没有川贝"怀中抱月"的特征。

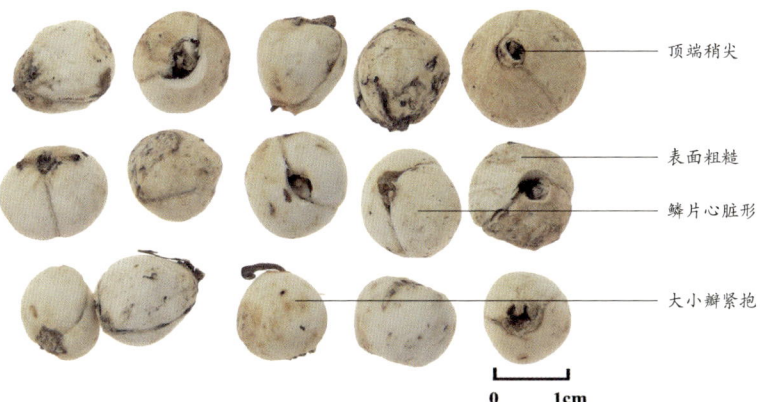

顶端稍尖
表面粗糙
鳞片心脏形
大小瓣紧抱
0
1cm

伪品川贝母——小伊贝

顶端较圆
不能“坐立”
较宽、较深的
纵沟
0
1cm

伪品川贝母——薏苡仁

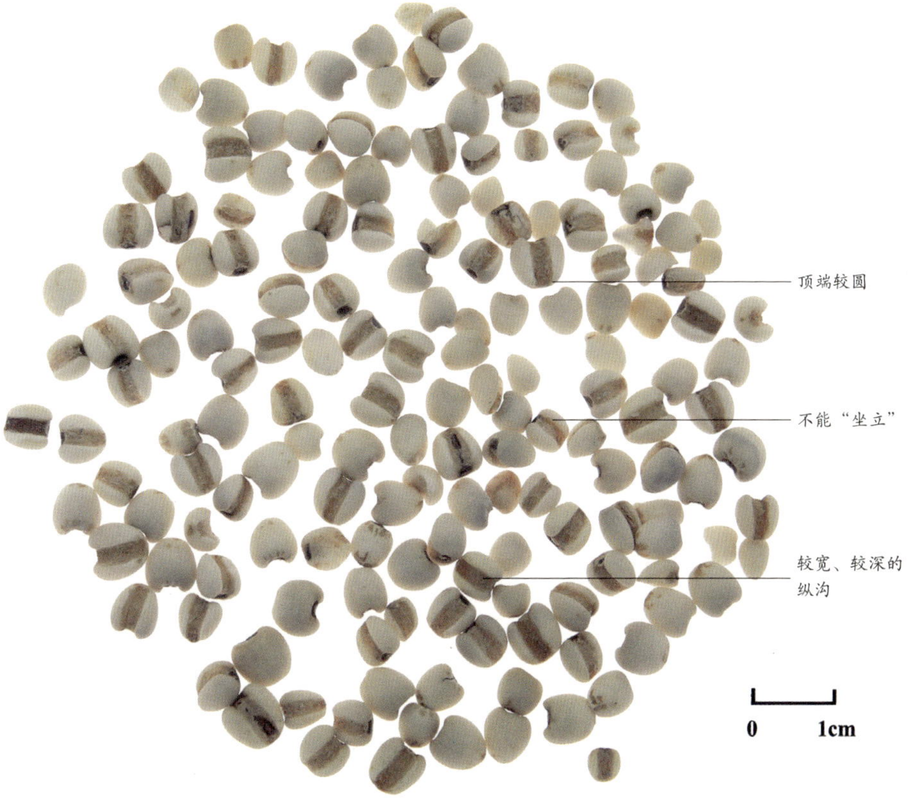

❋ 硫熏便宜惹是非

由于川贝母药材粉性大,在夏季容易吸潮,发生霉变、虫蛀和变色,以前干燥技术不成熟时,常采用硫黄熏蒸法防止变质。硫黄熏蒸简单、方便、成本低,还能显著改善川贝母的外观品相,硫黄熏蒸过的川贝母干燥快、色泽洁白且不会被虫蛀。

表面看似利好,实则危机四伏。现代研究表明,硫黄熏蒸不仅会降低川贝母的有效成分含量,还会在硫黄熏蒸时带入二氧化硫、亚硫酸类及一些重金属等有害物质,这些有害物质均会对人体造成不同程度的危害。为避免买到硫黄熏蒸商品,在购买川贝母时切不可过于追求"白净"。此外,川贝母宜用干燥、洁净、可密封的小瓶单独存放,尤其是川贝粉,切不可直接暴露在环境中,避免吸潮和微生物污染。

品鉴百味烟火

❋ 润肺止咳疗效好

川贝母能清热润肺,可用于痰热咳嗽,以之清肺化痰,尤多用于肺热燥咳及肺虚久咳、痰少咽燥或痰中带血等症。此外,川贝母还能清热散结消痈,组方使用可治疗瘰疬、痈肿之未溃者及乳痈、肺痈等症。现代研究表明,川贝母主要可祛痰、镇咳、平喘,常用于治疗百日咳、肺结核、急慢性支气管炎及上呼吸道感染等。

与川贝母相比,浙贝母苦寒较重,开泄力大,清火散结作用较强,多用于外感风热或痰火郁结的咳嗽,以及瘰疬、疮毒、乳痈、肺痈等。平贝母可镇咳、祛痰、平喘、抗胃溃疡等,多用于治肺热咳喘、支气管炎和肺结核。伊贝母可解痉、降压,善于治心、肺火郁,阴虚咳嗽。几类贝母既有相似之功,又各有侧重,因此必须慎重、辨证使用，注意区别，正确应用。

现代研究发现，川贝母具有祛痰、镇咳、平喘等药理活性，其有效成分包括生物碱类、皂苷类等。川贝母作为贝母"家族"中的"佼佼者"，按理说其有效成分生物碱含量应该最高才对；然而事实并非如此，研究人员通过比较各种贝母的生物碱含量，发现与其他药用贝母相比，川贝母的生物碱含量并没有明显优势，表明川贝母的特色药效成分除了生物碱以外，还有其他类型成分。因此，不可简单地以生物碱含量来评价川贝母的品质。

❈ 谨慎对症受益多

虽然川贝润肺止咳疗效突出，但也须正确认识到，川贝并非止咳神药，用药须对症，切不可盲目跟风或胡乱用药。如有痰清稀色白、白泡沫痰等寒性咳嗽患者不宜服用，脾胃虚寒及有湿痰者也不宜使用。此外，曾有患者服用川贝母粉引起过敏，过敏体质者应用要谨慎。川贝母常见的服用方法有以下几种：

研末冲服

川贝母属名贵中药材，一般不与其他中药一起煎煮，常碾成粉，待其他中药煎煮好后倒出药汁，服用时直接以药汁冲服川贝母粉即可。

药膳

❈ 贝母肺叶粥

原料：川贝母 10g，猪肺 50g，粳米 60g，食盐少量。

制法：将猪肺洗净，煮至七成熟，捞出，切碎；川贝母去皮、尖；粳米洗净。全部放入锅中煮，熬成粥，放入食盐，调匀即可。

功效：清热润肺，化痰止咳。

应用：适用于肺虚久咳、短气懒言、慢性支气管炎、哮喘等症。（见《叶同仁药膳本草经》）

✳ 川贝蒸雪梨

原料：川贝母粉 2g，雪梨 1 个（约 250g），冰糖 20g。

制法：梨洗净后挖去核，将川贝母粉放入梨中，撒上冰糖末，上笼蒸 10 分钟。

功效：润肺，化痰止咳。

应用：适用于肺虚久咳。脾胃虚寒及有湿痰者不宜食用。每次服 1 个，1 日两次。（见《中国药膳学》）

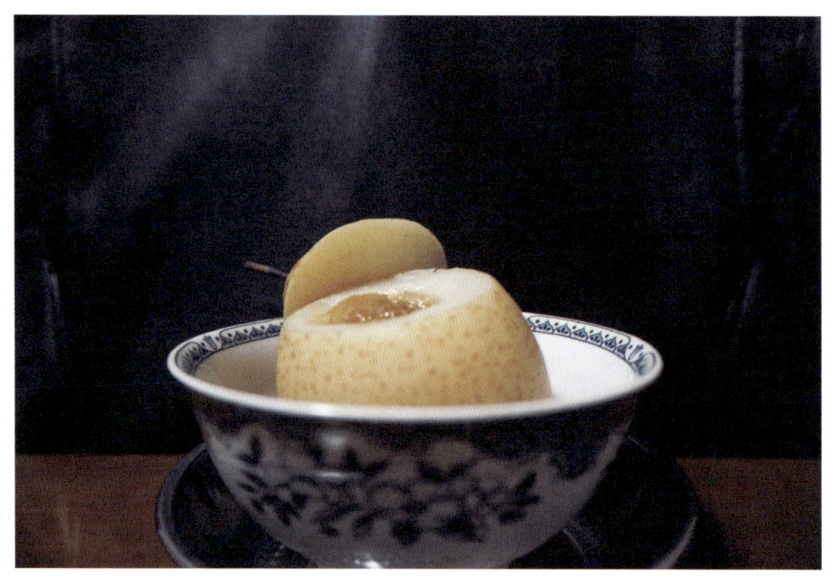

川贝蒸雪梨

✳ 甲鱼川贝汤

原料：甲鱼 1 只，川贝母 6g，鲜鸡汤 500g，黄酒、精盐、花椒、生姜、葱段、醋、味精各适量。

制法：将甲鱼宰杀后去壳、头、爪，切块放入盛有鲜鸡汤的砂锅中，再加入川贝母、黄酒、生姜、精盐、花椒，并注入适量清水炖煮。先用大火煮沸，再用小火慢炖,至烂熟后调味即可。

功效:养阴清热,润肺止咳。

应用:适用于肺阴亏损型肺癌。隔两日1剂,每剂分两次服完,连服3~5剂。(见《家庭必备偏验方系列·肿瘤偏验方》)

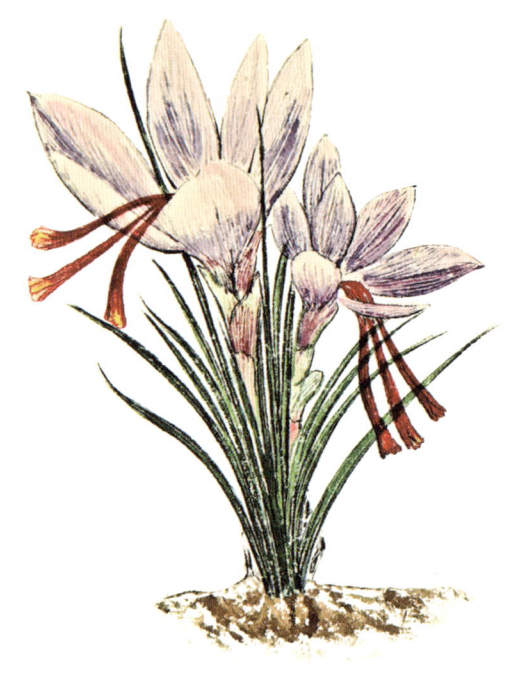

西红花

西来红花披毛袍,不伸小脸羞答摇。
我未长好身还嫩,时过一月可再瞧。
待等立冬万花睡,我掀花袍露身腰。
保你垂涎难入睡,抱回家中抑郁消。

草本

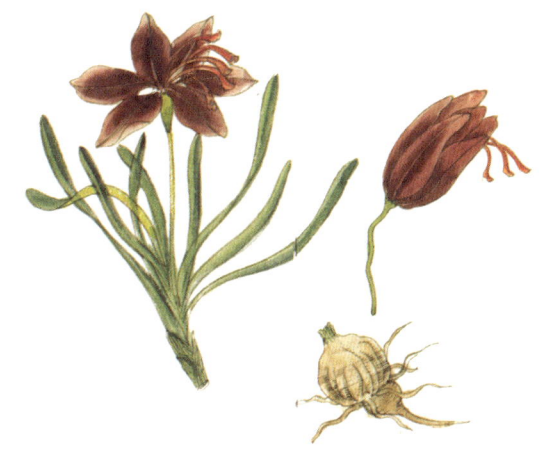

西红花

它驰名中外,自古就有"红色金子"的称号,在古代是上层贵族才能享受的尊贵之物;它用途广泛,既是名贵中药,又是高级的天然食品色素,还是高档香料、高级化妆品等;它花大靓丽,品类丰富,是百草园中的"时尚宠儿"。它便是鼎鼎大名的西红花,又称藏红花、番红花。

西红花为鸢尾科植物番红花(Crocus sativus L.)的干燥柱头。西红花并非我国本土之物,最早起源于希腊和小亚细亚等地,后经西藏传入中原地区,当时人们误以为此物为西藏特产,故取名为藏红花。"藏红花"一名在我国影响深远,一度代替西红花成为大众耳熟能详的大名。至今,还是有不少到西藏旅游的人会误把藏红花当作特产购买,作为珍贵的、拿得出手的伴手礼,以此表示不虚此行。

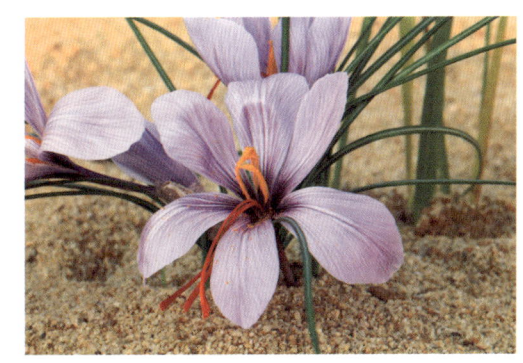

番红花

探寻前世传说

❋ 西红花的浪漫神话

传说在很久以前,花神芙罗拉无意间听到牧草精灵的祈祷,希望空旷的牧场上可以开出花朵,使羊儿们能够吃到食物。花神为了满足牧草精灵的愿望,便让大草原开满了美艳的西红花,最终羊儿们得以生存繁衍。

在希腊神话中,有一位名叫克罗卡斯(Crocus)的俊美男子,他爱上了漂亮的仙女斯麦莱克斯,无奈仙女始终未能接受他的追求。失意的克罗卡斯心如刀绞,痛不欲生,并在伤心绝望中自杀身亡。众神同情他的遭遇,遂将其变作西红花。以对他那不求回报的爱情表示敬意,Crocus 就成了西红花的英文名字。

❋ 西红花的应用历史

西红花可谓最佳"造型师""色彩师"。花瓶一般的鳞茎上长着祖母绿的叶丛,纤细如葱;艳丽诱人的紫色花瓣上有随意的色泽和纹理;黄色花蕊旁簇拥着三根红色柱头,与深紫色大胆地搭配在一起,惊艳极了!

古代帝王和贵族将西红花当作奢侈品一样用于沐浴和盛大庆典。马其顿王国时期,亚历山大大帝曾用西红花制作洗发水。风流妖艳的埃及艳后克利奥帕特拉用西红花来洗浴,极尽奢华,还用西红花研末化妆。古波斯王在巡游外地或打了胜仗荣耀归来时,民众都要夹道欢呼,身着盛装的女性纷纷向国王队伍挥洒金色的西红花水,以示庆祝。在伊朗民族史诗《列王纪》中,伊朗义军领袖法里东在其登基加冕的盛大仪式上以焚烧西红花表示庆祝。"伊朗第一勇士"鲁斯塔姆不幸罹难,侍者也以焚烧西红花这种特殊的仪式为英雄祈福,场面令人动容。此外,喜爱铺张奢华的罗马皇帝尼禄驾临剧场看戏时,会安排剧场撒下大量西红花,以示尼禄的威严与尊贵。

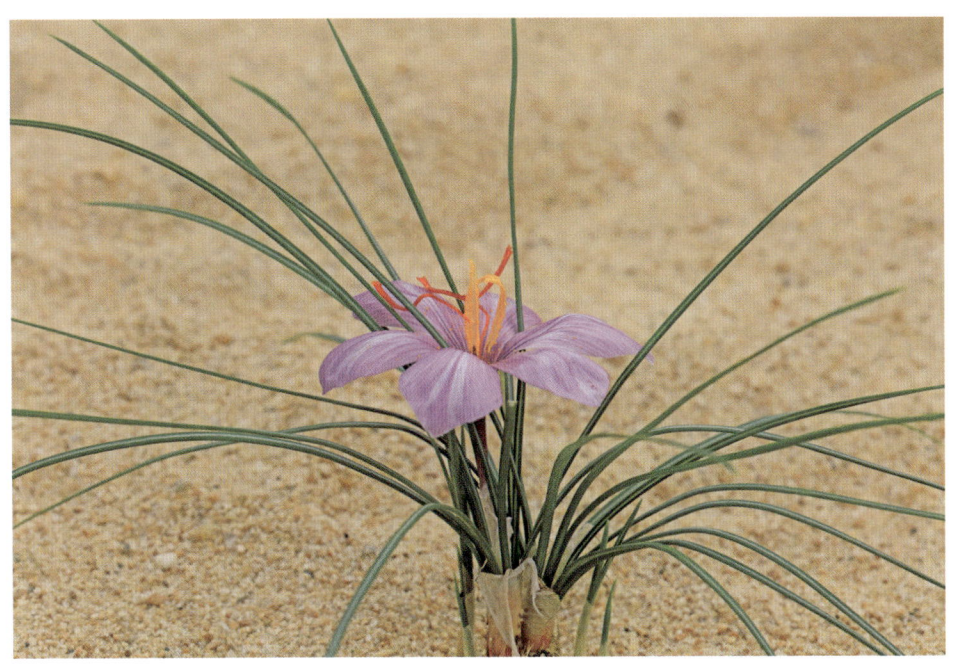

西红花原植物（1）

✤ 西红花的奇异"旅程"

西红花大约发源于亚洲西南部至地中海东部沿岸，在现今伊拉克发现了以西红花为绘画颜料绘制于 5 万年前山洞中的岩画。后来闪族人（Sumerians）把西红花作为一种神奇的急救药品。公元前 7 世纪，亚述巴尼拔（Ashurbanipal）时期的药书中，最早记载了西红花的药用价值。

随着古波斯帝国的繁荣昌盛，西红花的需求日益增长，波斯本土的有限产量已不能满足需要，大流士（波斯帝国皇帝）便下令在地中海沿岸属国遍种西红花，于是西红花正式传入希腊、罗马。阿拉伯人征服伊比利亚半岛之后，又将西红花带入西班牙，至今西班牙仍是全世界西红花的重要产地。十字军东征又使西红花进入欧洲腹地。

古希腊人将西红花作为治疗胃肠和肾病的药物,古埃及人用西红花治疗胃肠疾病,印度女性自古就用西红花来养颜美容、延缓衰老。

在东方,西红花先从波斯传入克什米尔和印度。相传,佛教创始人释迦牟尼逝世后的尸衣即用西红花染制,后来西红花成为佛教礼佛中不可缺少的一种珍贵物品,常用西红花供佛、给佛像涂抹金身、供养舍利子及日常法事等。随着佛教的传播,西红花流传到了中国,漂洋过海,经历了漫长而有趣的"旅程",并在"旅途"中带给世界各国人民以奇艳芬芳。

一般认为,西红花是汉晋之际随着佛教的东进传入我国的,佛经中称之为郁金香,史籍中也提到波斯国出产"郁金"。唐代时很流行以郁金香(西红花)作"香酒",可见于李白的《客中行》:"兰陵美酒郁金香,玉碗盛来琥珀光。"唐代本草著作《本草拾遗》中也有郁金香入药的记载:"除心腹间恶气鬼疰,入诸香药用之。"同时代的藏族医药著作《四部医典》称其能够"治一切肝病,收敛脉口"。

"番红花"药用之名,始见于《本草品汇精要》,为撒馥兰(音译)的别名,"主散郁调血,宽胸膈,开胃进饮食,久服滋下元,悦颜色,及治伤寒发狂"。李

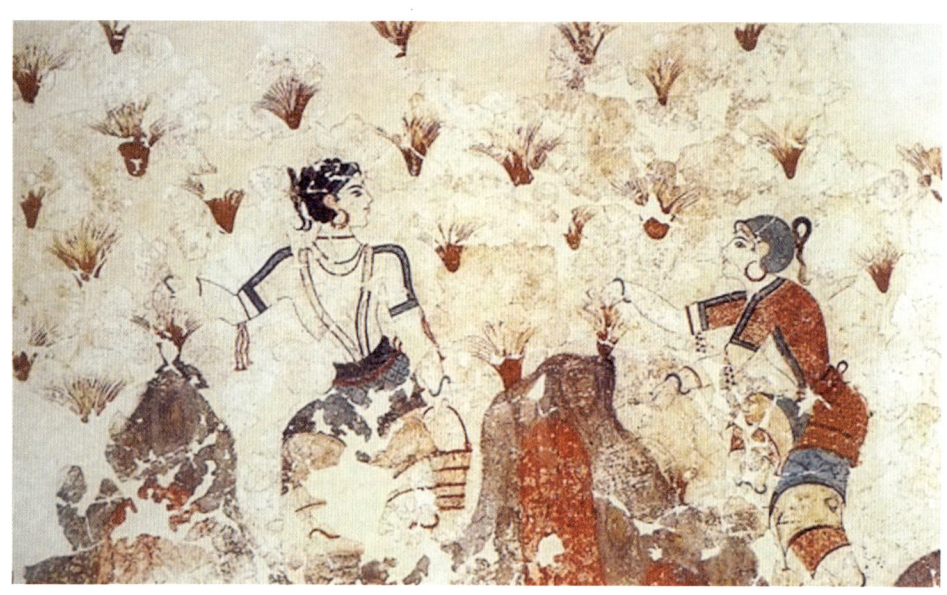

希腊圣托里尼岛青铜时代采摘藏红花的壁画

时珍在《本草纲目》中称:"番红花,出西番回回地面及天方国①。"回族医药专著《回回药方》中收录了很多使用番红花的药方,可调经、安胎、止血、止痛等。清代赵学敏误以为此药产于西藏,遂在《本草纲目拾遗》中称之为藏红花。

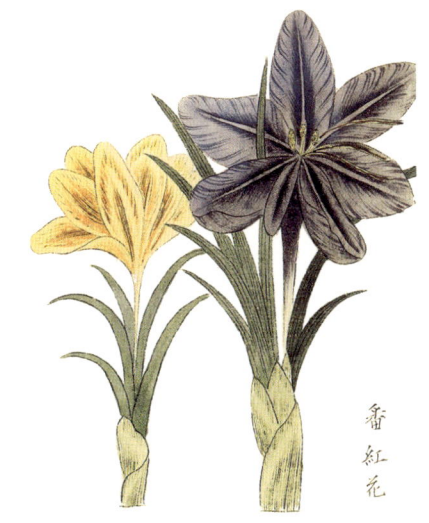

《本草图谱》中的番红花

审识现代沿革

✿ 植物中的"红色金子"

西红花香味浓郁、色泽艳丽,古时作为皇家专属贡品,是上层贵族的高级用品。直到现在,西红花的价格也非常昂贵,一级品更是高达上百元每克,被誉为植物中的"红色金子"。

西红花历经数千年而未曾贬值,跟其自身的特殊属性是有密切关联的。

与我们认识的常规作物不同,西红花是天生的"残疾",生物学上称其为三倍体。虽然它可以开出娇艳的花朵,却不能结出果实,只能依靠其鳞茎种球的无性繁殖才能得以繁衍。这就需要栽培者精心呵护,才能保证其一代一代地传下去。随着种球价格的升高,种植成本也随之增加。

西红花从栽培到采摘一般采用精耕细作,不仅工序烦琐,也很费人工。西红花喜欢温暖、湿润的环境,怕酷热,较耐寒,喜阳光充足,也能耐半阴;对土壤的

---

① 天方国:泛指阿拉伯。

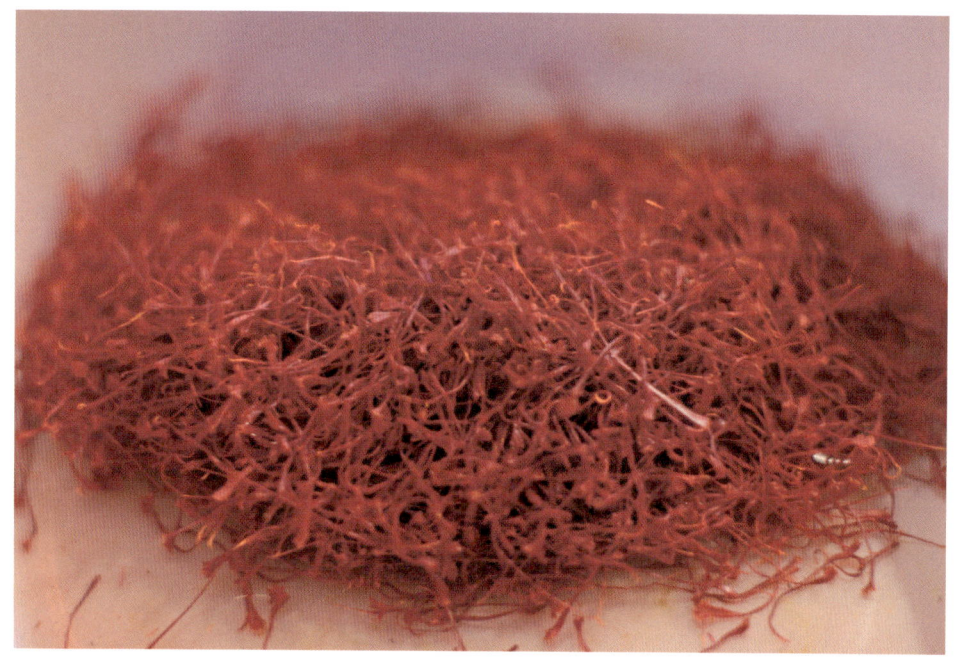

西红花

要求很高，应为疏松肥沃而又排水畅通的砂质土壤，在土壤黏重、积水久湿的地方很难存活；夏季休眠，秋季发根，长叶，10—11月开花，花朵日开夜闭。

然而，西红花并非整朵花都入药，仅用花朵中央细小的三分叉红色丝状柱头。采回的新鲜花朵较脆弱，只能人工剥丝，然后用专用烘干设备及时干燥。大约150朵花才能产出1克西红花，真可谓珍贵至极。

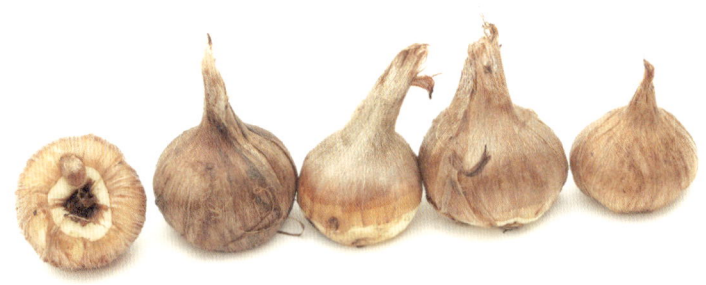

西红花的鳞茎

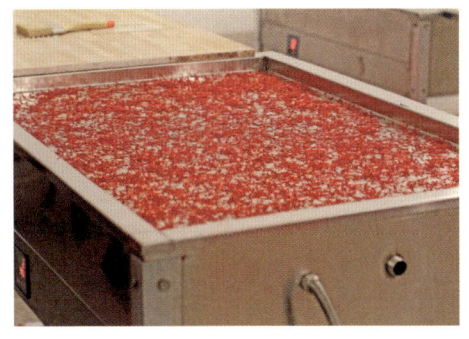
西红花干燥设备

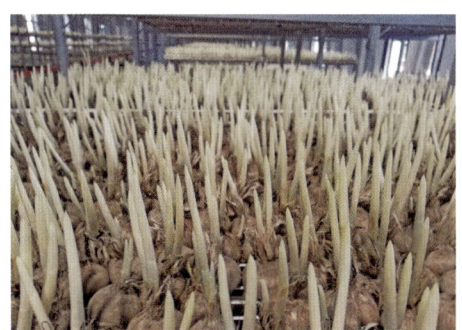
培育西红花

❉ 芳香袭人的"香料皇后"

西红花香气独特，是迄今为止世界上最昂贵的香料，也被称为"香料皇后"。西红花作香料由来已久，在公元前1世纪的《塔纳赫》中就有记载。

古代腓尼基人认为西红花有催情作用，视之为情爱香料，常在婚礼上使用。古希腊与古罗马时代，西红花被当作弥漫香来清新空气，显贵们出入某些公共场所时也会随身携带一些西红花。在波斯，西红花被溶入有檀香的水中，供人沐浴解乏或清凉去暑。在我国西藏，西红花还是制作传统藏香的重要原料。

❉ 权力阶级的代表

西红花虽然本身为红色，但其泡制的水却不是红色的，而是淡淡的黄色，艳丽高贵。由于价格昂贵，用西红花染的布料一般只供应贵族阶层，因此这种黄色被视作繁荣与幸福的象征，被誉为"帝王之色"。

古埃及最早使用西红花染色，染出的颜色耐光、耐洗，色泽持久。但由于造价昂贵，一般不用于印染整件衣服。传入印度后，用西红花水浸染的布料就成了印度王室的专用物品。后来佛教盛行，他们便用西红花涂经卷、给佛像涂抹金身等。

西红花

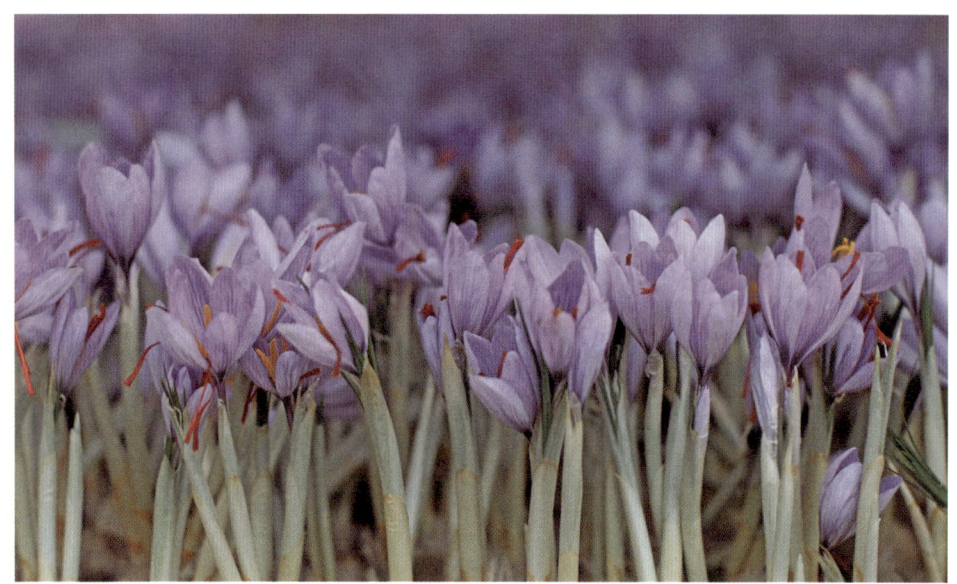

西红花原植物（2）

✱ 美味食物的调料

西红花芳香袭人、颜色亮丽，因此逐渐演化成食品作料，用于调色、调味。它不仅有松露一样化腐朽为神奇的魔力，放入饭菜或汤里后随即溶化，化成香气和夺目的金黄，使菜肴色、香、味俱增，平添了无限风味，阿拉伯人称其为"来自天堂的味道"。

早在14世纪，古法语菜谱里就记录着用西红花烤天鹅。16世纪，西班牙的厨子开始在瓷盆的烤米饭中加入西红花，给米饭增加了一种橙黄的色泽，后来发展成西餐三大名菜之一——西班牙海鲜饭。此外，法国人用西红花来做火锅和浓味炖鱼，意大利人用来做米兰烩饭，印度人用来做比尔亚尼烤米肉等。

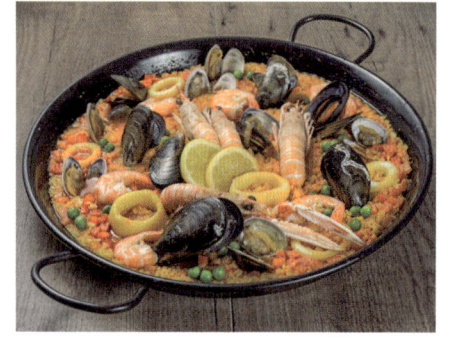

西红花海鲜饭

明辨真伪优劣

✽ 火眼金睛辨真伪

土壤及气候是影响西红花品质的重要因素,它在欧洲的希腊、西班牙、意大利,亚洲的伊朗、印度、中国等地都有人工栽培。伊朗是西红花的主产地,产量约占世界总产量的90%。西班牙的西红花产量也曾占全球总产量的70%以上,但随着人力成本的上涨,生产重心逐渐转移到了伊朗。近年来,我国西红花引种栽培技术日趋完善,在浙江、安徽、河北、上海、江苏、西藏等地已有少量种植,其中上海崇明的种植规模最大。

西红花以花的干燥柱头入药,外观呈弯曲的细丝状,长约3cm,暗红色。用放大镜观察,可见顶端边缘呈不整齐的齿状,内侧有一短裂隙。体轻,松软,质脆

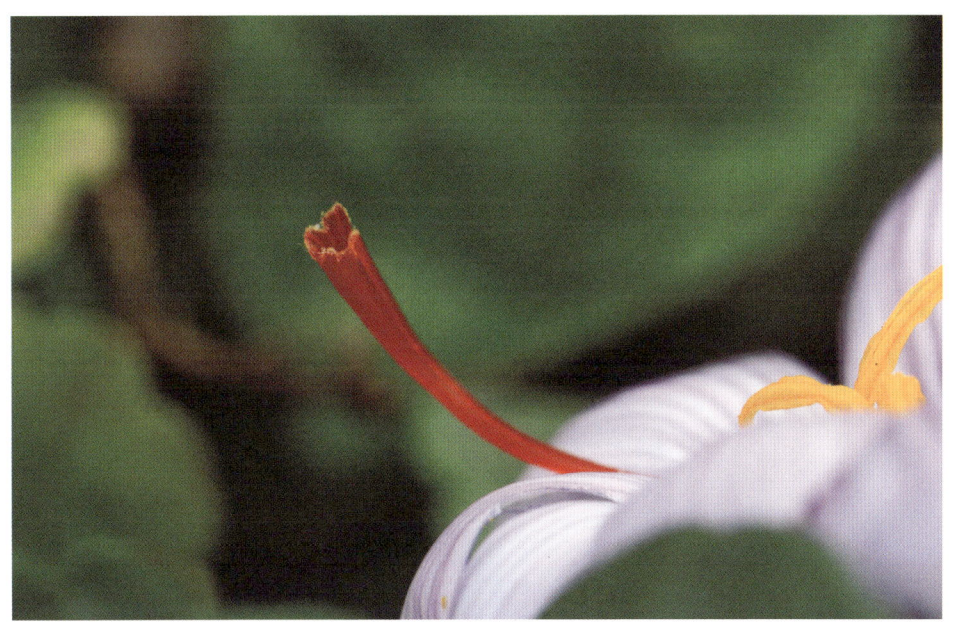

西红花入药部位——柱头

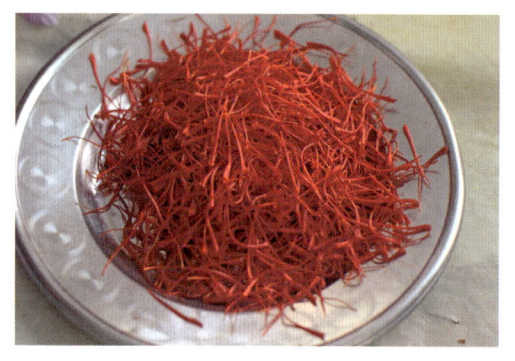

新鲜的西红花药材

易断,气味特异,微有刺激性,口尝微苦。进口的多带花柱,柱头常联合,呈三分叉状,比国产的长,香气稍淡。

由于西红花价格昂贵、产量低,不能满足市场供应,常有药贩子将一些伪品以假充真,牟取暴利:有的是用高级纸浆、塑料切成丝状,外包一层淀粉,经染色加工而成;有的是以其他植物花蕊剪成细丝,用手捻成圆蕊状,再用颜料染成红色,加少许油脂而成;还有的是在真品中掺合成染料、色素等。大家在选购西红花时,一定要慎重甄别,建议前往正规、大型、可信度高的老字号企业购买。

选购西红花时,首先看外观性状是否符合上述特征;其次可闻气味,正品西红花香味非常纯正,如果夹杂着其他气味,就要提高警惕了;最后,还可取少许浸入水中,柱头膨胀成喇叭状,有短缝,可见橙黄色呈直线下降,并逐渐扩散,水被染成黄色,而药材却并不褪色,用棍棒搅拌,柱头不破碎者即为正品。

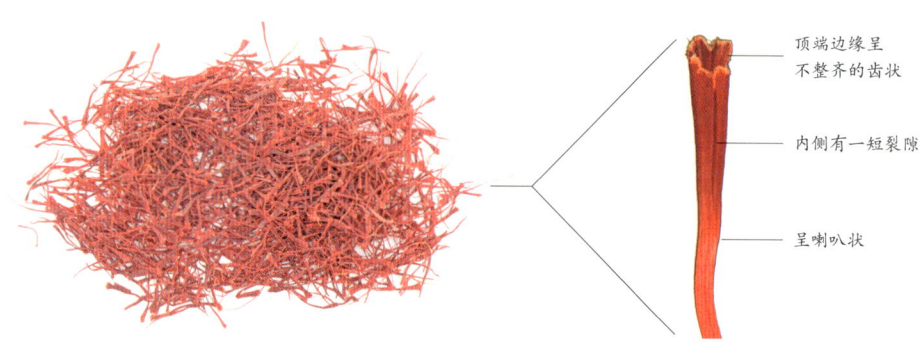

西红花的特征

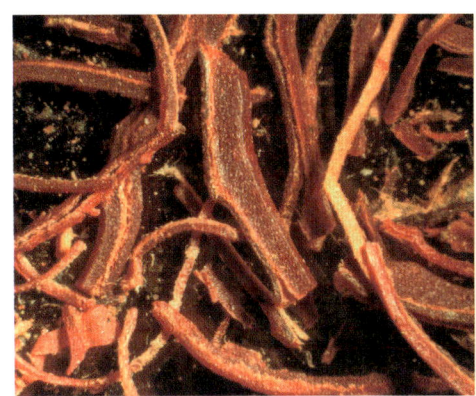
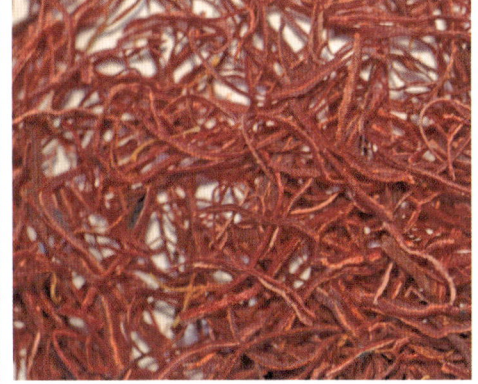

伪品西红花

值得注意的是，西红花药材虽然是红色的，但泡出的水却是黄色的，而且比较清澈，若呈红色或出现沉淀物，就是掺有合成染料或其他色素等。另外，西红花有特殊香气，贮存时应密封，并置于阴凉通风干燥处，以防变质、失香。

品鉴百味烟火

❋ 红花不是西红花

西红花、藏红花与番红花虽然名字不同，但它们都是指植物番红花的干燥柱头。但在日常生活中，大家还会接触到另一味中药红花，虽然与西红花只有一字之差，却有本质区别，两者并非"亲属"，且价格相差数十倍，切忌将红花当作西红花。

红花是菊科植物红花（*Carthamus tinctorius* L.）的干燥花，与我们常见的菊花属于同一"家族"。红花与西红花功效相似，都有活血化瘀、通经的作用。但西红

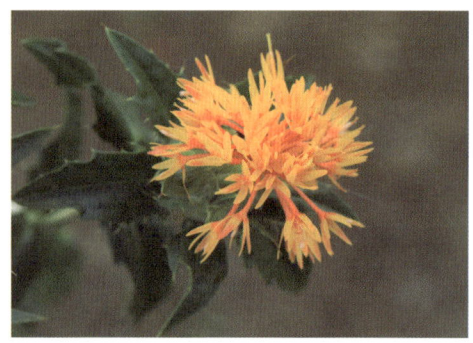
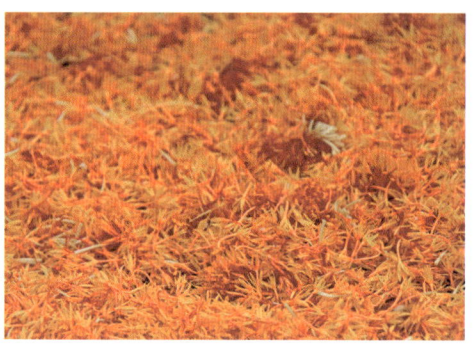

红花

花作用更强,持续时间较长,在同等剂量的条件下,其药效是红花的许多倍。红花性味辛温,西红花性味辛甘凉,还有凉血解毒的功效,适用于温病热入血分、斑疹等症。此外,西红花活血,兼能散郁开结、安定心神。

现代药理研究表明,西红花具有降血脂、保护心脏、抗肿瘤、利胆保肝、调节血压、抗血栓、免疫调节、抗炎镇痛等药理作用,尤其在治疗心血管疾病方面疗效确切。现代医学常用西红花治疗慢性肝炎、肝硬化、高血脂、冠心病心绞痛、肾炎等多种疾病。

✤ 美丽的"冷酷杀手"

西红花活血化瘀的功效显著,但功效再好,毕竟俗语云"是药三分毒",如果没有郁结之症的人随意服用西红花,则容易引发破血之症。现代研究表明:西红花可致子宫兴奋收缩,怀孕早期的妇女对西红花更为敏感,易导致子宫出血和流产。因此在经期、孕期或有出血症状时,是禁止服用西红花的。

根据西红花的药性,在许多古装电视剧中,西红花被艺术改编成后宫争斗暗算流产的常用道具。在《甄嬛传》中,华妃以为自己流产是因端妃陷害,一气之下强灌了端妃一整壶西红花水,结果端妃因此身体虚弱,一辈子无子。另外,西红花还被皇室收入避孕"酷刑"之中。据史料记载，若皇帝宠幸妃子、宫女后不欲留后，就会让太监把她们倒挂起来，用西红花碾碎制成的液体给她们清洗下身，以达到避孕的目的。

❋ 服用有讲究

正确使用西红花，不仅可以帮助人体活血化瘀，有效改善女性月经失调问题，解郁安神，美容养颜，也可以做成美味的药膳，体验舌尖上的快感。

泡水

取西红花5～10根，用开水浸泡后饮用，续水3～5次后连同西红花一起服下。

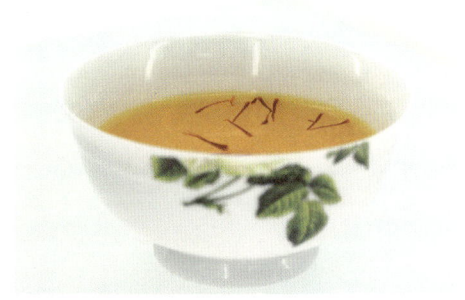

西红花泡水

外洗

西红花3g，煎汁，加少许白酒，外洗患处，治跌打损伤。

泡酒

取西红花5g、白酒1斤、白糖适量，浸泡1个月后即可饮用，每日1～2次，每次10ml。本酒活血化瘀、通经止痛，适用于女性月经不调、经期头痛、闭经、痛经、产后小腹硬痛等症，并用于心脑血管保健。

药膳

＊西红花粥

原料：西红花 1～3g，桂圆肉 50g，粳米 200g。

制法：熬粥，加少许白糖，分两次食用。

功效：活血化瘀，通经消癥。

应用：适用于治疗月经不调、痛经。孕妇忌用。（见《百花百草治百病》）

＊西红花饭

原料：西红花 0.2g，5 人份大米，水适量。

制法：将西红花用 2 大匙水泡 10 分钟。在电饭煲内放水、米，倒入泡过的西红花，搅拌均匀，通电煮熟即可。

注意：孕妇或者经期禁用。

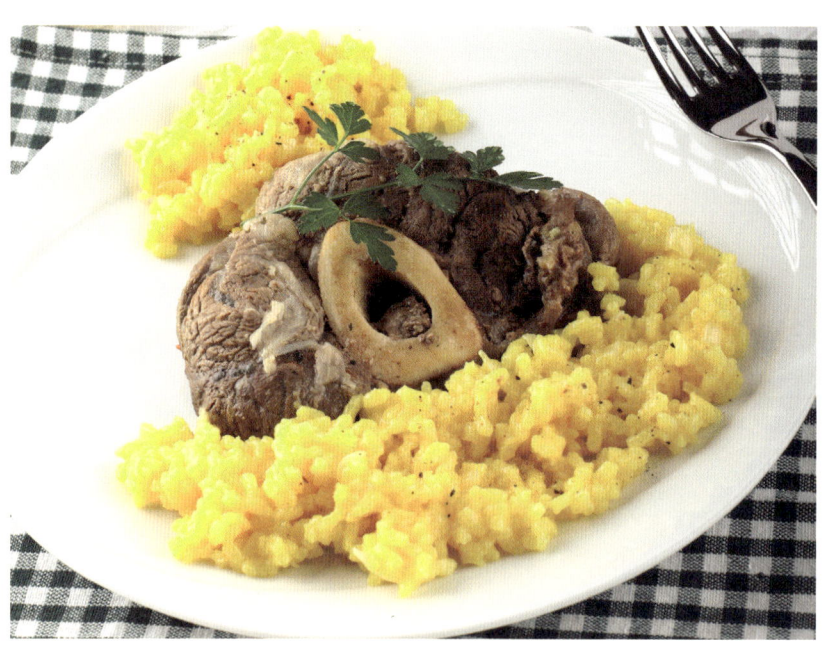

西红花饭

✳ 西红花炖乌鸡

原料：西红花 10g，乌鸡 1 只（约 500g），姜 10g，葱 15g，料酒 15g，盐 4g，味精 3g，胡椒粉 3g。

制法：将乌鸡、西红花、姜、葱、料酒一同放入炖锅，加入清水 2500ml，置于武火上烧沸，撇去浮沫，再用文火炖煮 35 分钟，加入盐、味精、胡椒粉调味。

功效：活血化瘀，凉血补血。

应用：每日两次，佐餐食用。用于冠心病患者。（见《中老年美味食疗 246 种》）

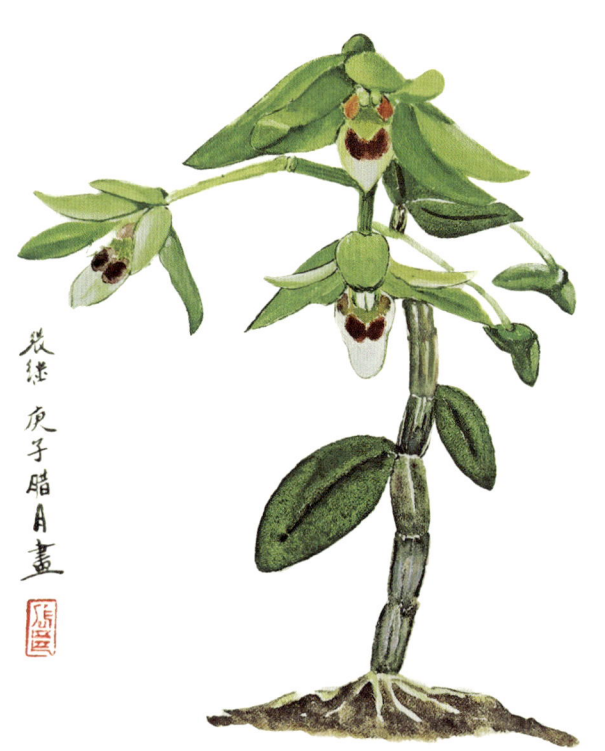

铁皮石斛

本为深山仙女悠，容颜俏丽兰花尤。
今迁蓬下娇养贵，钗姿凤斗美凤头。
榨汁沏茶口嚼萃，益寿保康众人求。

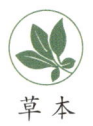

草本

铁皮石斛

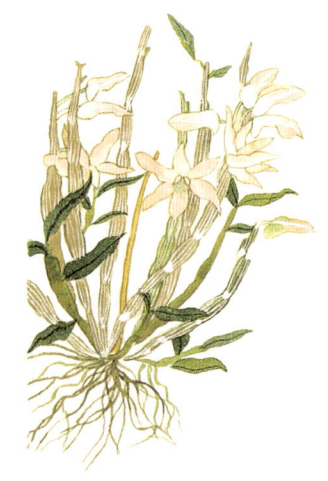

古话云"北有人参,南有枫斗",其中"枫斗"即指铁皮石斛,是我国传统名贵中药材之一。尽管价格居高不下,但依然受到大家的青睐。铁皮石斛又名黑节草、云南铁皮、铁皮斗等,用药历史悠久,具有益胃生津、滋阴清热、补五脏虚劳的功效,素有"药中黄金""救命仙草"之美称。

探寻前世传说

✱ 横渡东海寻仙草

铁皮石斛又名紫楹仙姝,传说为秦始皇寻找长生不老药的徐福,有一次做了个奇异的梦,梦见在浩瀚缥缈的大海中有一座仙山。仙山上有棵仙草名唤紫楹,乃天下第一至阴至纯之宝物,食之可起死回生、长生不老。但仙草有蛟龙护卫,不待徐福摘得,便已被凶猛的蛟龙所惊醒。后来他把梦中情形奏知秦始皇,秦始皇惊喜万分,立即下令徐福带三千童男童女横渡东海,求取长生不老仙药。无奈大海茫茫,徐福等人最终徒劳无功,有去无回。

后人认为徐福梦中所见的"紫楹仙姝"即野生铁皮石斛,因为铁皮石斛常常生长于悬崖峭壁之上,古人觉得它常年受雨露之滋润,集天地之灵气,吸日月之精华,故视其为养生极品。其中的"紫楹"即滋阴之意,正好与铁皮石斛功效对应。

❋ "自立门户"的漫长道路

尽管铁皮石斛在近代成为香饽饽,可翻开历代本草,却并没有铁皮石斛的记载。这是因为按照植物学分类,铁皮石斛所在石斛属是一个植物大"家族",全球有1400多名"家庭成员",广泛分布于亚洲热带地区和亚热带地区至大洋洲,仅我国就有80多种,且大多具有药用价值。古代本草只记载了石斛,但并未进行具体细分。

石斛一名始见于《神农本草经》,列为上品,称其"主伤中,除痹,下气,补五脏虚劳羸瘦,强阴。久服厚肠胃,轻身延年"。《名医别录》首次介绍石斛的产地,称石斛"生六安山谷水傍石上"。六安地处大别山区,在安徽境内,今人根据现代植物分类资料进行研究考证,认为该石斛有可能是铁皮石斛(*Dendrobium officinale* Kimura et Migo)。陶弘景的《本草经集注》记载:"今用石斛出始兴。生石上,细实,以桑灰汤沃之,色如金,形如蚱蜢髀者佳。"此处描绘的石斛,也与铁皮石斛相近。《本草衍义》记载,石斛"细若小草,长三四寸,柔韧,折之如肉而实"。其细茎、多肉质、富黏液等特点,均与铁皮石斛类似。《本草图汇》中所绘开白花的石斛也与铁皮石斛相似。

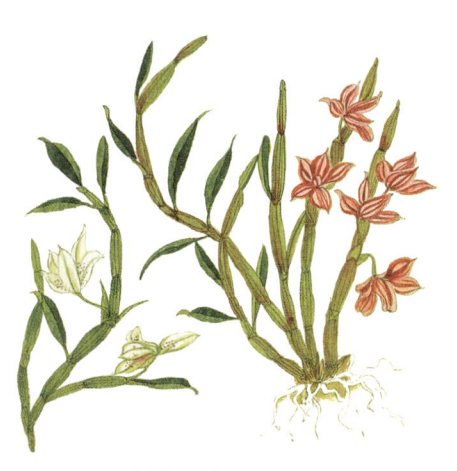

《本草图汇》中的石斛

有的本草同时记载了多种不同的石斛植物，如《本草图谱》中就绘制了六种石斛植物形态。

随着植物分类学的发展，铁皮石斛在 1930 年得以成为独立物种，自新中国成立以来，1963—2005 年版的《中国药典》均将铁皮石斛和其他同属的几个种一同作为中药石斛的正品基原。但自 2010 年后，铁皮石斛"自立门户"，脱离石斛的药材名字，作为单独的药材品种收载在《中国药典》。

审识现代沿革

✤ 特殊的生存之道

阳光、空气、水与养分是植物生存的必备要素，高山深谷间的裸露岩石看似不得垂怜，但铁皮石斛独钟情于此。铁皮石斛由于身材矮小，为了在激烈的丛林竞争中获得充足的阳光，选择附生于山崖绝壁上，以期获得更大的生存空间。然而崖壁上虽然阳光充足，却缺少养分和水分，又常有山风习习，有跌落山崖的危险，但铁皮石斛进化出强大的植物生理器官，任凭风吹雨打，始终以顽强的生命力笑看风云，简直令人咋舌。

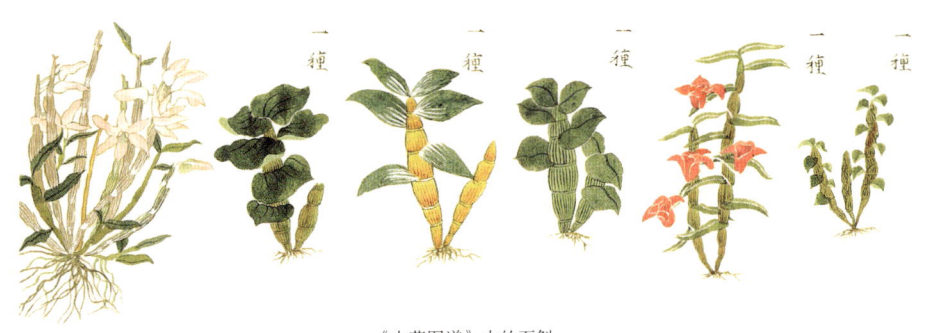

《本草图谱》中的石斛

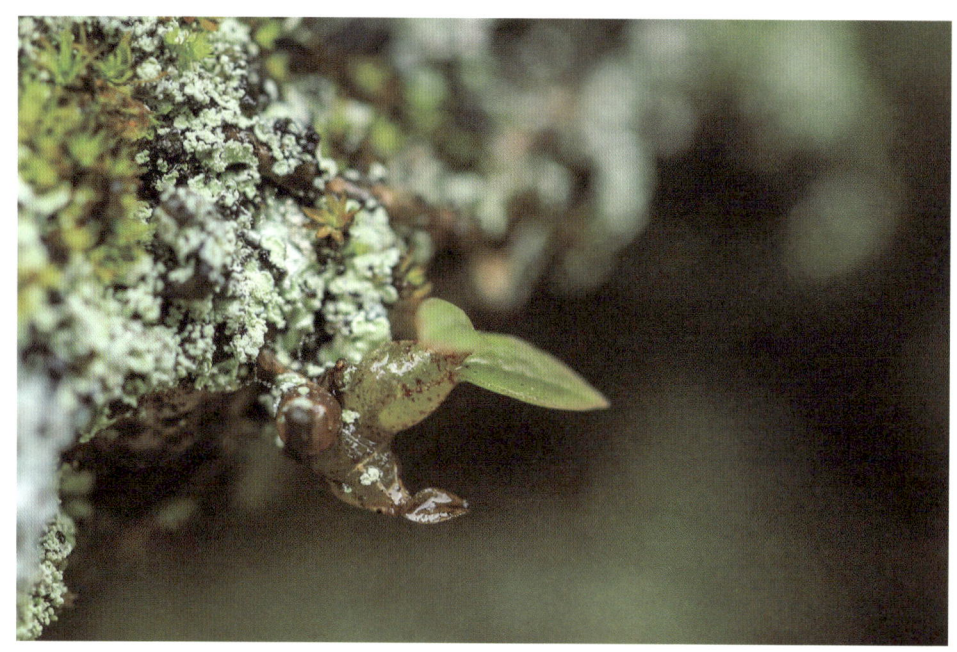

生长在石壁上的铁皮石斛

由于生存条件艰难，铁皮石斛进化出发达的根系，并将其密集的须根系紧紧附着于石壁砂砾上吸收岩层水分和养料。铁皮石斛的根很特别，没有根毛，特化为气生根，在没有土壤的环境下，能直接从空气中吸收水分。即铁皮石斛的一部分根裸露在空气中，为自己收集生存必需的水分。聪明的铁皮石斛还会挑选在偏阴、空气湿润、凉爽的环境"落脚"，通常与地衣、苔藓类和蕨类植物混生，组成常绿的地被层。为了解决养分稀少的问题，铁皮石斛选择与真菌共生，这些真菌能为铁皮石斛固定空气中的氮，还能分解石块上的动植物残体，为铁皮石斛提供生长所需的营养物质。作为回报，铁皮石斛通过光合作用为真菌提供能量。

当然，仅靠真菌，所获养分也极其有限。为此，铁皮石斛还进化出胖胖的茎，可以储存丰富的营养物质，这就保证即使在条件异常艰苦的岁月，铁皮石斛也能平安度过。遇到积雪结冰时间较长的年代，叶片凋落或先端枝梢受冻枯萎，只留下茎干生存，待到条件适宜，便又萌生新芽，起死回生。当夏季艳阳高照时，崖壁温度

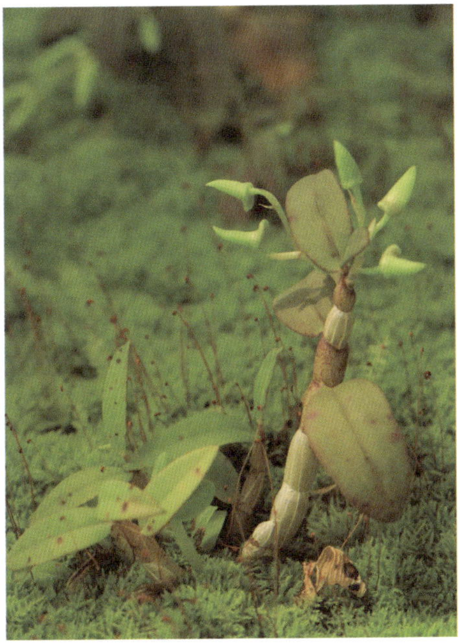

铁皮石斛

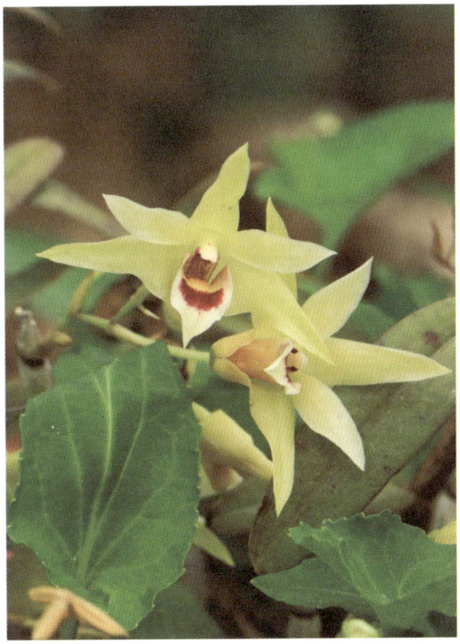

铁皮石斛的花

常常很高，为了保护茎，铁皮石斛会产生大量的多糖类物质，增加茎的黏稠度，锁住水分，这让它即使身处炎热的石壁也依然傲然挺立。

✲ 灵岩飞渡摘仙草

前些年，在浙江雁荡山景区内兴起一阵“灵岩飞渡”的表演热潮，表演者们身系绳索，在近乎垂直的崖壁上弹跳飞跃，翩翩起舞，这一惊险表演曾名噪一时，吸引了国内外不少游客驻足观看。其实，在“灵岩飞渡”的表演背后，是为生计所迫的采药人冒着生命危险采集野生铁皮石斛的艰辛写照。

在这片山区陡峭的悬崖绝壁之上，孕育着一种神奇的药材——铁皮石斛，且多生长于绝壁半山腰的岩石缝中，采药人只有靠收放绳子，凌空飞渡，才能在悬崖峭壁上采到铁皮石斛。每一次放绳采药，都是对采药人体力与运气的考验，山崖上常有片石，极易割伤或卡住采药人这纤弱的"生命线"，故采药人不仅要有非凡的胆量，还要和其他采药人配合默契。

✱ 野生濒危栽种忙

铁皮石斛和其他兰科植物一样，结实率低，种子微小，结构极为简单，无种子萌发所需的营养物质，自然条件下必须与相应真菌共生才能萌发。因此，铁皮石斛种子的发芽率极低。由于铁皮石斛繁殖困难，当社会需求快速增加，人们为了获得更高的利益回报，掠夺性、毁灭性地采挖和无计划地消耗，导致野生资源日渐枯竭。1987年，《野生药材资源保护管理条例》将铁皮石斛列为三级保护品种。1991年，《中国植物红皮书》将铁皮石斛列为濒危植物。至此，野生铁皮石斛成了真正的"药界大熊猫"。

近年来，为了更好地解决铁皮石斛资源稀缺的问题，国内外学者通过组织培养技术实现铁皮石斛快速繁殖，可实现规模化生产。目前在安徽、浙江、云南、广东、湖南等地均有大面积栽培，规模化的种植有效地缓解了铁皮石斛的市场需求压力，其价格也逐渐回归理性。

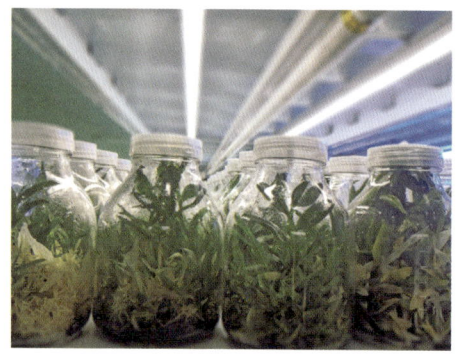
培育铁皮石斛

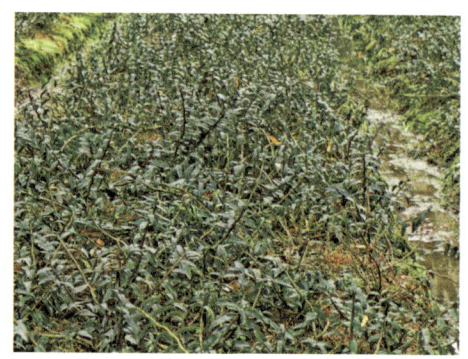
种植的铁皮石斛

✱ 石斛"江湖"风起云涌

有人说江湖就是一个圈子,金庸用文字书写江湖,徐克用镜头记录江湖。在芬芳四溢、誉满天下的石斛大"家族"里,在千百年的历史洪流中,为争得第一"仙草"头衔,亦是代代"英豪"你方唱罢我登台的小江湖。

在石斛"江湖"里,首先开辟出一方天地的当属金钗石斛(*Dendrobium nobile* Lindl.),早在唐代《太上肘后玉经方》中即有"金钗石斛二两,添筋"的记载。此后,金钗石斛在复杂的石斛类药材中被历代医家所推崇,宋明时期一直稳稳把住石斛圈"第一把交椅",《本草纲目》称其自古有金钗石斛之称,开红花,以蜀中者为胜。清代《本经逢原》中亦有"古称金钗者为最"之说。

20世纪90年代末,各种媒体上频繁涌现铁皮枫斗的广告,一时间铁皮石斛声名鹊起,成了保健品和高档礼品市场的"宠儿",风光无限,使许多花卉爱好者也开始为之倾倒,铁皮石斛的身价扶摇直上,成为名副其实的"植物黄金"。不久便将金钗石斛"踩在脚下",俨然坐上了石斛"江湖"的"第一把交椅"。

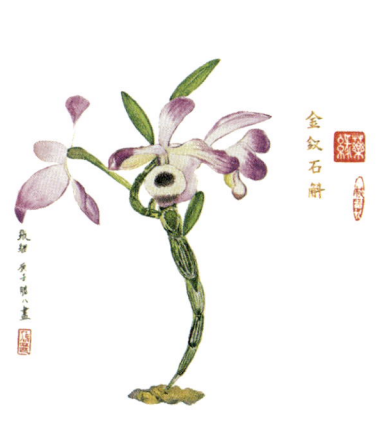

金钗石斛(1)

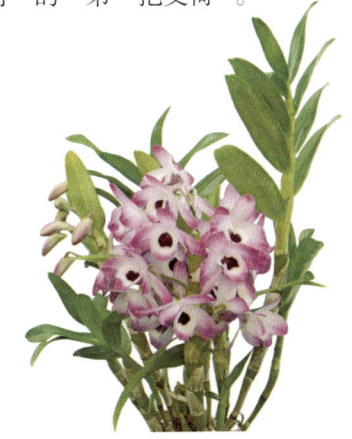

金钗石斛(2)

枫斗

枫斗,是利用兰科石斛属植物中一些植株形体比较矮小、肉质粗壮、质地柔软又富含黏液的茎,经过多道工序加工而成的一种中药饮片。目前,枫斗是中药中最为复杂的一类,全国约有40种石斛属植物加工成枫斗,使人眼花缭乱。根据枫斗的原植物来源,市场上的枫斗可分为铁皮枫斗、霍山石斛枫斗、紫皮枫斗、铜皮枫斗、鲜枫斗、刚节枫斗、虫草枫斗、水草枫斗等8种规格、26个等级。

铁皮石斛虽然风光无限,却并非就到了"独孤求败"的境地。另一个"追兵"风头更劲,那就是近些年频频亮相的霍山石斛(*Dendrobium huoshanense* C. Z. Tang et S. J. Cheng),别称"米斛"。霍山石斛见于《本草纲目拾遗》,形只寸许,细如灯芯,虽貌不惊人,是位名副其实的"小侏儒",却一路披荆斩棘,身价比铁皮石斛更高。在新修订的2020版药典里,霍山石斛也名列其中,作为石斛药材的又一正品来源。

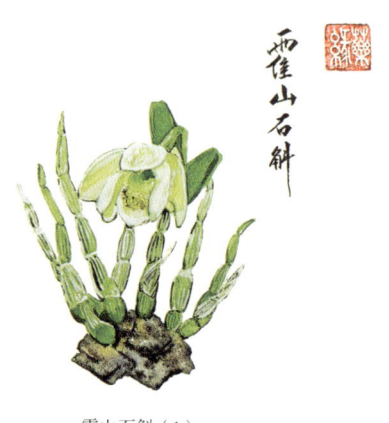

霍山石斛(1)

"天下熙熙,皆为利来;天下攘攘,皆为利往。"植物本无争,野心勃勃的实为背后的利益获得者。

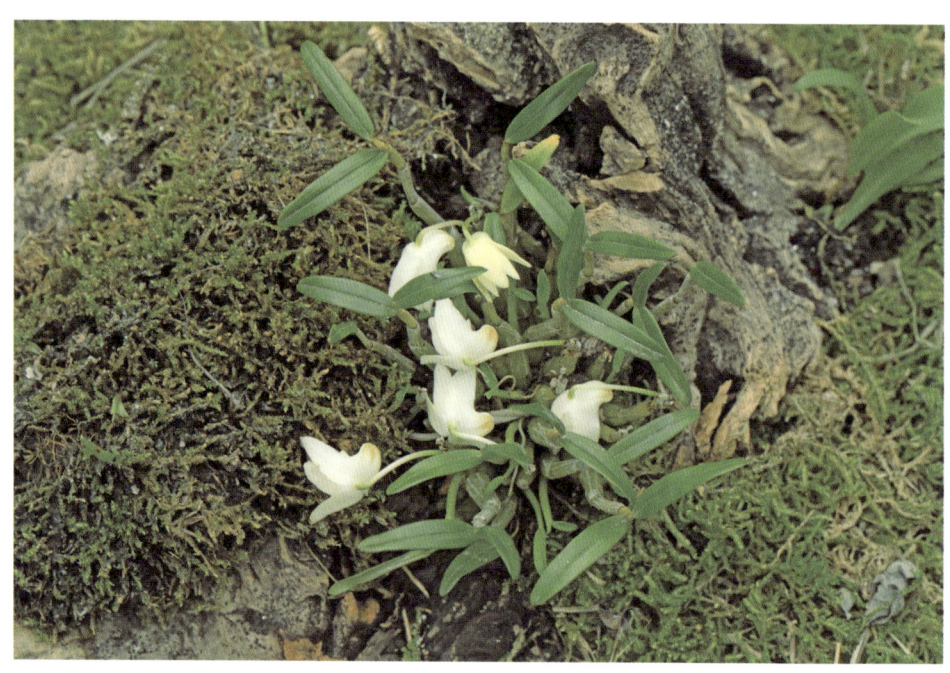

霍山石斛(2)

明辨真伪优劣

❋ 慧眼识药真功夫

市场上常有两种性状的铁皮石斛药材出售，一种是直接将其茎切成段干燥，习称"铁皮石斛"；另一种是将茎段边加热边扭成螺旋形或弹簧状烘干，习称"铁皮枫斗"或"耳环石斛"。传统观念认为茎粗短、嚼之粘牙、味甘、无渣者品质为优。铁皮石斛的主要有效成分为多糖，即其茎中的黏性物质。由于铁皮石斛价格比同类其他石斛高出许多，故常有外观类似的不同石斛被加工成枫斗状冒充铁皮枫斗，以牟取暴利，这些石斛产品质量良莠不齐，外观性状却极为相似，使人眼花缭乱，非专业人员很难区分。

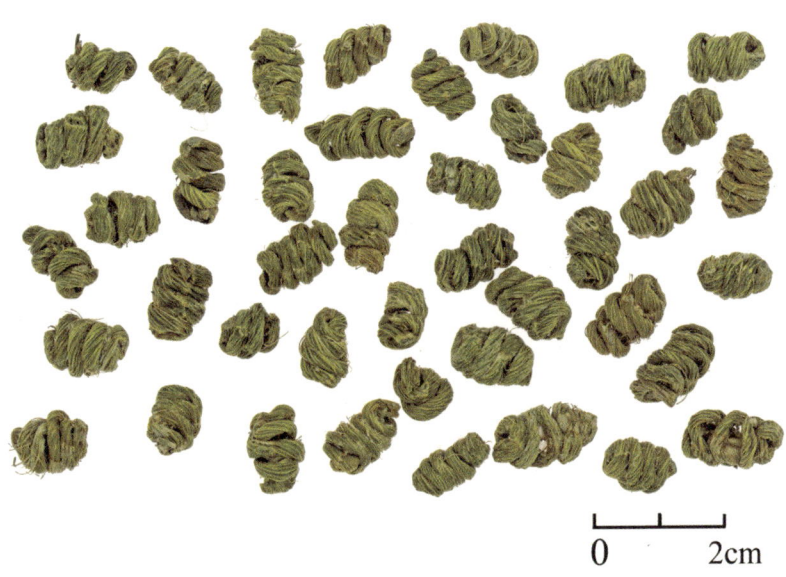

铁皮枫斗

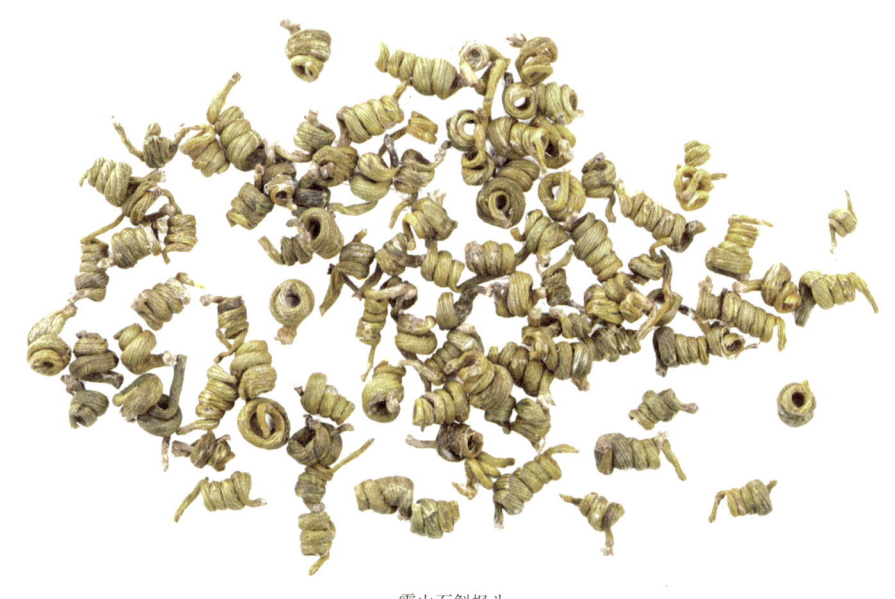

霍山石斛枫斗

大家在购买铁皮枫斗时,要从形、色、味多角度甄别,可用以下简单的方法帮助选购:

🌱 看

铁皮石斛颜色稍深,呈黄绿色或铁绿色,表面有层细毛,呈白须状,是其茎秆表皮纤维炒干以后形成的。其他种类的石斛颜色多呈紫色。如有染色,手搓会褪色。

🌱 拉

铁皮石斛含糖量很高,加工成枫斗后质地较脆,从中间轻轻往两边拉扯,就会断裂。

嚼

　　铁皮石斛纤维含量不高，看似一棵草，嚼似一颗糖，刚放进口中会感觉比较干、硬，嚼一会儿就会感觉越来越黏，但不苦，最后几乎都会融在嘴里，一点渣都不剩。其他种类的枫斗大部分会有苦、涩的味道。

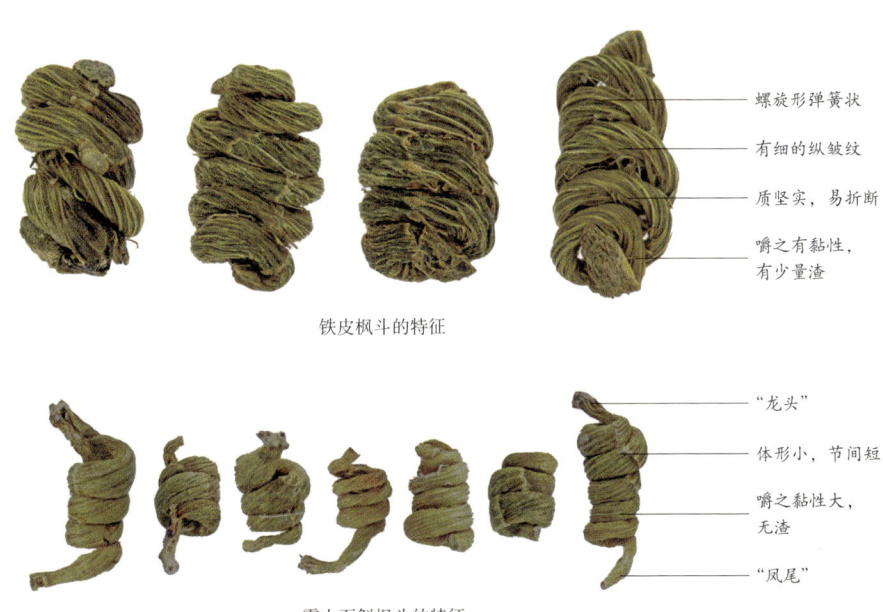

铁皮枫斗的特征
- 螺旋形弹簧状
- 有细的纵皱纹
- 质坚实，易折断
- 嚼之有黏性，有少量渣

霍山石斛枫斗的特征
- "龙头"
- 体形小，节间短
- 嚼之黏性大，无渣
- "凤尾"

什么是"龙头凤尾"？

　　"龙头凤尾"的名称是由霍山石斛枫斗的外观造型而来的，霍山石斛在加工成枫斗时，其茎基部保留部分须根，并与茎梢在两头分别翘出，形如昂起的"龙头"和翘起的"凤尾"。"龙头凤尾"的制作从选材到工艺都相当讲究，只能选 5～7cm 的整株鲜条，烘烤后手工扭曲定型，且不能断株。

品鉴百味烟火

❈ 滋阴上品疗效好

元代著名医家朱丹溪认为人体阳常有余，阴常不足，提出阴气对人很重要，在临床治疗中常强调滋阴降火。在现代，物质生活得到很大提高，营养摄入往往远超正常生理所需，多余的能量常常集聚体内形成内火，而失眠、熬夜等也会直接加剧"阴"的损耗。铁皮石斛不仅可清热，还可补阴，即现代人常讲的清补之品，常与西洋参、麦冬等一起使用。

滋阴是中老年养生的核心，阴阳平衡，免疫力增强，轻身延年才有保障。铁皮石斛之所以能补五脏虚劳，强阴是其功效的总纲。现代药理研究表明，铁皮石斛具有一定调节人体免疫力、抗氧化、抗肿瘤等功能，更年期妇女、内分泌失调者、工作压力大者、慢性病患者、体质虚弱者、糖尿病患者均可适量使用。但铁皮石斛是补阴虚之药，药性微寒，对阴虚证疗效甚好，但对阴盛证往往适得其反，故需辨证后应用，建议在医生指导下使用。

❈ 服用方法有讲究

曾经铁皮石斛被宣传成神药，很多人追潮流，将高价购买的铁皮枫斗泡水喝，花了很多钱，却没怎么体会到效果。这主要是因为枫斗很干硬，短时间浸泡，石斛多糖等有效成分只有很少一部分溶于水。此外，古人尚云"用之清热则鲜者佳，如用之养胃气、解肝燥则环者为胜"，表明铁皮石斛在加工成枫斗后，少了一些寒凉之气，增添了一份平和。大家要明确自己的使用目的，选择相应产品。

趁鲜食用

新鲜铁皮石斛最大限度地保留了其自然精华，鲜食清热力强，兼养阴生津，可直接洗净细嚼；或捣烂和开水吞服；或用开水煎煮服用，味甘而微黏，清新爽口。还可趁鲜榨汁，根据个人口味加入适量的蜂蜜或冰糖，不仅能比较充分地利用其有效成分，还能起到消暑解渴的作用。一般每天服用 10～20g，可起到退烧作用，也可用于成人治虚火牙痛。

研粉

由于铁皮石斛有效成分不易煎出，要想更加充分地利用铁皮石斛，可以选择将其粉碎，最好能粉碎为极细的超微粉，更有利于吸收。

水煎

铁皮石斛宜浸泡后久煎，有效成分更易煎出。将铁皮石斛洗净，去衣切碎或拍破，锅中加水，文火煎煮一个小时左右，连渣早、晚服用。

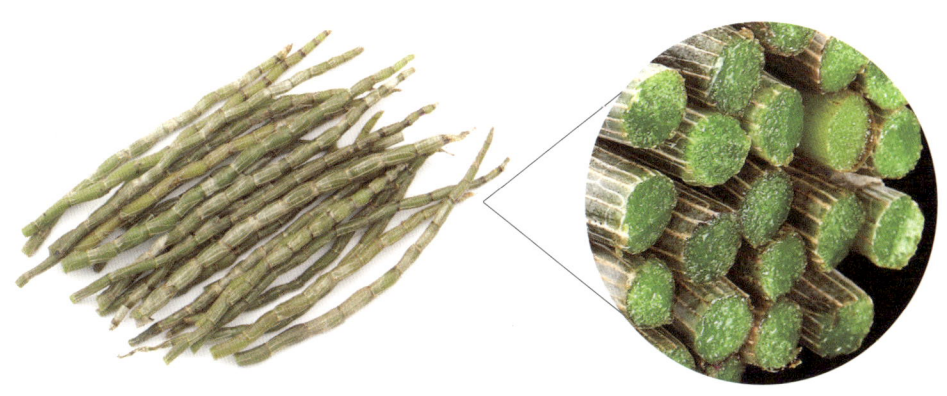

铁皮石斛鲜条及断面

泡酒

洗净晾干，切碎拍破。单味铁皮石斛或和其他物料一起，加入适量白酒浸泡一个月后即可饮用。

药膳

铁皮石斛药食两用。将铁皮石斛加入日常饮食中，边吃边补，可在不知不觉中达到强身健体的功效。

✱ 老鸭石斛汤

原料：老鸭半只，铁皮石斛 10g，枸杞和龙眼肉各 5g，盐少许。

制法：将铁皮石斛提前浸泡 20 分钟，和老鸭、枸杞、龙眼肉一起放入锅中，加水，大火煮沸后改成中火熬煮，1.5 小时后关火，焖 30 分钟再开盖调味。

功效：补血养气，滋阴清热。

应用：适宜口干烦渴、食少干呕、病后虚热、目暗不明的患者。（见《中医简便验方》）

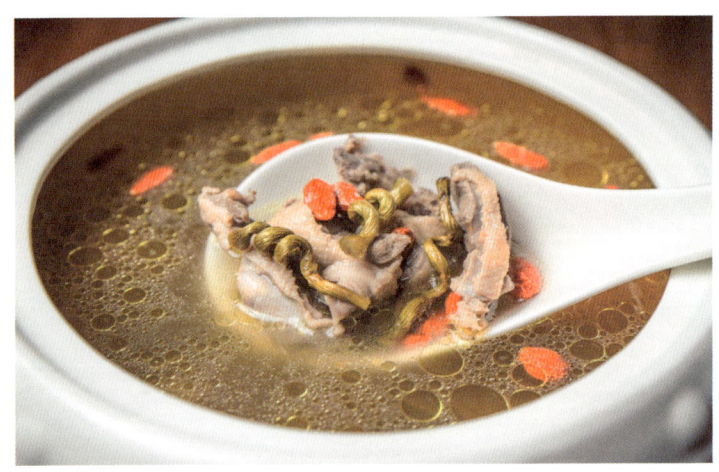

铁皮石斛药膳

✻ 铁皮石斛洋参乌鸡汤

原料：乌鸡1只，铁皮枫斗15g，西洋参30g，山楂15g，姜片、葱段、料酒、盐、鸡精适量。

制法：将洗干净的鸡肉放入瓦煲，加入药材、姜片、葱段、料酒和适量清水，武火煮沸，改文火煲2小时，加盐、鸡精调味即可。

功效：滋阴润肺，清热生津。

应用：适合经常应酬、熬夜的人。（见《药中黄金：石斛》）

✻ 铁皮石斛粥

原料：鲜铁皮石斛20g，粳米300g，冰糖适量。

制法：铁皮石斛洗净、切片，粳米淘洗干净，一同煮成粥，食用时加适量冰糖。

功效：滋阴清热，养胃生津。

应用：适用于热病津伤、心烦口渴、病后津亏、虚热不退、胃虚隐痛或兼有干咳者。（见《药中黄金：石斛》）

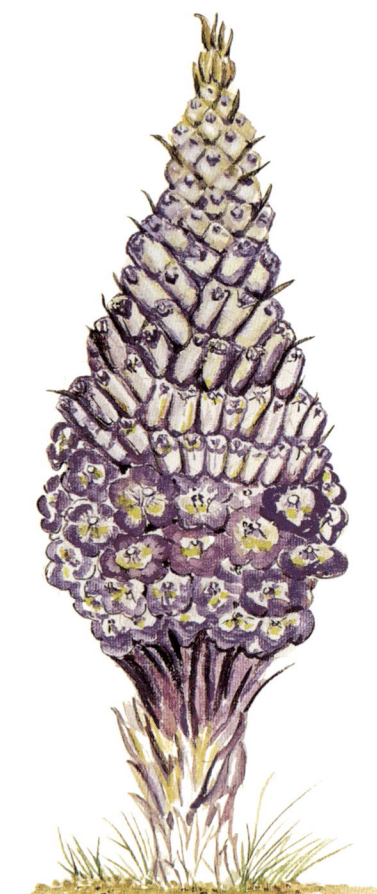

肉苁蓉

身披甲胄鳞,体盖厚黄裟。
不惧风寒境,梭红柳伴华。

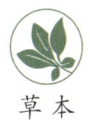

草本

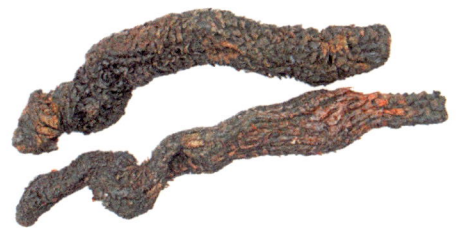

肉苁蓉

　　边塞大漠里，戈壁茫茫，黄沙漫天，一派寥廓荒僻之相。人们常以为沙漠即"死地"，干旱贫瘠。事实上，沙漠中也有勃勃生机，在隐秘的角落里，就孕育着一味充满神秘感的本草——肉苁蓉。

　　肉苁蓉自古以来便是珍贵的药材，药用历史悠久，还被道家经典《道藏》列入"中华九大仙草"，素有"沙漠人参""药中珍品"的美誉，由其制作成的茶和酒，在中国、日本及东南亚国家都备受青睐。

探寻前世传说

✲ "天赐"宝物助铁木真

　　传说中，肉苁蓉是天神派神马赐给成吉思汗的宝物。大约在 1190 年的时候，铁木真的结拜兄弟札木合反叛，札木合集合泰赤乌等 13 部共 3 万人，与铁木真率领的部队激战。铁木真部失利,被围困于一片长满梭梭树的沙山上,他们饥渴难忍,筋疲力尽。札木合为快速取得胜利,竟残忍地下令将从铁木真部俘虏的士兵全部杀害。

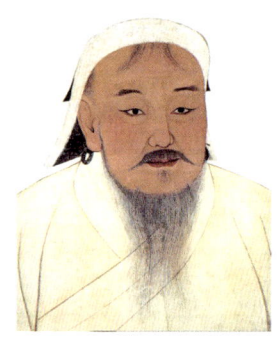

铁木真画像

铁木真闻讯悲愤难当,誓师再战,军队里的战马也似通人性,纷纷跟着仰天长啸,马蹄乱踩,从沙里踩出一根根如同马生殖器的植物——肉苁蓉。铁木真看到之后,认为是草原之神赐予的宝物,当即与将士们分食。吃完后,将士们都感到热血沸腾、精神倍增。他们冲下沙山,一鼓作气击溃札木合部落,为统一蒙古草原奠定了基础。

✤ 肉苁蓉的名称来历

肉苁蓉在出土时,嫩如肉脂,肥厚味美,性温而不热,补而不峻,暖而不燥,滑而不泄,有从容缓和之貌而得名。它在未出土时披挂黄色鳞甲,很像古代战将披挂的战甲,且含水量高,不易干燥,时人将其置于盐湖中腌制,干燥后质柔润,色棕黑,故又名"黑司令"。

由于其长年潜生于地下,遂得名"地精"。骤然出土后,其肉质茎密被黄色鳞叶,螺旋排列,看起来就像一根超大号的芦笋,又得"金笋"之名。在西北地区还俗称大芸、纵蓉等。

✤ 肉苁蓉的千年传承

肉苁蓉早在汉代已作为常用药物见诸记载,还是应天养命、不老延年的上品药材。

陶弘景在《神农本草经》的基础上将肉苁蓉的产地、状貌和适用症等加以伸发,云:"生时似肉,以作羊肉羹,补虚乏极佳,亦可生啖。"

六朝纷乱，隋唐混一，肉苁蓉的药物知识又有增加，开始有草苁蓉、肉苁蓉之分的记述，且与马匹、边疆有关的意象淡化，开始作为域内方物进行描述。甄权在《药性论》中提出肉苁蓉有益髓、美容、延年益寿、壮阳，治疗女子血崩、赤白带下，男子纵欲过度等作用。日华子在《日华子本草》中补充了肉苁蓉治疗小便遗沥的作用。

宋元时期，肉苁蓉归入补命门相火类药物，五行归经也得以明晰。《本草图经》中还介绍了以肉苁蓉做药膳的方法和效用。

明清时期，人们对肉苁蓉的认识已趋于完备。李时珍补充说，肉苁蓉补而不峻，当属温补之品。《本草蒙筌》补充其润肠通便的作用。《得配本草》详细列出其禁用之证。《本草图谱》中有肉苁蓉的彩色手绘图。

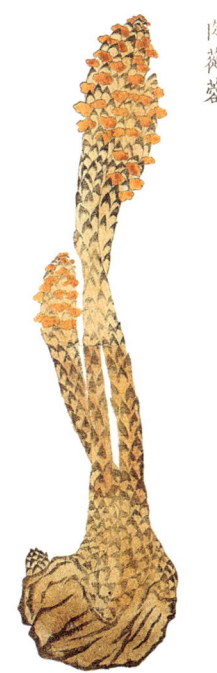

《本草图谱》中的肉苁蓉

审识现代沿革

❋ "偷吃"的全寄生植物

在常人的印象中，植物都应有绿油油的叶子，沐浴在阳光下，将光能转换成自身所需的营养物质，自给自足地生活。但有些特殊的植物在漫长的演化进程中，它们不再努力进行光合作用，而是依赖其他植物"吃白食"，尝到甜头的它们逐渐走上了寄生异养的道路。

根据依赖程度的不同，这类植物又分为半寄生和全寄生：半寄生植物"窃取"

其他植物的水和无机盐等原料，然后自己再通过光合作用加工成营养物质；全寄生植物则完全不再自己制造养料，它们从其他绿色植物身上直接吸取营养物质，肉苁蓉就是全寄生植物之一。

虽然肉苁蓉有"吃白食"的高明手段，但毕竟生于茫茫大漠，植被有限，经过千万年抉择，肉苁蓉"家族"决定寄生于梭梭、柽柳、盐爪爪、红砂、珍珠柴等荒漠植物的根部。其中作药用的肉苁蓉（*Cistanche deserticola* Y.C.Ma）以梭梭为寄主，主要分布于阿拉善高原；管花肉苁蓉 [*Cistanche tubulosa*（Schenk）Wight] 以柽柳为寄主，主要分布于塔里木盆地。

对于肉苁蓉寄生的生长方式，古人未知其中缘由，出现了不少荒谬之说。如《本草经集注》中说，肉苁蓉"多马处便有，言是野马精落地所生"。肉苁蓉能壮阳，便说生于马精，其实都是文人臆想之语，与神话传说混为一谈。所幸后人及时纠正了这一错误。

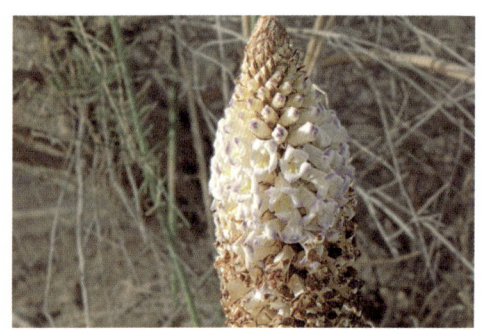

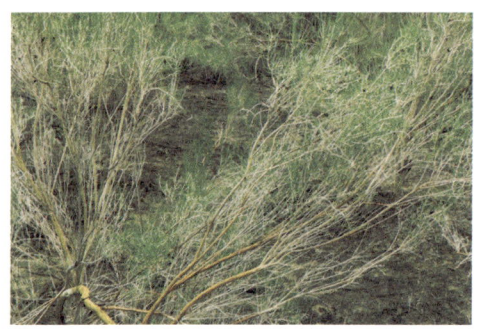

肉苁蓉及其寄主梭梭

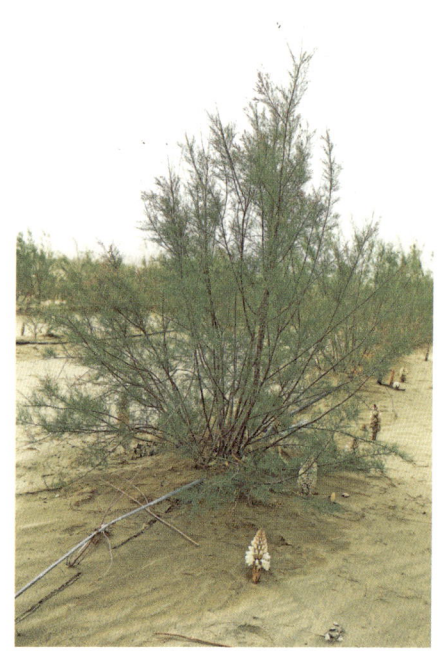

管花肉苁蓉及其寄主柽柳

超旱生植物之王——梭梭

梭梭生命力极强，不论是干旱盐碱沙土，还是两极分化的极限温度，都不能阻止它执着、顽强地生长，是当之无愧的"沙漠卫士"。为了与严酷的生存环境抗争，梭梭一年要休眠两次，以度过环境极端恶劣的冬、夏两季。但一旦春回大地，梭梭的种子能在短短两三个小时之内萌发新的生命，快速生长繁殖，蔓延成片，算得上争分夺秒。梭梭材质坚硬而脆，易燃，产热量高，堪称"荒漠活煤"。过去由于过度砍伐，导致梭梭处境岌岌可危，梭梭现已被列为国家三级濒危保护植物。

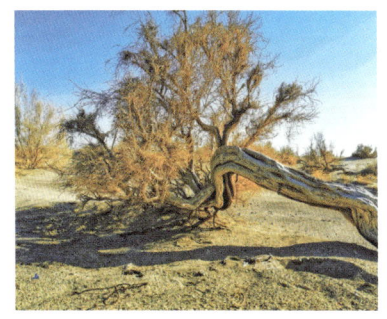

沙漠中的梭梭

❋ 深居地下的"幽灵"

肉苁蓉终日靠着潜入寄主家中盗取养分为生，长达数年过着衣食无忧的幸福生活，因此长得膘肥体壮，肥厚多汁。由于一直深居黢黑的地下，肉苁蓉的叶片逐渐退化成黄色肉质鳞片状，鳞次栉比地覆盖周身，形似大号松果。

每当繁殖季节来临，肉苁蓉摇着肥硕的身躯探出尖尖的脑袋，在强光热浪中挣扎着绽放花朵，紫色、白色，一朵紧挨着一朵，密密麻麻，孕育出成千上万粒细如微尘的种子。种子成熟后，被凶猛的大漠风沙带去新的"猎物"家中发芽、成长。

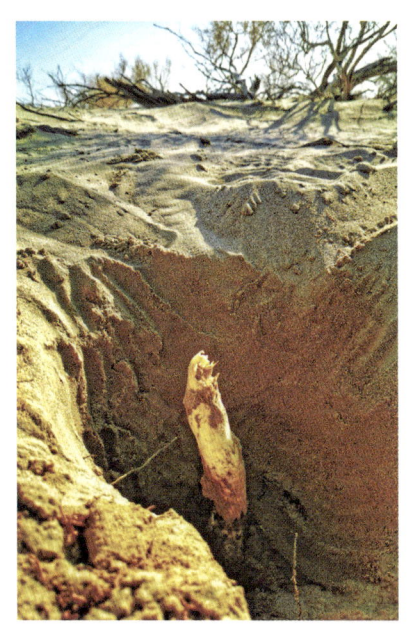

深居黄沙的肉苁蓉

完成繁衍生息的历史使命后，肉苁蓉的地上部分便开始枯烂，植株随后死亡，新的芽体从肉质茎基部长出，再发育成新的植株。新的生命依然会寄生在同一个寄主上。肉苁蓉的掠食能力真让人闻风丧胆，

肉苁蓉

活脱脱一个隐身于黄沙的"幽灵"。

✿ 适应环境求生长

为了适应大漠里严酷的环境条件,肉苁蓉进化出一套独特的本领。

肉苁蓉的种子外皮十分坚实,能有效抵抗干旱和高温,保证在沙漠极端情况下也不至于失去生命力。由于其寿命长,体积小,可随风远扬,巧遇好寄主的机会大为增加。

通常肉苁蓉会产生大量种子,它们利用风力、水力等外界力量进行远距离传播,但是在自然界中,野生肉苁蓉的寄生率仍然很低。刚从母体脱离出来的肉苁蓉种子其实没有发育完全,此时的种子并不能萌发,一般还要经过两个冬季的深休眠,种胚才能发育成熟。即使是发育成熟的种子,在没有感受到寄主植物释放的"信号"前,也会一直处于休眠状态。只有发育成熟的种子感受到寄主植物释放的"信号",在适宜的生长环境中,才能萌发。

随后,肉苁蓉长出吸器,将其伸入寄主根中,完成与寄主的连接,形成运输营养物质的"生理桥梁"。自此,肉苁蓉便可以源源不断地从寄主身上获取养分,以供自身的茁壮成长。

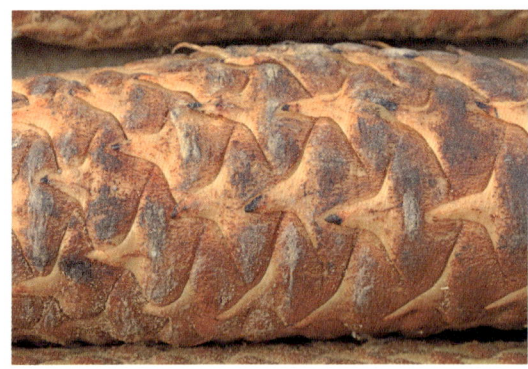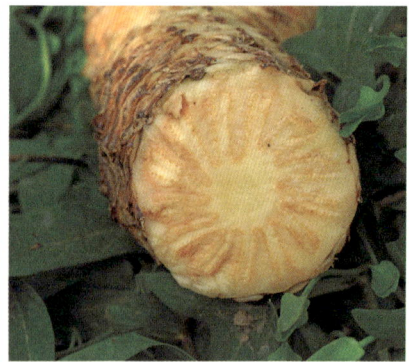

肉苁蓉表面及断面特征

✤ 野生匮乏栽培忙

近些年,随着国内外市场需求的不断扩大,野生肉苁蓉频频遭到掠夺式采挖,使原本脆弱的沙漠生态遭受重创,土地沙漠化越来越严重。2001年,野生肉苁蓉被列入《濒危野生动植物种国际贸易公约》,禁止采挖、销售及国际贸易。

我国早在1988年就在内蒙古阿拉善盟试种肉苁蓉成功,经过30多年的不懈努力,目前已在内蒙古、新疆、宁夏、甘肃和青海有超过3000万亩的人工种植规模,精良的生产加工技术助推肉苁蓉的产量和质量都得以满足市场需求,有效保护了肉苁蓉野生资源。

明辨真伪优劣

✤ 选购贮藏当从容

肉苁蓉药材有两个药用植物来源:产于内蒙古、甘肃等地的肉苁蓉,是肉苁蓉的传统来源;近年来,新疆产的管花肉苁蓉也被加入《中国药典》,作为肉苁蓉的另一来源。

两种植物来源的肉苁蓉药材存在形态差异:肉苁蓉多呈圆柱形,折断面可见维管束排列成深波状弯曲的圆环;管花肉苁蓉呈类纺锤形,断面筋脉点明显,呈颗粒状,维管束点状散生,不成形。选购时均以条粗壮、密生鳞叶、质柔润者为佳。

由于肉苁蓉资源有限,近来发现市面上常有以肉苁蓉"家族"的另一成员沙苁蓉混入冒充肉苁蓉的情况。根据文献资料,沙苁蓉的化学成分和肉苁蓉、管花肉苁蓉的化学成分有较大不同,无法保证用药的安全性和有效性。沙苁蓉切面维管束呈多角形,大家在选购时应注意区分。

肉苁蓉药材含有较多的糖分,易吸潮发生霉变、虫蛀等危害,故要妥善储存。

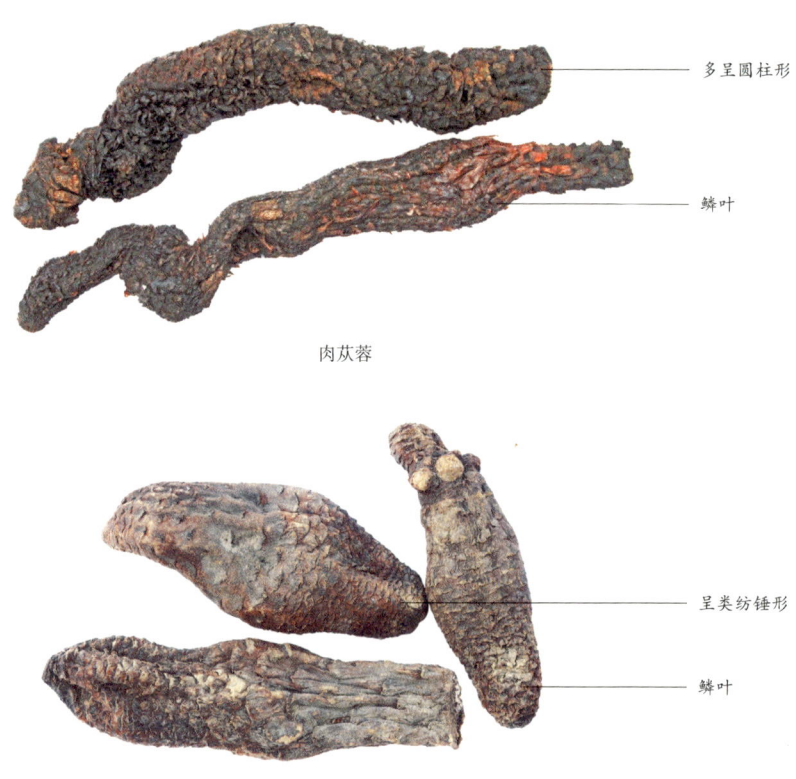

肉苁蓉 —— 多呈圆柱形 / 鳞叶

管花肉苁蓉 —— 呈类纺锤形 / 鳞叶

有条件者,可放于密封的干燥箱,底部放入适量硅胶等干燥剂,然后置于阴凉干燥处。在贮藏期间,要定期检查肉苁蓉的状态,尤其是进入雨季后,气温上升、水分增多,霉菌、幼虫开始繁殖。如发现受潮、轻度虫蛀等,须及时取出摊晾,或用蒸汽蒸透后摊晾,干燥后重新包装保存。

此外,肉苁蓉药材一般春季苗刚出土时或秋季冻土之前采挖。初春时节,肉苁蓉吸收融化的冰雪水后迅速生长,此时采挖的刚出土而未开花的肉苁蓉品质最佳。采收后截成段,置于沙土上半埋半露干燥,即为"甜肉蓉"。甜肉蓉呈暗棕色,体重,质糯软油润,曲折有弹性,味甜稍苦。秋季采收的肉苁蓉因水分大不易干燥,一般都加工成"盐肉蓉"。盐肉蓉为黑褐色,附有较多的盐霜,质湿润,柔软,味咸。

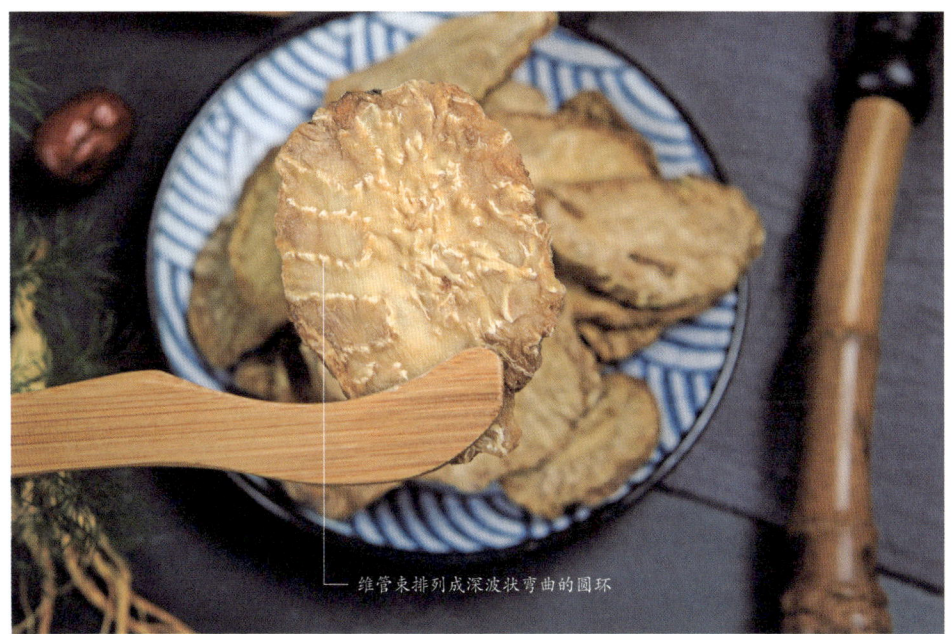

维管束排列成深波状弯曲的圆环

肉苁蓉片

📖 品鉴百味烟火

✻ 补肾益血强健康

中医认为"肾为先天之本",肾中精气不足,人的生殖功能必定会受到影响,因此肾阳和生殖的关系十分密切。肉苁蓉既补肾壮阳,又可益精血,具有温而不燥、补而不腻的优良特性,是历代补肾壮阳类处方中常用药物之一,常用于治疗肾阳不足、精血亏虚所致的阳痿不孕、腰膝酸软、筋骨无力等症。此外,肉苁蓉补益精血时还可润燥滑肠,可用于津枯肠燥便秘,对老人肾阳不足、精血亏虚者尤宜。

现代药理学研究发现,肉苁蓉具有增强生物免疫功能,抗衰老作用,雄性激素样作用,利于排便作用。现代临床应用中常用于增强体质,提高免疫力,减缓衰老，治疗老年痴呆症、记忆力减退等疾病，可为生活在强竞争力时代的当代人改善亚健康状态。

✿ 谨慎服用受益多

肉苁蓉虽然是著名中药材，有温和的补肾壮阳之效，但阴虚火旺、经常大便溏薄、性功能亢进者均不宜服用，否则会加重病情；未成年人由于身体还没有完全发育好，服用肉苁蓉可能会对其身心发育有所影响，也不宜服用；女性经期如果服用肉苁蓉，可能会影响月经，导致代谢物质不能排出体外，故建议女性最好是在月经前服用肉苁蓉调经为宜。

金属物品会吸收肉苁蓉的营养成分，故煎煮肉苁蓉时忌用铜、铁器。

肉苁蓉的服用方式多种多样，可以煮茶直接饮用，也可以放入食材烹制成药膳，还可以与其他药材一同组方使用，且效果更佳。

水煎

取肉苁蓉 10g 放在砂锅中，加适量清水烧开，转小火炖 15 分钟，倒出药汁备用，再加入适量清水炖 10 分钟，合并药液饮用。

泡酒

将 100g 肉苁蓉切碎（可根据需要添加适量枸杞子），放入容器中，加入 500ml 白酒，密封，经常摇动，7 日后过滤去渣。每次饮 10ml，每日 3 次。具有补肾壮腰、润肠通便、延年益寿的功效，适宜体质虚弱、年老肾亏、阳虚畏寒、腰膝酸痛者冬季饮用。

🌿 药膳

✱ 肉苁蓉羊肉粥

原料：肉苁蓉 30g，羊肉 150～200g，大米适量，食盐、味精少许。

制法：将羊肉洗净，切片，加水煮熟，再放入大米、肉苁蓉，煮成粥，用食盐、味精调味。

功效：温里壮阳，补肾益精。

应用：适用于腰膝冷痛、阳痿遗精、肾虚面色灰暗等症。（见《中华食疗大全》）

✱ 肉苁蓉炖羊肾

原料：肉苁蓉 30～50g，羊肾（腰子）1 对。

制法：羊肾去脂膜、臊腺，切片，与肉苁蓉共煮。煮熟后去肉苁蓉，调味服食。

功效：补肾，益精，壮阳。

应用：适用于肾虚阳痿、夜多小便、腰膝酸痛、耳聋、便秘等症。（见《家庭食疗手册》）

✱ 肉苁蓉炖乌鸡

原料：肉苁蓉 30g，乌鸡 1 只，葱、姜、胡椒粉、味精、精盐适量。

制法：将乌鸡宰杀后，去毛、内脏，洗净，切成块，放在沸水锅中氽透，捞出，用凉水冲洗干净，沥净水分；葱洗净，切成段；姜洗净，去皮，切成片。将乌鸡肉与肉苁蓉一起放入砂锅，摆上葱段、姜片，加适量水，置于旺火上烧沸后，改用小火炖至乌鸡肉烂熟，拣去葱、姜，加入精盐、味精、胡椒粉。

功效：温补肾阳。

应用：适用于畏寒肢冷、腰膝酸软、夜尿频数、阳痿遗精、精神倦怠、耳鸣目眩等。（见《家庭补汤》）

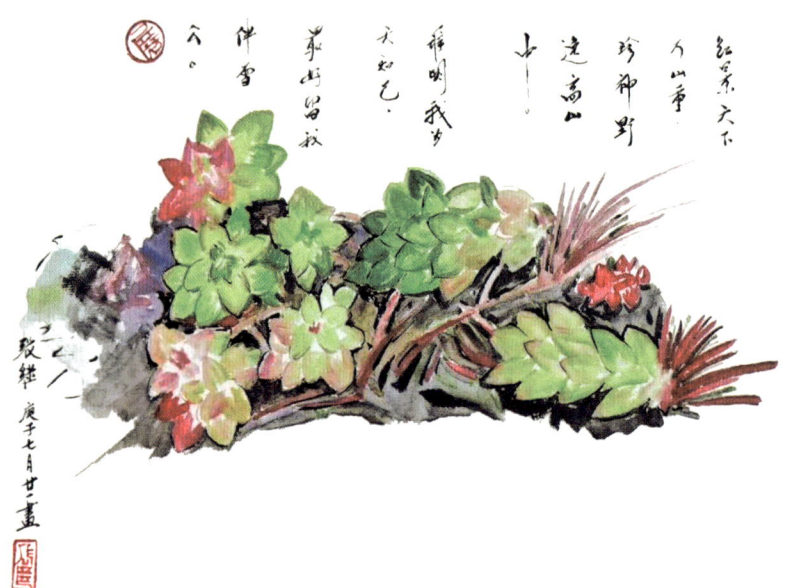

红景天

冬雪氅,夏日昂,春雨沐,秋风香。
成群相拥高峰育,结队互携战缺氧。
乐务中之人,大功从不抢。红遍今景天。

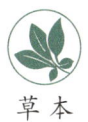

草本

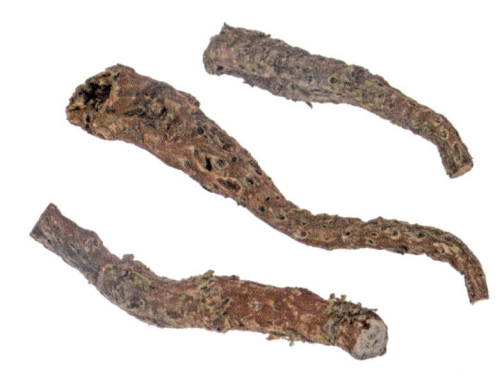

红景天

有"世界屋脊"之称的青藏高原,蓝天、白云与皑皑雪山常常令初次造访者心跳加速,兴奋之余可能还有些气短、头痛、腿软等,这便是人们常说的高原反应。这种高原地区独有的常见病是由低压、低氧环境引起的。

因此,在进入高原之前,有经验的人常常会提前两周服用高原上特有的一味药材——红景天。由于红景天生长条件特殊,大多生长在高寒缺氧、人迹罕至的"净土"地区,再加上奇特的药用价值,近年来备受人们关注。

探寻前世传说

✿ 皇帝御封"仙赐草"

相传在清康熙年间,我国西部边陲地区出现少数分裂分子举兵叛乱,企图分裂国家。为了平息叛乱,康熙皇帝决定御驾亲征。岂料大军西出阳关,刚抵达西北

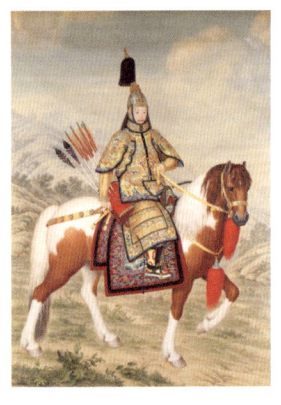

康熙御驾亲征

高原不久，平日训练有素的将士们却由于一下子无法适应恶劣的高原环境，再加上长途跋涉，纷纷出现恶心呕吐、四肢无力、头晕、呼吸困难等症状，一时间队伍劳顿，士气低落，战斗力也因此大大减弱，屡屡战败。

英明的康熙皇帝也束手无策，一筹莫展，在此危急之时，幸得一位当地药农献来红景天。将士们服用后，不仅原来的不适感神奇般地消失了，而且人人生龙活虎，战斗力大大提升，于是士气大振，一鼓作气把叛乱分子打得溃不成军。康熙深感红景天之妙，大喜过望，待要召见、赏赐那位药农，他却踪影全无。康熙帝以为这是神仙相助，遂御封红景天为"仙赐草"，并钦定红景天为御用贡品。

虽然这只是一个美好的传说，但红景天确实功效不俗，既能益气以行血，又具有活血、平喘作用，得"仙赐草"之盛名也算名副其实。

❋ 药用历史悠久

红景天药用历史悠久，早在 2000 多年前，青藏高原上居住的人便已开始将它入药，以强身健体，抵抗高原不良环境的影响，人们将其视为高原之宝，故红景天有"高原人参""雪山仙草"的美誉。在藏族聚居区，人们亲切地称红景天为"索罗玛宝"，常用它煎水或泡酒，以消除劳累，或抵抗山区寒冷。

红景天的药用记载最早可追溯到 8 世纪的藏族医药巨著《四部医典》，称可润肺补肾、理气养血，用于治疗周身乏力、胸闷、恶心、体虚等症。《蓝琉璃》中将红景天用来治疗肺炎、传染病的发烧和清血管的热。

清代，另一部著名藏族医药书《晶珠本草》对红景天记述得更详细，书中不仅介绍了红景天的功效与主治病症，还介绍了多种基原植物及其生长地，对红景天近现代的发展影响深远。

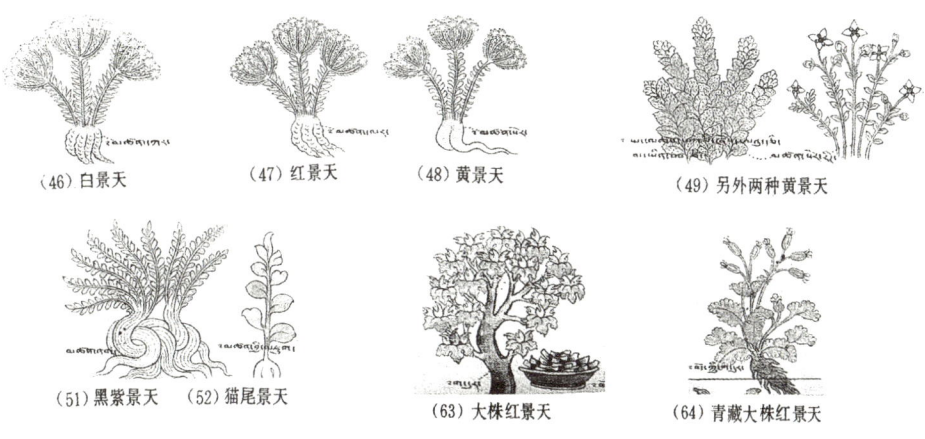

《四部医典》中的红景天

中原人接触红景天的时间相对较晚，这是由西藏与中原地区山川阻隔、文化差异等原因导致的。从元代起，青藏高原地区开始归属中央王朝直接管辖，为文化交融提供了有利条件，红景天也顺势进入中原人的视野。

经过数代中医的实践探索，发现红景天确实疗效甚佳，明代李时珍便在《本草纲目》中称红景天为本草上品，能扶正固本、补气养血、清热润肺，久服通神不老。此后，红景天正式成为中医药大"家族"的成员。

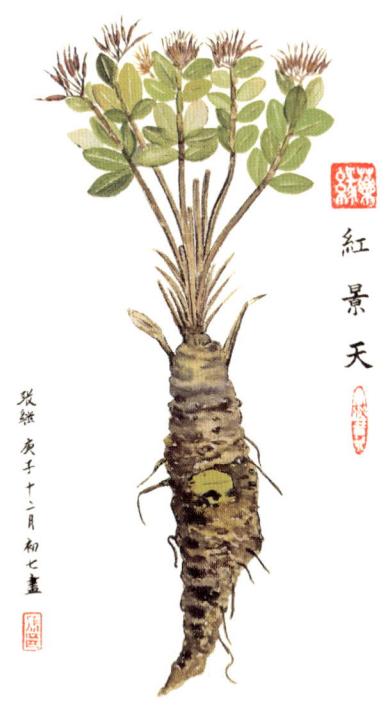

红景天

红景天

审识现代沿革

❋ 助力航天发展

20世纪60年代，全球航天事业进入高速发展时期，太空领域的霸权争夺战愈演愈烈。苏联为了保证不断扩大太空竞赛的需要，开始将红景天应用于宇航员训练研究。

经过多方研究和考证，发现红景天能消除疲劳、增强体力，用于宇航员的日常保健和体力恢复，效果十分明显。这个发现一度被苏联当局看作"秘密武器"，被广泛用于宇航员、飞行员、潜水员、运动员等。

❋ "家族"兴旺

红景天的植物种类繁多，全世界红景天属植物有近100种，分布在北半球高寒地区。我国为红景天属植物的分布中心，约占世界红景天资源的90%，主要分布于东北、华北、西北及西南地区，尤以云南、四川及西藏、青海等高寒地区居多，大部分生长于海拔3500～5000m的山巅或山谷岩石上，能在极恶劣且多变的环境中生长。

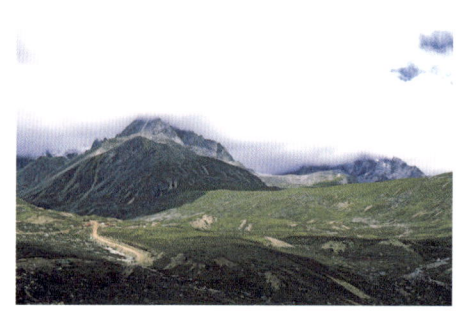

红景天的生长环境（西藏自治区亚东县）

由于红景天的植物"家族"分布地区较为集中，"家族"成员的植株形态比较相近，尤其是供药用的根、根茎外观性状极为相似，且大都具有药用价值，故在数千年的药用历史中，红景天"家族"的多个成员都被当作红景天药材使用。在不同地区，不同民族使用的

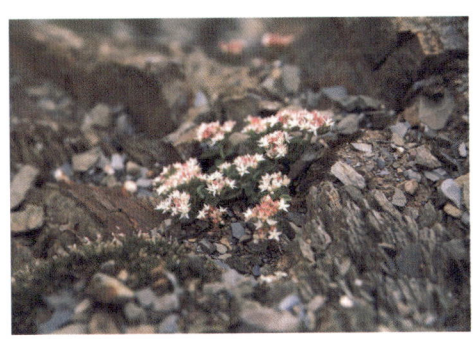
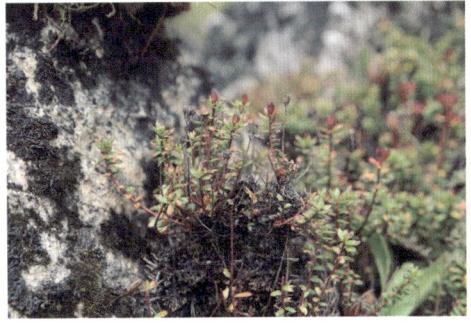

两种红景天属植物

红景天植物种类也不尽相同。

红景天原是一味藏族聚居区的药材,医学著作大多用少数民族语言书写,晦涩难懂,后人整理、解读困难重重,以致目前对红景天药材常有混用、误用现象。

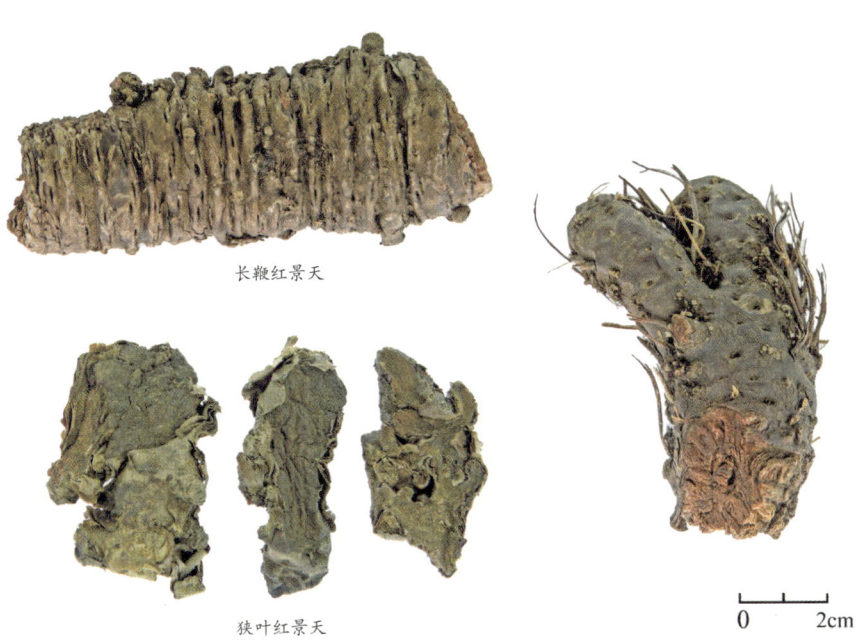

长鞭红景天

狭叶红景天

红景天属植物"家族"

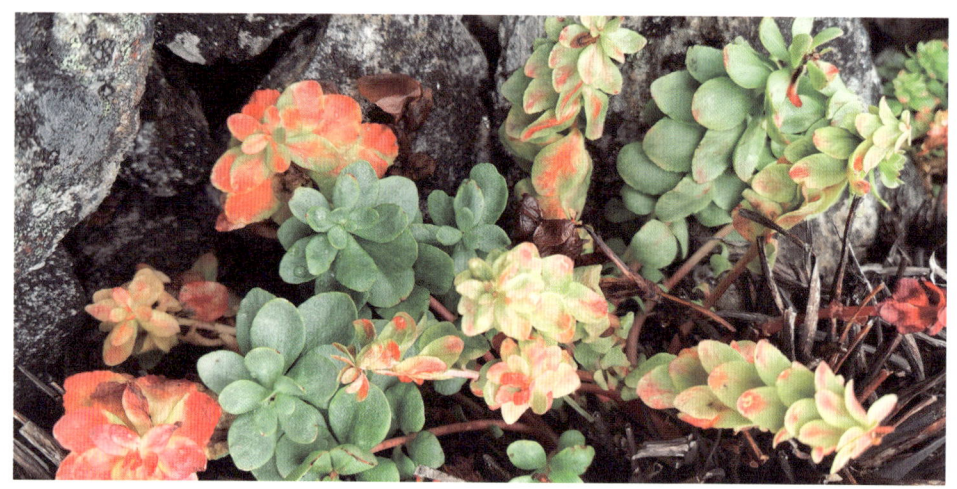
红景天原植物

✽ "登高望远"的红景天

根据《晶珠本草》的记载,尽管红景天药材的原植物形态较多,但无论生长于何处,这些红景天的茎都为红色,根的颜色如人肺;皮厚,气味大;秋天叶、花、果实及种子皆红色。结合藏族医学用药,植物分类科学家认为红景天药材来源于红景天属植物,但具体属于哪一种红景天属植物,各地皆有不同的观点。

1977年版《中国药典》收录了红景天药材,将大株红景天($R.\ wallichiana$ var. $cholaensis$)和唐古特红景天($R.\ algida$ var. $tangutica$)作为红景天药材的植物来源。随着科学家对红景天药材研究的不断深入,红景天药材的植物来源也在不断修正。2005年版《中国药典》中红景天植物来源修订为大花红景天($R.\ crenulata$)。经过业内权威专家几十年的研究考证,认定大花红景天品质最佳,更符合历代本草中的描述,应用更加广泛,因此成为国家标准的法定正品。

大花红景天又名宽瓣红景天、宽叶景天等,主产于西藏、云南西北部和四川西部,多分布于海拔4500m以上的高山地带,在红景天"家族"中算是"站"得较高的了。

✲“留洋海外”的玫瑰红景天

在红景天的植物“家族”中，还有另一个“明星成员”，它就是玫瑰红景天（*R. rosea*）。与多数红景天好高山之巅有所不同，玫瑰红景天生长于海拔 1800 ~ 2700m 的中海拔山区地带，因此有着更广阔的生活空间，在国内的新疆、山西、河北、吉林，国外的欧洲北部、俄罗斯、蒙古、朝鲜、日本等地均广泛分布。

如果说多数红景天是国内药材界的“顶流明星”，那么玫瑰红景天则是向海外发展、走国际路线的中药“明星”。玫瑰红景天的现代医学应用价值是由苏联开发并推广应用的，他们有用玫瑰红景天治疗老年性心衰、疲惫、阳痿、糖尿病、肝脏疾患等经验。随着药理学的发展，苏联研究人员发现玫瑰红景天有中枢兴奋和适应原样作用，并广泛用于宇航员、飞行员、潜水员、运动员的体能补给，这给玫瑰红景天增加了巨大的光环。时至今日，国际上许多关于红景天的保健品都与玫瑰红景天关系密切。

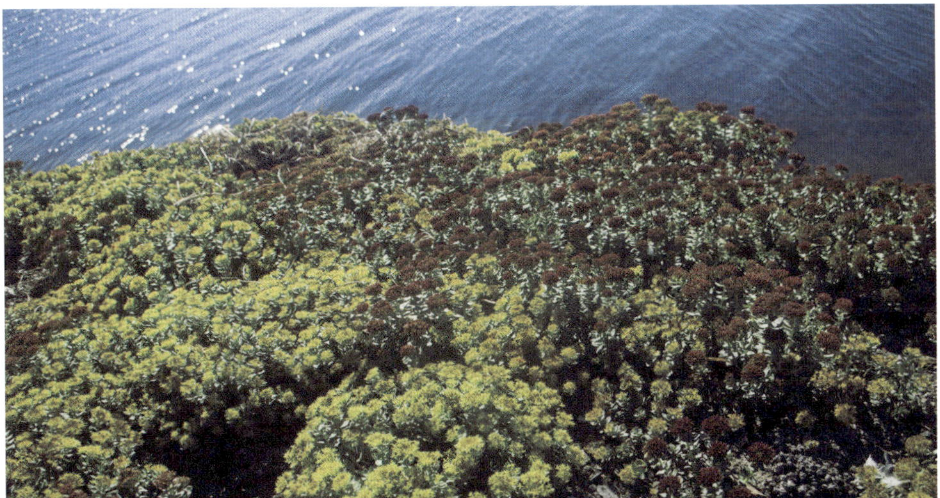

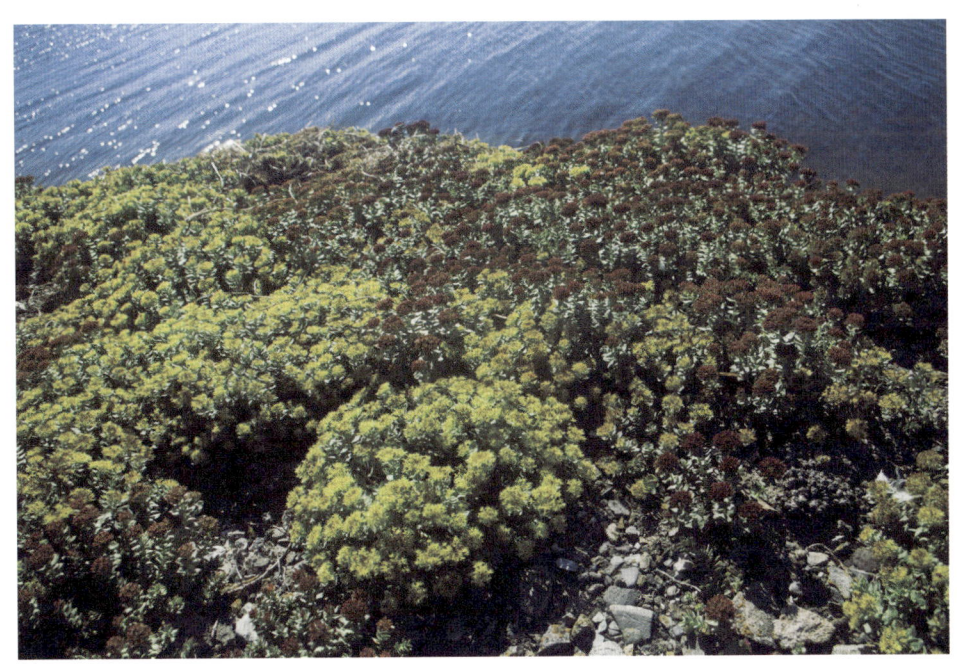

玫瑰红景天（1）

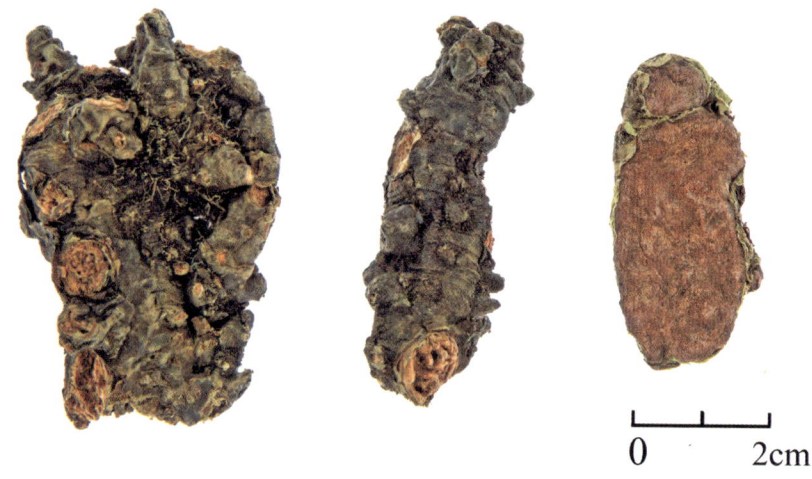

玫瑰红景天（2）

✤ 濒危的红景天资源

虽然我国红景天种类丰富，但大多数野生红景天都生长于高寒山区雪线下的高海拔地带，在自然界中分布地区较窄，且生态系统脆弱，极易遭到破坏，失去恢复能力，且红景天生长时间久，生长速度缓慢，自然更新能力低，更新速度远远满足不了开发应用的需要。随着人们对红景天药理作用认识的不断深入，应用领域不断扩大，红景天的市场需求量也日益增加。大量红景天野生资源被掠夺式采挖，红景天资源急速减少，处于濒危状态。

为解决红景天的资源问题，人们开始进行红景天引种栽培研究。但由于其种子细小且发芽率低，对生长环境要求较高，人工栽培需要较高的技术和较多的资金投入，大规模标准化栽培困难较大。近年来，在国内外众多专家的努力下，红景天快速繁育与人工驯化栽培技术取得了突破性成果，栽培的红景天有望在不久的将来替代野生品种，满足更多人的服用需求。

明辨真伪优劣

✤ 膜质黄衣辨真身

红景天虽以野生资源供应，但中医临床使用的处方用量不大，在中成药及保健产品中的应用也较少，因此声名在外的红景天实属冷背药材。

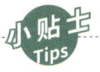

冷背药材

目前我国已知的中药材已达万余个品种，但其中只有几百个品种较常用，剩余的绝大部分品种因不常用或用量较小，都被称为冷背药材。冷背药材是药材市场经营中约定俗成的术语，品种繁多但交易额小，临床药方中并不常用，一般药店常不备货，多用于民间单方、验方。冷背药材，有时也称为"冷背奇"，"奇"即奇花异草、奇珍异兽，故冷背药材也往往价格昂贵。

在市场上通常会见到红景天正品中掺杂少量混伪品的情况。

大花红景天药材的显著特征是皮部疏松，剥开外表皮，有一层膜质黄色表皮，且有粉红色花纹，气味芳香似玫瑰，较浓郁，口尝味微苦涩，后甜。大花红景天药材常以洁净、坚实、色鲜艳、香气浓郁者为佳。其他易混品红景天大多颜色暗淡，皮部紧密，无膜质黄色表皮，气味较淡。

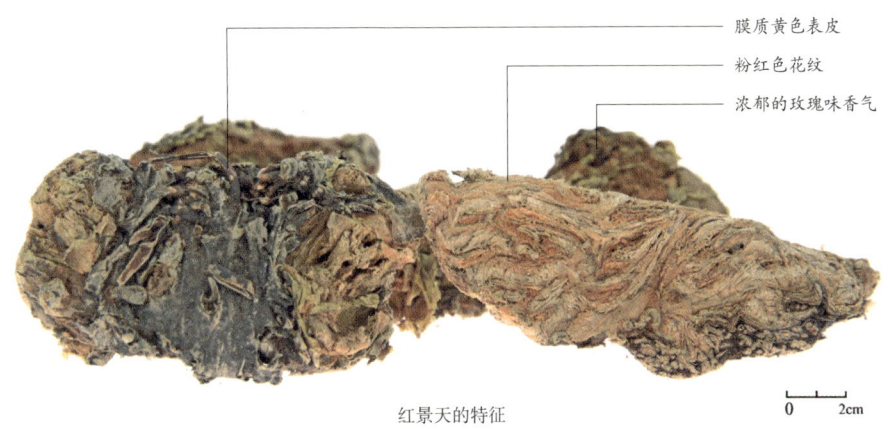

红景天的特征 — 膜质黄色表皮、粉红色花纹、浓郁的玫瑰味香气

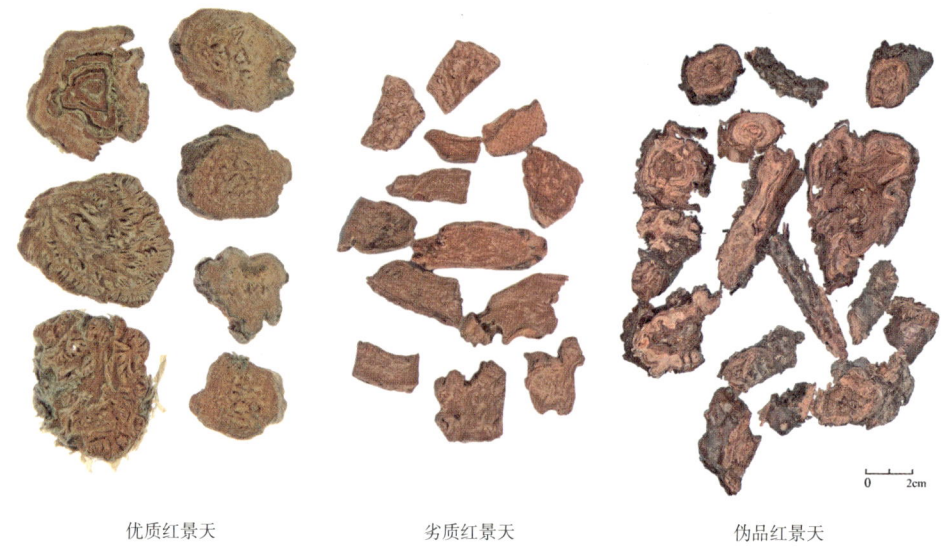

| 优质红景天 | 劣质红景天 | 伪品红景天 |

品鉴百味烟火

✽ 功效独特巧应用

红景天生长在极其恶劣而多变的高原环境中，这种环境赋予了红景天独特的药效成分和药理作用，特别是在抗缺氧、抗寒冷、抗疲劳、抗辐射、抗病毒等方面有独特的功能，同时它还具有延缓机体衰老、防止老年性疾病的功效，是一种具有开发前途的环境适应性药物，被誉为"高原人参"。与人参相比，红景天不仅有类似功能，而且在某些方面表现更优，如人参兴奋作用过强，不宜久服，而红景天则无此副作用。

在传统中医临床上，红景天常用于治疗气虚血瘀所致的胸痹心痛、中风偏瘫、肺气亏虚、体倦气喘等。现代临床常应用于预防高原反应，治疗高原红细胞增多症、冠心病心绞痛、慢性肺心病、糖尿病、肾病等。同时，对严重烧伤后各器官的损伤有一定医疗价值。

高原反应

高原反应又称急性高原病，是指人们突然进入高原地区，由于人体短时间内无法适应高原低压、缺氧环境，出现头晕、头痛、失眠、疲乏、恶心、呕吐等病症，若不及时处理，严重者可发展成高原脑水肿或高原肺水肿，是高原地区独有的常见病。高原反应一般在急进高原1～2天症状最明显，后逐渐减轻，6～7天后基本消失。高原反应发生的根本原因在于人体缺氧，反应的程度跟自身对缺氧的耐受性密切相关。

近年来，赴青藏高原旅游的人越来越多，红景天的抗疲劳、抗缺氧作用越来越受到人们认可，逐渐形成以红景天为主要原料的系列产品，如红景天胶囊、红景天口服液、红景天饮料等。红景天在高原医学、老年医学、航天医学、保健医学等方面应用前景广阔。

值得注意的是，目前一些人将红景天吹捧成了预防高原反应的神药，许多不法分子趁机从中牟取暴利，不仅损害广大消费者的合法权益，而且严重误导了大众对红景天甚至中医药的认识，严重阻碍中医药健康有序发展。正所谓凡事有度，过犹不及，红景天对高原反应虽有一定防治作用，但前提是能被正确地看待与应用。

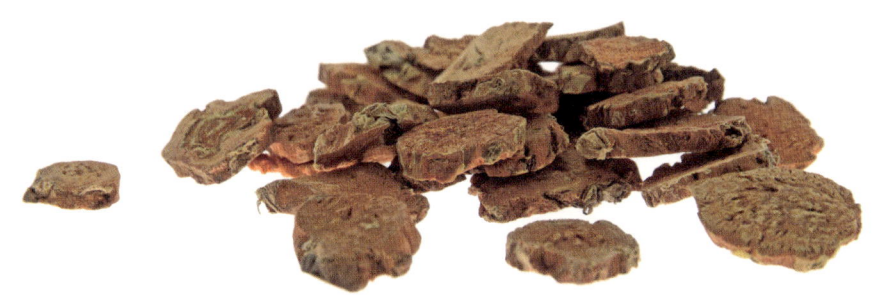

红景天片

泡/煮水

将红景天碎成小块或粗颗粒充当茶叶，每次取 3～5g，可根据口味加入适量龙眼肉、枸杞或大枣，冲入沸水 150～200ml，加盖浸泡 15 分钟，再加入适量蜂蜜，搅匀即可。每日 1～2 次，能促进人体自身调节。

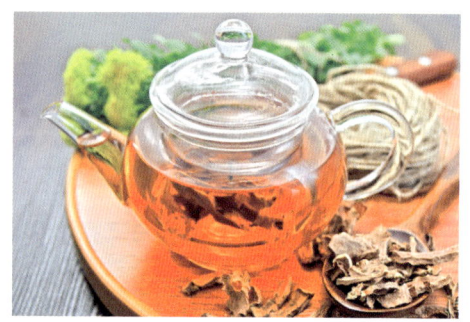

红景天泡水

泡酒

将 30g 红景天择净，放入 500g 白酒中，每日摇动数次，密封浸泡 1 周后即可饮服，每日两次，每次 30～50ml。可活血化瘀，适用于跌打损伤、脑卒中后遗症肢体不遂、活动不利等。

药膳

＊红景党参粥

原料：红景天、党参各 15g，大米 100g，白砂糖适量。

制法：将红景天、党参择净，放入药罐中，加适量冷水，浸泡 10 分钟后，水煎取汁，放入大米，煮为稀粥，待熟时加入白糖，再煮沸即可。

功效：补益肺脾。

应用：每日 1 剂，适用于肺脾亏虚、肢软乏力、纳差食少、心悸气短。（见《食药本草应用精要》）

＊红芪瘦肉汤

原料：红景天、黄芪各 10g，瘦肉 100g，调料适量。

制法：将瘦肉洗净，切丝，勾芡。将红景天、黄芪水煎取汁，下肉丝煲熟后，用食盐、味精调味。

应用：适用于体虚反复感冒，长期服用可增加机体抵抗力和免疫力。（见《食药本草应用精要》）

✳ 红景天排骨汤

原料：红景天20g，桂圆、枸杞子各10g，核桃3个，红枣2颗，排骨400g。

制法：将各种原料洗净，桂圆、枸杞子提前浸泡，排骨切好后汆水。把所有原料放入锅中，加2000ml水，大火煮开后，转小火煮约1个小时，加盐调味。

功效：健脾益气，清肺止咳，活血化瘀。

应用：适用于准备去高原旅游的人，可减轻高原反应，需提前饮用。（见《广州日报》）

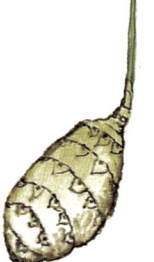

天麻

神农本草经,上品一大员。
天麻治头病,平肝息风兼。
头晕目眩症,小儿风癫痫。
人若偏头痛,天麻入药煎。

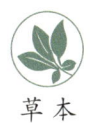

草本

天麻

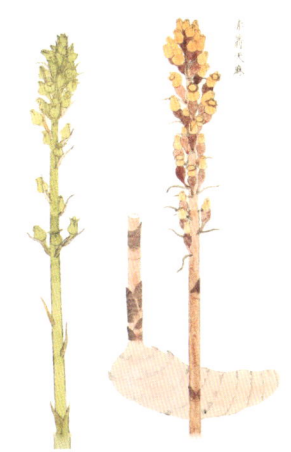

天麻是我国特产珍贵中药材,始见于《神农本草经》,被列为上品。它已有2000多年的药用历史,广泛应用于祛风定惊、头痛眩晕等,素有"神草"之称。

探寻前世传说

❋ 天麻的民间传说

传说天麻能在山中跑,很难采挖到,因此也被称为"仙人脚"。

相传有一次,神农采药时偶然遇到了天麻,见它下无根须,上无秧苗,长有尺余,像一只肥大的人脚。正要拿起来细看,一转眼,天麻就不见了。神农连忙挖土寻找,几乎挖遍了整个山坡才又发现了天麻的踪迹。这次神农早有准备,天麻一露面,他就以迅雷不及掩耳之势将竹箭扎下去,将天麻牢牢扎住,这回它再也无法逃脱。可是等神农想拔去竹箭时,却发现怎么也拔不掉,原来它已与天麻长在一起，变成茎秆。从此天麻开始发芽长秆，人们也更容易在山里找到它。

❉ 天麻的百变别称

天麻的生长方式过于奇特，古人百思不得其解，认为天麻乃天赐之物、天降之物，故而得"天"①之名。

《抱朴子》一书中记载："天麻者，无根而定，不知所生，仿佛天生，故得名'天'。""大鼗谓之麻"，鼗即拨浪鼓，以摇为事。此草也善摇，因而有"麻"之名，合称"天麻"。

天麻的别称很多，可谓鱼龙百变，常见异名有：赤箭、鬼督邮、离母、合离草、定风草、独摇芝、赤箭芝、神草等。天麻最早因其茎秆似箭而得名"赤箭"，《开宝本草》记载，天麻"当中抽一茎，直上如箭杆"。且天麻行踪不定，难以寻觅，又因其"专主鬼②病，犹司鬼之督邮③也"，故得名"鬼督邮"。天麻在生长阶段，先是根状茎互连，随后分离，《抱朴子》中记载："此草下根如芋魁，有游子十二枚，周环之。"因而有离母、合离草之称。天麻入肝经，善于治风，又因其植物"有风不动，无风自摇"，故被称为"定风草"。道家认为天麻"与六芝同类，力倍人参，故为仙家服食，药之上品上生者也"，故又有独摇芝、赤箭芝、神草之名。《本草图汇》中将茎秆与块茎分开称呼，茎秆称作赤箭，块茎称作天麻。

---

① 天：古代人们想象中万物的主宰。
② 鬼：古人认为能够伤害人而使人致病的怪异生物，亦指导致人患严重疾病的邪气。
③ 督邮：官名。汉置，郡的重要属吏，代表太守督察县乡，宣达教令，兼司狱讼捕亡。唐以后废。

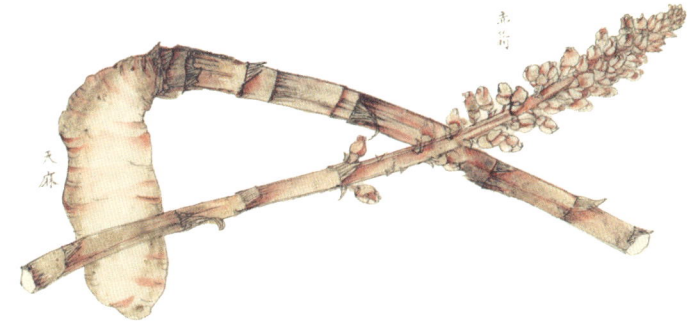

《本草图汇》中的天麻

审识现代沿革

❈ 无根无叶的神奇植物

与我们了解的常规植物不同,天麻既无根可吸收土壤中的水分和养料,又无绿叶进行光合作用制造养分,除了花期伸出一根光秆开花结果以外,长年隐于森林落叶层下的泥土里,静静地生长,使人难以发现它们的踪迹,如同古代的隐士高人,隐居深山中,自由惬意,故陶弘景云:"如此,亦非俗所见。"

天麻的块茎肉质肥厚,大者如拳,外观似芋,通常周围还会生长着许多小天麻。古时人们已经观察到虽然天麻无根,但有与根类似的东西将其彼此连在一起,《抱朴子》中记载:"皆有细根如白发,虽相须而

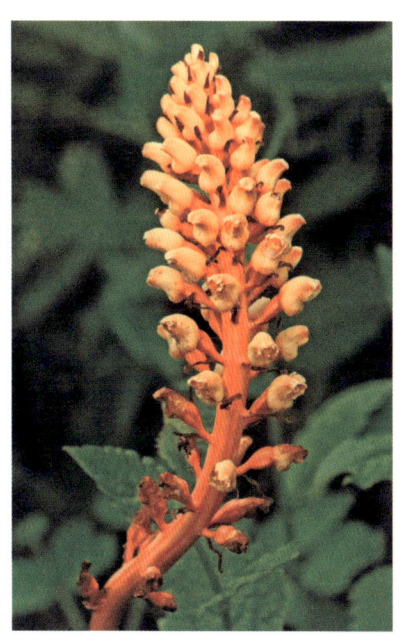

天麻原植物

天麻

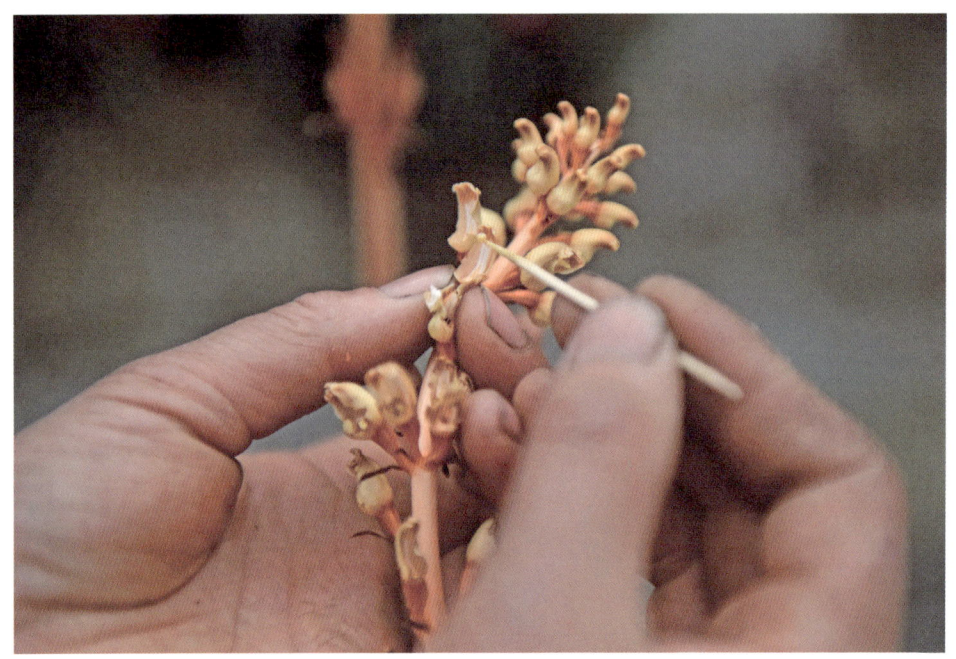

人工授粉

实不相连,但以气相属尔。如菟丝之草,下有伏菟之根。无此则丝不得上,亦不相属也。"

天麻种子细小如灰不易发现、收集,同时它的种子结构非常简单,很难直接为种子萌发提供营养,故古人长期都未能弄清天麻的繁殖手段。

在天麻各产地一直流传着这样的民谣:"天麻天麻,天生之麻,神仙播种,凡人采挖。"本草中也只有简单的记载:"四月开花,结实似枯苦楝子,核作五六棱,中有肉如面,日暴而枯萎。"

由于找不到种子,于是古人提出了一些大胆猜想:会不会天麻的种子通过中空的茎直接钻入土中了呢?故有"其子至夏不落,却透虚入茎中,潜生土内"的记载。

❋ 守株待"菌"的懒惰植物

既然天麻"无根无叶且种子细小",不能独立地依靠自身进行生长发育、繁殖后代,那天麻是如何得以生存的呢?

原来,虽然天麻缺乏叶绿素,不能像其他植物一样通过光合作用获得能量,但在漫长的进化征途中,它获得了一种更高级的取食方式——通过与蜜环菌关联,以周遭枯枝败叶供给养分,所以天麻被称为"腐生植物"。也因为天麻直接通过消化蜜环菌菌丝获得营养物质,又被称为"食菌植物"。本质上即天麻与蜜环菌"签了合同",建立了互利共生的关系。

天麻与蜜环菌的共生关系较为特殊,蜜环菌完全可以脱离天麻独立"生活",而天麻一旦离开了蜜环菌,就会因为缺乏营养源而无法生长。对于这种现象,植物学家给出了科学猜想:在很久以前,天麻应该是有根和叶的,但因其块茎太过"肥美",频频被蜜环菌吞食,天麻为求得生存空间,进化出一种特殊机制,不仅使自己可以有效抵御蜜环菌入侵,还能将入侵的蜜环菌消化分解成自身所需的营养物质,可谓成功地实现了逆袭和反击。随后,天麻进一步进化,它利用自己鲜嫩多汁的块茎主动引诱蜜环菌"入侵",再利用自己的"反侵机制"将其消化,为自己获得源源不断的营养物质。渐渐地,天麻就不再自己制造养分了,变得越来越"堕落",甚至认为根和叶不但对自己毫无帮助,反而还要耗费自己辛苦获得的营养物

蜜环菌

蜜环菌很常见,即榛蘑,是一类常见蘑菇。可不要小瞧蜜环菌,现代科学研究发现,世界上最大的生物就是一种蜜环菌,体积大过千个足球场!但即便蜜环菌如此巨大,人们也无法一眼觉察出来,因为它并不是高耸的巨型"蘑菇",而是依靠长出又粗又黑的根状菌索在森林里大片蔓延开来。有了根状菌索的帮助,蜜环菌就在森林中尽可能多地从树木身上吸取养分,在此过程中,蜜环菌不仅"吃掉"枯枝败叶,还可"入侵"许多鲜活的植物,把对方活活"吃掉",算得上是森林中的"蒙面杀手"。

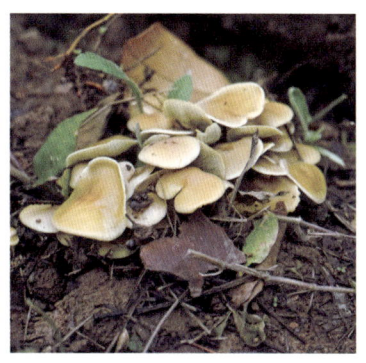

蜜环菌

质，就果断抛弃了根和叶，成为现在这般模样。

❋ 一身臊气惹人厌

天麻药材通透如玉，"颜值"颇高，但它所散发出来的气味却是一股浓浓的、难以言喻的尿臊气，特别是野生天麻和新鲜天麻，尿臊气尤其浓郁。这股特殊的气味让常人无法忍受，也无法有勇气尝试服用，因此吓跑了很多潜在消费者。

人们一直都很好奇天麻为什么会有这种气味，这股特殊的气味是什么。不少研究人员通过现代化方法对天麻的挥发性物质进行分析，发现天麻挥发性物质是很多类物质的混合物，其中有一种化合物为二甲基二硫醚，这种化合物具有硫化物异臭味，可能与天麻所具有的特殊马尿味有关。

❋ 天麻的产地变迁

天麻入药历史悠久，在几千年的可考历史中，天麻产地由黄河流域中上游逐步向下游集中，并由黄河流域下游逐步南扩、西迁到汉水和长江中下游地区，最后从长江中下游西迁到长江上游的金沙江流域。

秦汉至唐代，天麻主产于山东泰山、河南嵩山、陕西宝鸡及陕甘宁交界地区。宋代逐步集中到山东东平、郓城，同时向南扩展至四川广元、湖南衡山、安徽等地，其中山东东平和郓城为道地产区。明代又增加了山东济宁和湖南邵阳、新化等道地产区。清代开始出现云南昭通彝良产地。民国时期，四川、云南和陕西汉中为道地产区。

现代多认为贵州大方、云南昭通和陕西汉中为天麻道地产区。

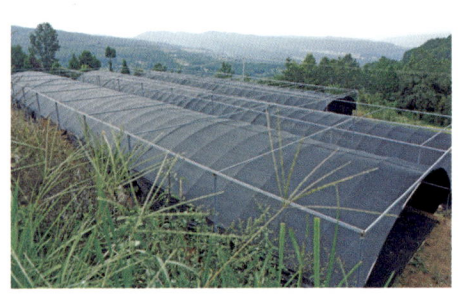

天麻箱式栽培

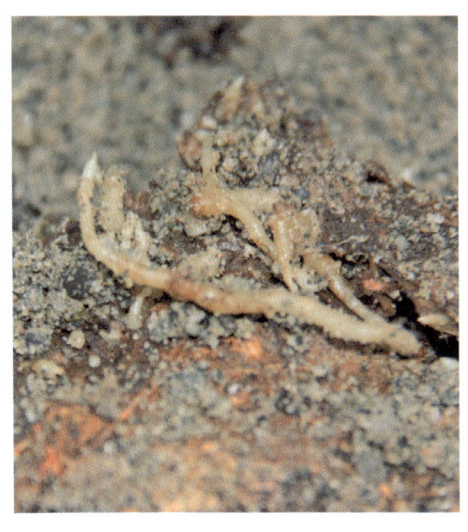
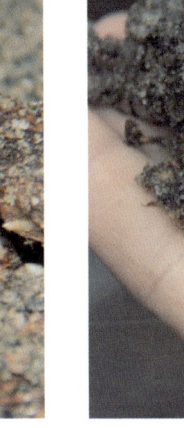

萌发的天麻种子　　　　　　　　　　　　幼小的天麻原植物

✤ 突破种植瓶颈

特殊的外观性状与生长习性使天麻在古时被视为天赐之物，在相当长的一段时间内，天麻药材皆来源于野生采挖，因资源有限，天麻成为稀有之物，并有"国宝"之称。

直到1911年，日本学者草野俊助发现了天麻和蜜环菌的特殊共生关系，此后，四川、云南、湖北等地先后开展天麻人工栽培技术研究，各地学者深入野生天麻的生长区域，对天麻的生态条件、繁殖方法、生长规律及其与蜜环菌的关系进行了调查研究，且通过分离技术得到蜜环菌菌种。1965年利用野生蜜环菌菌材伴栽天麻获得成功，结束了我国天麻不能人工栽培的历史。

然而，天麻种子不仅小，还发育不全，没有胚乳，自身贮存的营养不能满足其萌发需要，种子萌发只能依赖外在营养源。由于惯性思维的束缚，研究人员在很长一段时间里都错误地认为天麻和蜜环菌终身相依，一直尝试用蜜环菌协助天麻种子萌发，导致天麻种子一直不能人工发芽成功。后来研究发现，蜜环菌对天麻种子的萌发不仅没有促进作用，反而有抑制效应，真正能为天麻种子萌发提供营养的是紫萁小菇等小菇属真菌。

20 世纪 90 年代以后，在前人基础上，研究人员进一步开展了菌株筛选、规范化栽培技术等研究，在陕西、湖北、云南、贵州、安徽、四川等地进行推广，涌现出一大批"天麻之乡"，缓解了天麻药材原料的供需矛盾，也带领山区农民脱贫致富，获得了显著的经济效益和社会效益。

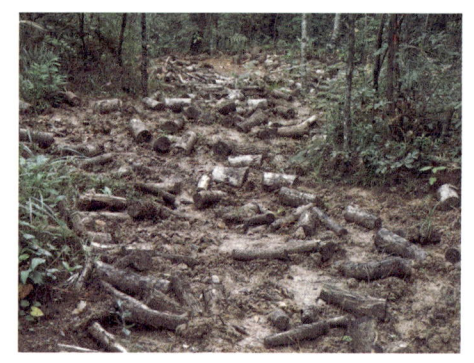

天麻仿野生种植基地（采挖后）

明辨真伪优劣

✤ 适合的才是最好的

以前市场上常见的天麻伪品有紫茉莉根、大丽菊根、芭蕉芋根茎和马铃薯等，这些植物的根或根茎形状与天麻外形十分相似，可根据老药工的经验"天麻长圆扁稍弯，点状环纹十余圈；头顶茎基鹦哥嘴，底部疤痕似脐圆"加以区分。

虽然野生天麻现已濒危，但天麻的人工栽培技术已非常成熟，市场上流通的天麻几乎都是人工栽培且质量优良。虽然价格也不低，但货源充足，已算不上多稀缺了，故天麻伪品目前已较少见。

不过，由于目前天麻种类琳琅满目，人们须根据自己的实际需求采购。

鲜天麻

鲜天麻由于没有经过高温处理，还处于新鲜状态，最大限度地保留了天麻的原始风味，更具有食用价值，是制作天麻药膳的上好选择。但由于被采挖后新鲜天

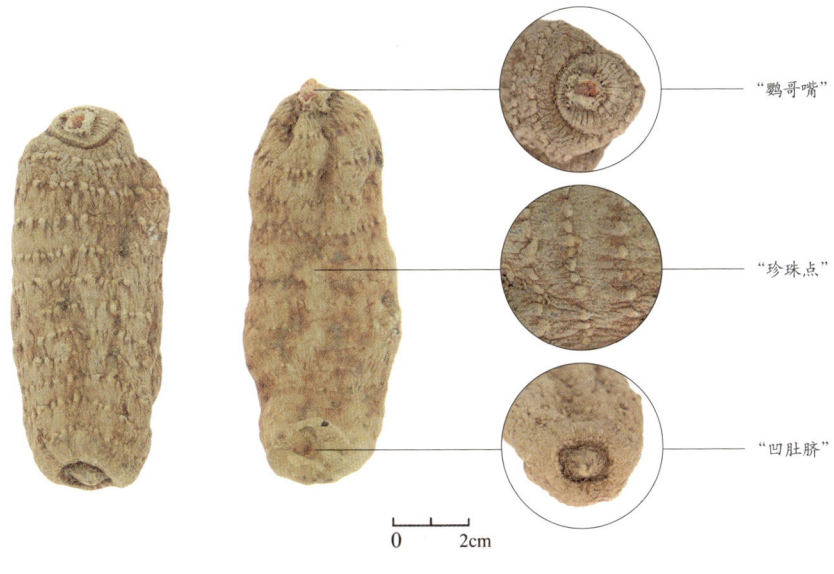

天麻的特征

麻生命力降低,在与蜜环菌的博弈中持续处于劣势,导致鲜天麻极易腐烂,保质期较短,因此一般只在天麻采收期才有鲜天麻上市销售。

冻干天麻

鲜天麻在常规条件下容易腐烂,且结构特殊,放入冰箱冷冻会被冻伤,看起来好好的冷冻天麻,解冻后就面目全非了。为解决这个问题,商家们推出了冻干天麻,既保留了鲜天麻的风味,又能较长时间保存,保证消费者在任何时候都能享受到原

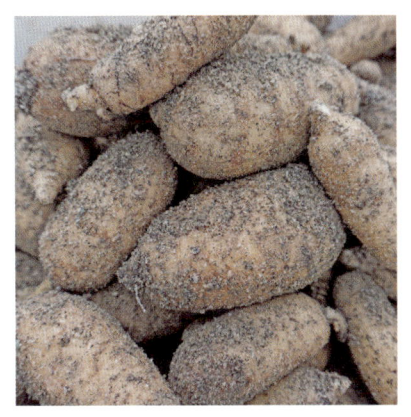

新采挖的栽培天麻

始风味的天麻。不过由于冷冻干燥成本较高，故冻干天麻价格偏高。

干天麻

为保证天麻不会腐烂，传统做法是迅速进行高温蒸煮，消灭天麻体内的蜜环菌和代谢酶类，再进行干燥，就得到了市场上常见的天麻药材。

按采收时间不同，天麻又有冬麻和春麻之分。冬麻是在天麻茎秆还未长出时就采挖，质坚体重，不空心，外表黄白色，断面明亮角质样，有红色的芽苞，质量比较好。春麻是在种子采收后采挖，质轻，残留茎基空心，外表淡黄棕色，色较暗，断面有空心，皱纹也较多，无红色芽苞，质量较差。

两者外观差异很大，不易混淆，但有部分不良商家把劣质的春麻当作野生天麻牟取暴利。

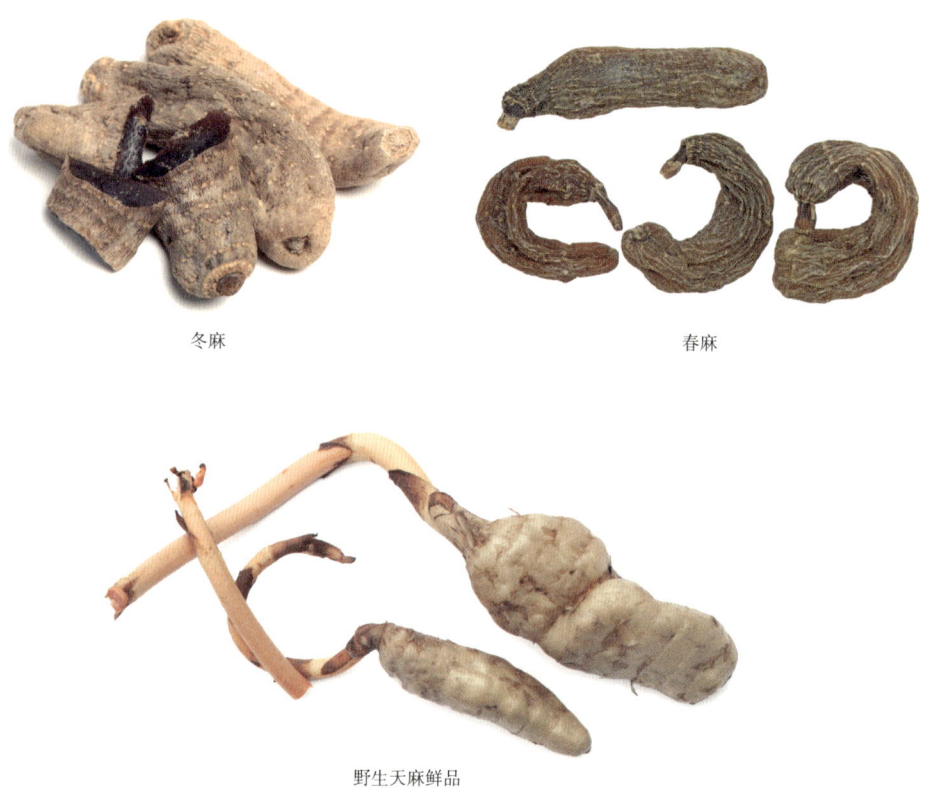

冬麻　　　　　　　　春麻

野生天麻鲜品

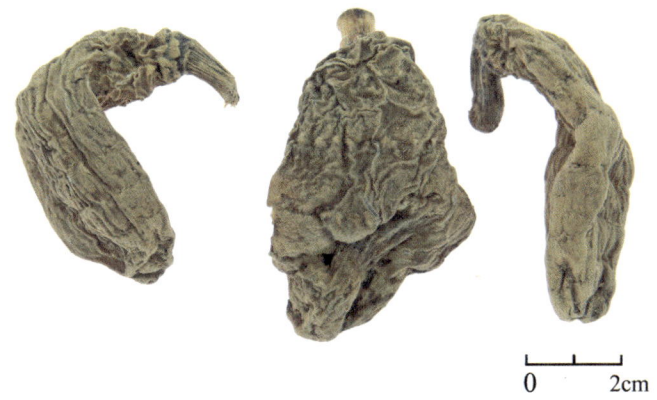

野生天麻干品

大家在选购时,最应该关注的是天麻是否被硫黄熏蒸过。新鲜天麻肉质肥厚,多糖含量高,彻底干燥非常难,干燥过程往往会持续十几天甚至几十天,如果遇上梅雨季节,还容易发霉。

为了避免发霉,一些加工者会选择硫黄熏蒸。硫黄熏蒸过后,天麻更容易干燥,还具有漂白、防虫和延长贮藏期等作用。用硫黄熏蒸过的天麻颜色亮白,透明感强,看起来更美观,但相比常规天麻,马尿味较弱,还多了一股刺鼻味,口尝有酸味。

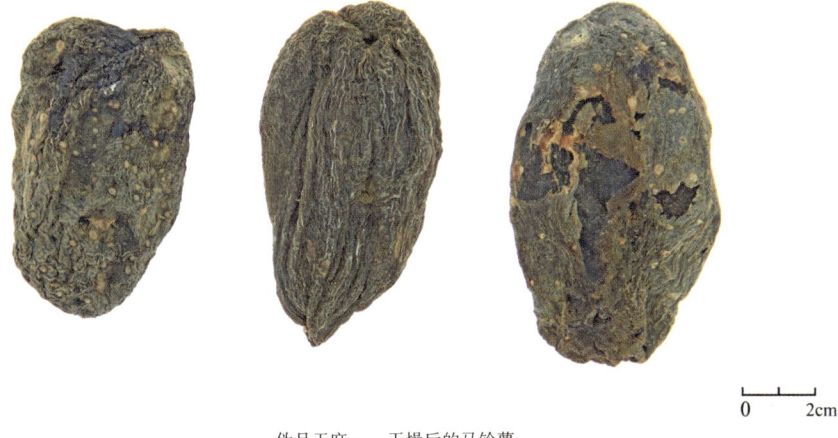

伪品天麻——干燥后的马铃薯

📖 品鉴百味烟火

❋ 天麻的药用价值

天麻在临床上的药用非常广泛,中医与西医中均有大量临床应用的记载。由于它能祛外来之邪,逐内闭之痰,也被称为"治风之神药"。

早在秦汉时期,天麻就已被用于祛病邪、养阴精。《神农本草经》记载:"杀鬼精物[1],蛊毒[2]恶气[3],久服益气力,长阴肥健。"《本草纲目》记载:"久服益气力,长阴肥健,轻身增年,消痈肿,下肢满,寒疝下血。主诸风湿痹,四肢拘挛,小儿风痫、惊气,利腰膝,强筋力,助阴气,补五劳七伤,通血脉,开窍,服食无忌。"

现代药理学研究把天麻的作用归结为"三抗、三镇、一补",即抗癫痫、抗惊厥、抗风湿、镇静、镇痉、镇痛、补虚。近年来,天麻的医疗保健作用不断有新发现:天麻可增强视神经分辨能力,被用作高空飞行人员的脑保健药;日本用天麻治疗老年性痴呆症。随着对天麻改善学习记忆、抗衰老、增强免疫力等药理研究的不断深入,天麻的用途越来越广。

天麻常与其他药材配伍联用,以治疗多种疾病。有些含天麻的中成药与

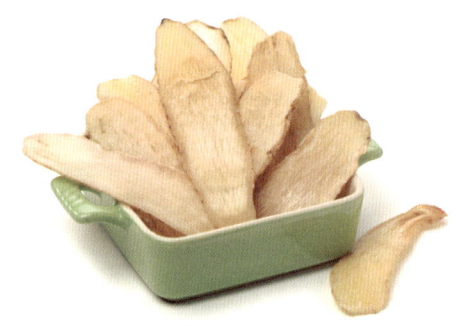

天麻片

---

[1] 鬼精物:泛指导致严重疾病的邪气;为中医学心神不安等病症,因肝主情志,人所言见鬼精等妄语,均由肝的功能不正常所致。
[2] 蛊毒:由寄生虫(如血吸虫)等引起的膨胀病,过去以"蛊"称。
[3] 恶气:过去指天地间乖戾之气或血肉腐败之气,使人患病。

西药相结合，用于治疗高血压、帕金森综合征等，也取得较好的临床疗效：天麻与钩藤等配伍以清热潜阳，天麻与半夏等配伍以祛风除痰，天麻与祛风药配伍以治疗风湿痹痛、风湿性关节炎、类风湿性关节炎等症，天麻与红花、地龙等配伍以治疗中风引起的半身不遂、四肢麻木、口眼歪斜等症。

✤ 使用天麻勿"踩雷"

虽然天麻功效显著，但按照中医药理论，应辨证使用。对天麻的副作用或使用禁忌，古人早有认知。《本草纲目》记载："久服天麻，遍身发出红丹。"《本经逢原》记载："天麻性虽不燥，毕竟风剂，若血虚无风，火炎头痛、口干便闭者，不可妄用。"清代名医吴仪洛更是直言："血液衰少及非真中风者忌用。"

若有头痛眩晕、神经衰弱、失眠等，应辨证分清患者的体质虚实，不可妄用天麻，以免引起不良反应。天麻常见的不良反应有头晕、恶心、胸闷、皮肤丘疹伴瘙痒等，个别会出现面部或全身浮肿，甚至脱发。

大家应该学会正确使用天麻，凡见津液衰少、舌干口燥、咽干、大便闭涩、虚损、经脉失养等属血虚、阴虚的眩晕和头痛者，均须慎用天麻。即使是针对肝阳上亢、痰阻经络等实证时，使用天麻也要详审病情，把握病机，随证加减，才能取得良好的治疗效果。此外，在应用含有天麻的制剂时，若出现头晕、胸闷气促、恶心呕吐、心跳及呼吸加快、皮肤瘙痒时，应立即停药，症状严重者应及时到医院诊治。

研粉

直接将天麻打成粉末，用温开水冲服，或装于胶囊服用，简单方便。

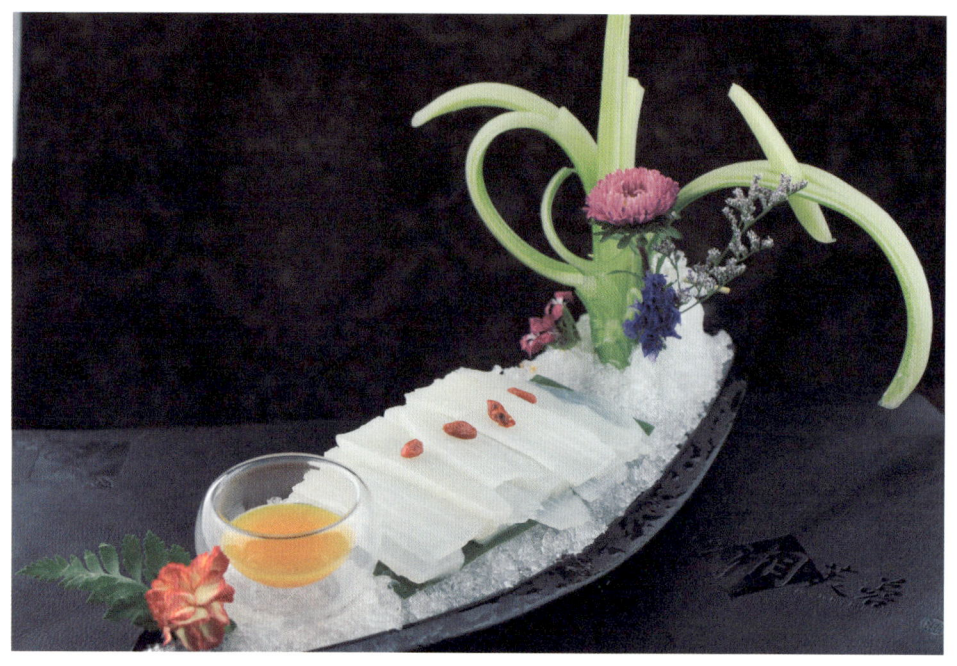

鲜天麻片

📎 泡酒

将 80g 天麻切片或粉碎，装入干净的瓶中，倒入 1000ml 白酒，加盖密封，置于阴凉干燥处，摇动几次，7～10 日后即可开封取饮，每日早、晚各温饮 10～15ml。

📎 药膳

✳ 天麻炖猪脑

原料：天麻 10g，猪脑 1 个。

制法：天麻浸软切片，同猪脑加水共煮 1 小时，加食盐调味，肉、汤、药俱食。或置于炖盅内，加适量水，隔水炖熟服食。

功效：祛风止痛，滋养通脉。

应用：适用于头风疼痛之症。现多用于神经性偏头痛，肝阴虚型高血压、动脉硬化等症。（见《家庭食疗手册》）

✳ 天麻炖甲鱼

原料：甲鱼1只，天麻片15g，调料适量。

制法：宰杀甲鱼，沸水稍烫后刮去泥膜，挖净体内黄油，将甲鱼胆汁涂在壳背上，腹部向上放入炖盅，天麻片、葱、姜覆盖其上，加适量黄酒，加盖后隔水炖1.5～2小时。食用时蘸麻油或随喜好调制蒜泥等调味汁水。

功效：滋养肝肾，平肝潜阳，活血散瘀。

应用：适用于高血压、肝炎等症。（见《膳食保健》）

✳ 天麻炖乳鸽

原料：乳鸽1只，天麻片10g，生姜1片，盐适量。

制法：乳鸽洗净后斩块，氽水，所有材料放入炖盅内，加足量清水，加盖，大火隔水炖2小时，放盐调味。

功效：安神补脑，益气补血。

应用：适用于头晕耳鸣、记忆力衰退等。（见《中国药膳烹饪大全》）

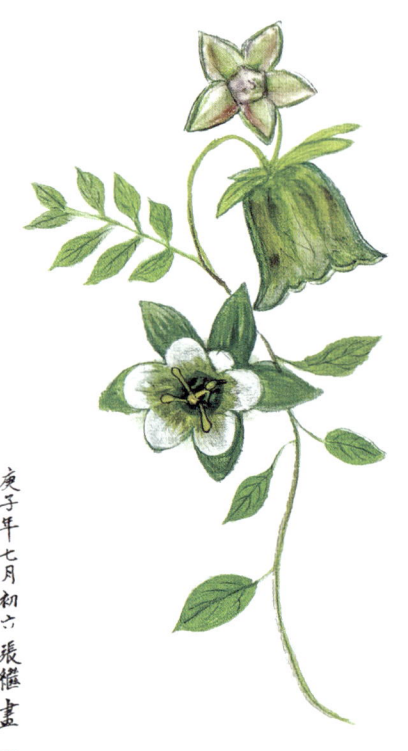

党参（潞党）

潞党广多地，狮头韧肉皮。
生津功补气，脾肺养佳逸。

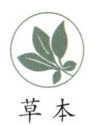

草本

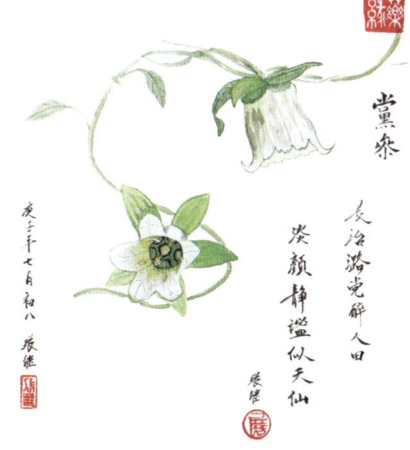

党参

党参是著名的药食同源中药材,临床应用广泛,善补脾胃之气;亦多用于日常佳肴,不仅营养丰富,还可调养身体,防病治病,备受人们喜爱。党参虽然不似人参那般闻名遐迩,集万千宠爱于一身,但其疗效上佳,资源丰富,价格亲民,常代替人参行补气之功,亦是一味不可或缺的良药。

探寻前世传说

❋ 党参与上党人参

党参的成名还得归功于大名鼎鼎的上党人参。

根据史书记载,古时候的太行山系,森林茂密,土壤肥沃,四季分明,雨量充沛,是人参的上佳产地。因秦始皇统一六国后,将这一片划归上党郡,因此这一带的人参便被称作上党人参,享誉中外。

由于上党人参价值颇高，一直被肆意采挖，而历代统治者为追求长命百岁，横征暴敛，迫害地方百姓挖参纳贡，使上党人参迅速凋零。随着农耕文明的不断扩大，原始森林被破坏，人参失去了生长环境，加速了上党人参的灭绝。然而，官府仍逼着地方上贡人参。上有政策，下有对策。百姓遂以外形略相似的桔梗科党参冒充上党人参。由于党参的生长环境要求没有人参的生长环境要求高，凭借着上党人参留下的口碑，党参"借壳上市"成功，迅速在此地发展起来。

✹ 党参"崛起"之路

在清代之前的本草中，并未出现"党参"二字。直至清代，党参作为官方名字才正式出现于本草，但这并不代表它的应用历史是从清代才开始的。由于党参的产量大、流通广，在出现之初作为人参的混淆品使用，并使用"上党人参"这个名字达到以假乱真的地步。

早在南朝齐、梁时，陶弘景在《本草经集注》中说的由上党郡出，"形长而黄，状如防风，多润实而甘"的人参伪品大概就是党参了，但当时研究不足，认为"俗用不入服"。古时战乱频繁，山川险阻，许多医家终不得见人参的真面目，故后世多将人参与党参混为一谈，是是非非难以考证。

直到清代，党参才得以明确独立。清代吴仪洛在《本草从新》中首次提到党参之名，说真正的上党人参已经找不到了，市场上伪品种类繁多，都不堪用。但有一种名为"防风党参"的，其根有"狮子盘头"的特征，性味和平足贵，疗效较佳。此后，党参才脱离人参的耀眼"光环"，独自在中药江湖中闯出自己的一片天地。

纵观党参的漫漫"崛起"之路，虽然有披着"人参外衣"的尴尬历史，但古时人参伪品何其之多，独党参得以"功成名就"。从本质上讲，还是由于党参具有良好补气功效的缘故，可谓是"始于偶然，成于必然"。

审识现代沿革

❋ 党参"家族"觅正品

按照植物学分类,桔梗科党参属的植物"家族"都是多年生的草本,全世界共有 40 余种,我国就有 39 种,全国分布广泛,多数党参属植物的根都有药用价值。

1963 年版《中国药典》规定中药党参的基原植物为党参 [*Codonopsis pilosula*(Franch.)Nannf.],1990 年版《中国药典》又增加素花党参 [*Codonopsis pilosula* Nannf.var. *modesta*(Nannf.)L.T.Shen] 和川党参(*Codonopsis tangshen* Oliv.)为基原植物,此后"三兄弟"的根便一直作为中药党参广泛应用。

在我国部分地区,其他党参属植物"家族"成员也入药使用,如西藏使用长花党参和灰毛党参,贵州使用管花党参,陕西使用秦岭党参,新疆使用新疆党参,四川使用球花党参和管花党参等,这些党参"家族"成员均属于地方习用品。

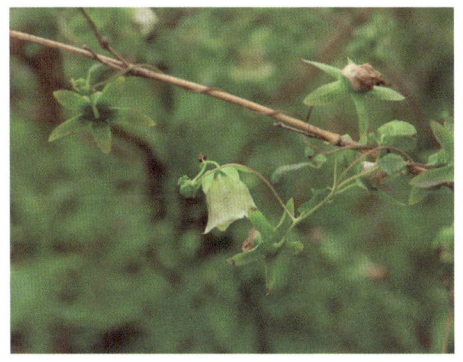

党参原植物

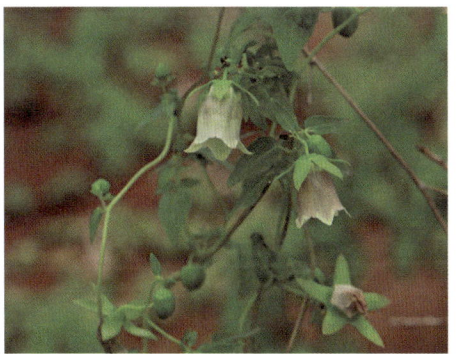

素花党参原植物

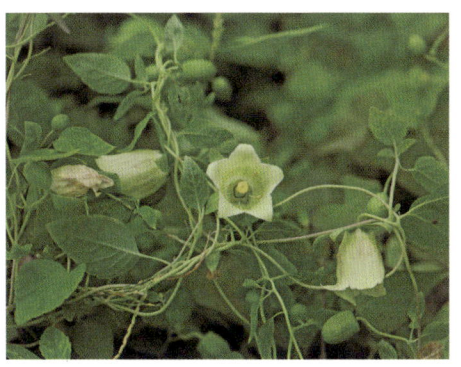

川党参原植物

党参

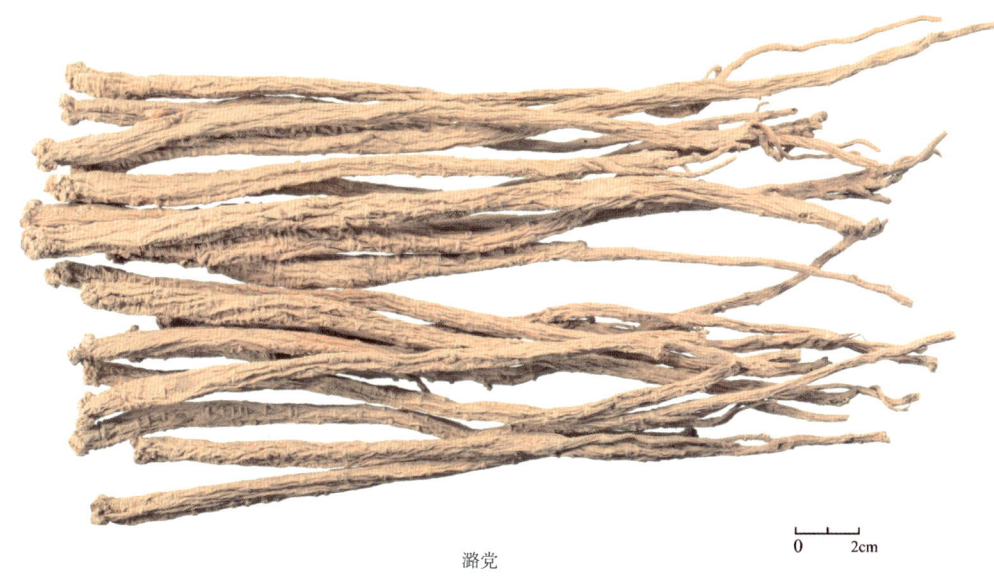

潞党

❋ 道地党参何处寻

党参抗寒、抗旱，适生性很强，分布区域广，产地多，全国各地都有引种栽培，质量差异较大。根据产地和来源不同，党参商品又分为潞党、西党、东党、条党等多种类别。

潞党：因主产于古时潞州（上党）一带而得名，为著名道地药材，已有200多年的种植历史，现多为栽培品。

西党：甘肃、陕西及四川西北部所产，原植物为党参与素花党参，按产地及来源又可细分为岷党、纹党（晶党）、凤党等。岷党即甘肃岷县所产党参；纹党亦称晶党，主产于甘肃文县、四川平武一带，原植物为素花党参，栽培历史悠久，可追溯至清代同治年间，是甘肃四大名药、中国国家地理标志产品之一；凤党为陕西凤县所产党参。

东党：又称吉林党，主产于东北，原植物为党参，形似西党，稍小。

条党：又名川党、单枝党、板桥党、八仙党，主产于四川、湖北及陕西接壤

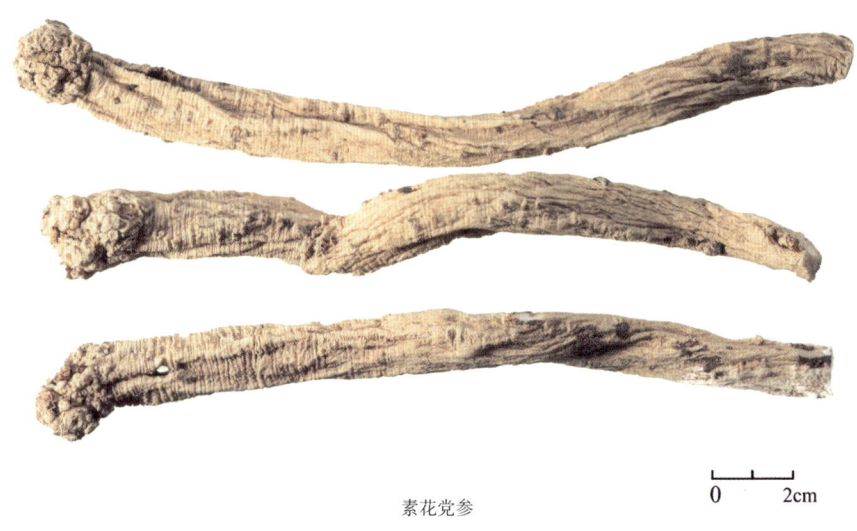

素花党参

地带，原植物为川党参。其中板桥党极具盛名，原产于恩施市板桥镇，为中国国家地理标志产品之一，历史悠久，栽培始于清代。

野生党参主要有两个产地：一是山西五台山一带，商品名台党，品质特优，为党参中的精品；二是甘肃武都一带，精制后形似防风，故名防党，品质优良。但目前野生党参资源已匮乏，采集量较少，不能满足需要，当地早已人工种植。

✤ 明党参不是党参

党参品类复杂，名称众多，但好在大多含党参二字，让大家一眼便可识别其本质仍是党参。但有一物例外，它就是明党参，虽然也顶着党参的头衔，却与党参毫无瓜葛。

党参为桔梗科植物，明党参是伞形科植物，二者植物亲缘关系非常远。但明党参也是一味传统药材，它有润肺、化痰、和胃、养阴、平肝、解毒的功效，可用

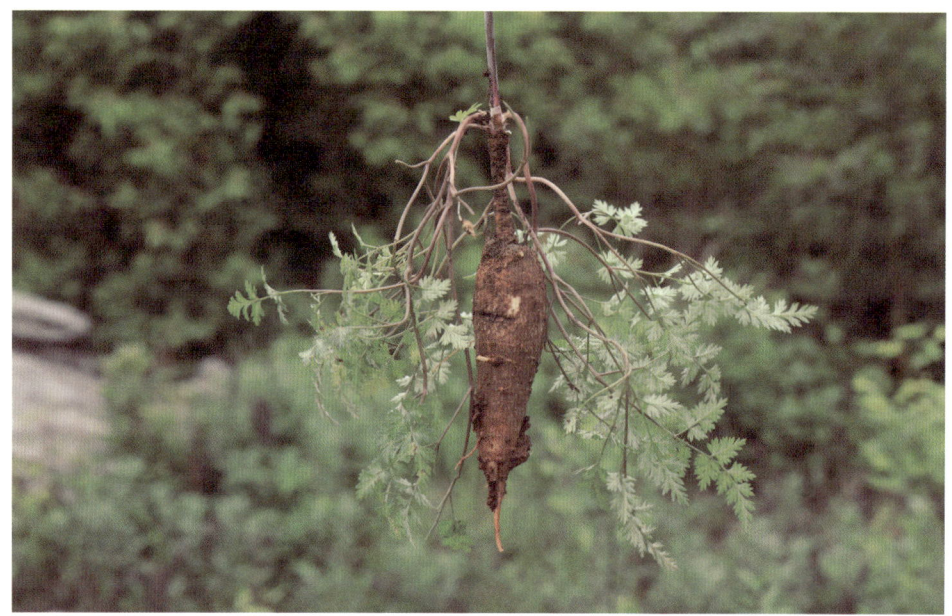

明党参原植物

于肺热燥咳、呕吐反胃等，现代临床常用于治感冒、气管炎、贫血、胃虚呕逆等。由于明党参与党参的植物来源和功效相差非常大，故二者不可混用。与党参不同的是，明党参药材多已去表皮，光滑、硬脆，断面呈角质样，皮部易与木部分离，应注意区分。

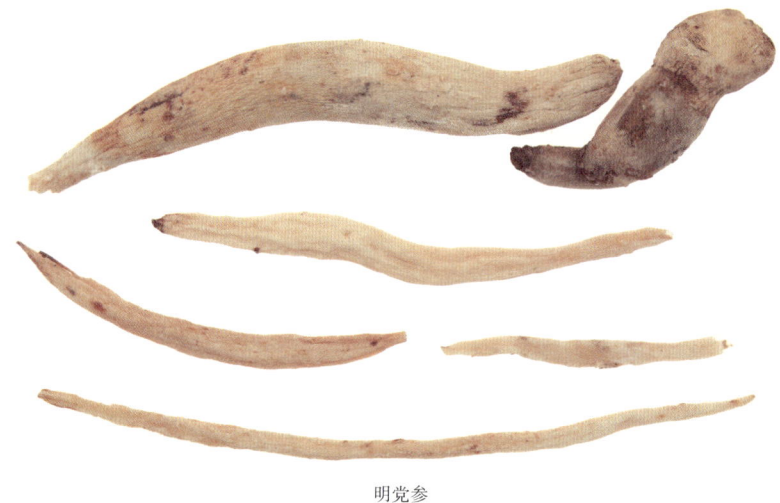

明党参

明辨真伪优劣

✽ 诸多党参有何异

党参通常为黄棕色稍弯曲的长圆柱形,根头部有许多疣状突起(茎痕和芽),每个突起的顶端呈凹下圆点状,酷似石狮子的头部,习称"狮子盘头"。由于干燥缩水,全体均有纵皱纹;根头下部有横环纹,质地较软,略有韧性;断面有放射状纹理,状似开放的菊花,习称"菊花心";皮部色浅,木部色深,有特殊的香气,味微甜。

在诸多党参商品中,以野生台党为珍,野生党参常大小不均,一般根较粗,"狮子盘头"和"菊花心"特征明显,横环纹多而密,有的达全长的一半。

潞党根头部较小,"狮子盘头"特征不明显,糖质多,味甜。

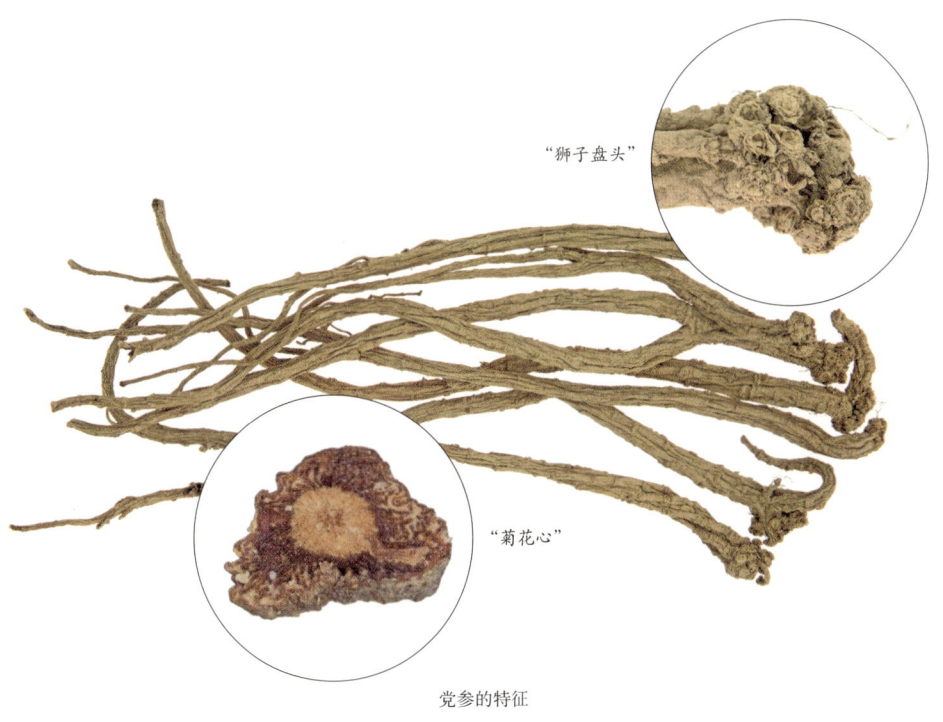

"狮子盘头"

"菊花心"

党参的特征

西党略呈圆锥形,头大尾小,"狮子盘头"特征大而明显,上部多横纹,外皮粗松。

东党形如西党,但根头大而明显,皮粗身泡,嚼之味淡。

✿ 商品多样选购忙

市场上党参种类繁多,质量参差不齐,时有假冒伪劣产品充斥其间,无论何地所产,均以干燥、质柔润、味甜者为佳。在选购党参时,切不可以貌取之,纯天然的党参个不大,外表为土黄色,不太受人待见,故常有商家采用硫熏、漂白等非法手段以提高其"颜值"迷惑消费者。

此外,正常生长的党参条也就比筷子略粗,市场上看到的那些比手指头还粗的党参,其实是在栽培时过分使用壮根灵、膨大素等催肥的结果,药用价值较差。挑选时,要挑条粗且肉实、皮紧多横纹、干而不柴、肉质柔润、香气浓、甜

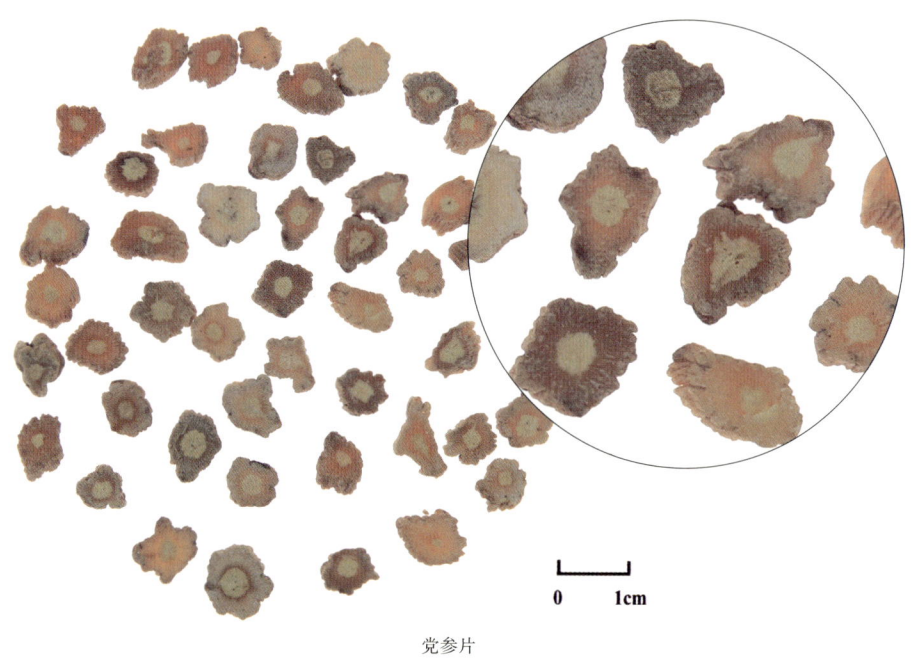

党参片

味重、嚼之无渣者。

✱ 储藏得法效长久

由于党参中糖分的含量比较高，且质柔润，储藏不当易吸湿、发霉、虫蛀、走油、变色，从而降低或失去了其本身应有的疗效。

研究发现，党参中水分的含量及储存环境是导致其变质的关键因素，且多发生于根头上疣状突起的茎痕、芽或根枝折断处。因此，在储藏前可先将党参放于烈日下暴晒 1～2 小时，以保证其充分干燥，然后根据自身使用量分装成若干小袋，放入干燥、密闭的容器中保存，也可以使用防潮包装材料，或添加除氧剂储存，减缓党参储藏中氧化分解的速度。

品鉴百味烟火

✱ 补中益气代人参

党参最突出的作用便是补气，此功效与人参相近，且不燥不腻，是补益肺脾之气的要药，临床上常代替人参行补气之力。常用于脾虚倦怠、中气不足，或肺气不足、声低气怯，以及肺肾两虚、短气喘嗽等症。

但党参补气之力稍弱，代替人参时需加大剂量，且党参没有人参的其他补益作用，如用于回阳救逆、大补元气时还须选用人参。此外，党参还可益脾胃、化精微、生阴血，用于治疗气血双亏。

现代研究证明，党参具有增强免疫功能、改善肠胃功能、改善肺功能、降血糖、调血脂、延缓衰老、提高记忆力等作用。现代临床用党参制成肠胃调节剂，对慢性腹泻、溃疡性结肠炎、胃窦炎、慢性萎缩性胃炎等颇有效，或用于化疗、放疗后提升白细胞等。

✤ 良药还须对症使

党参的作用重在补益，因此气虚、血虚者特别适宜食用，体质虚弱、产后体虚、慢性肾炎、贫血和糖尿病患者皆可食用。但有些人群却不宜和党参"亲密接触"，如患有瘀血证、湿热证、动脉硬化、失眠、结石、胃病、高血压、感冒发热的患者均不宜服用党参。

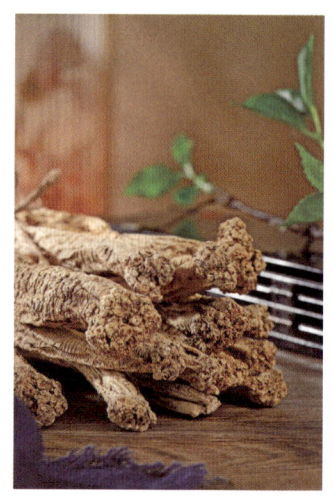

党参

使用党参，要把握用量和搭配效果。正常服用，基本没有副作用；但用药时间过长或用量过大，会因补气太过，产生失眠、抑郁、头痛、心悸、血压升高等不良反应。另外，某些西药与党参混用会产生较严重的不良反应，因此在服用其他药物期间不要自行食用党参。

煎汤

煎汤法是党参最简单的食用方法，直接取党参、黄芪各 10g 放入锅中，加水煎汤服用即可。党参与黄芪配合食用，可增强补气之功，适用于肺脾气虚、气短乏力、食少便溏及中气下陷等。

泡酒

取 40g 党参放在容器中，加入 500ml 白酒，密封，浸泡 7～14 日即可饮用。每日早、晚空腹服 10～15ml。可健脾益气，适用于脾虚泄泻、肺虚气喘等。

🌿 药膳

✱ 黄羊党参汤

原料：黄羊肉250g，党参50g，油、姜丝、盐适量。

制法：黄羊肉洗净切片，党参装入纱布袋内，扎口。锅中油烧至六七成热时放姜丝、盐、水，烧沸后下黄羊肉、党参煮熟。

功效：补中益气。

应用：食肉喝汤，适用于中气不足、食少反胃、倦怠乏力、瘦弱等症。（见《中国药膳学》）

✱ 黑米党参粥

原料：党参、白茯苓各15g，生姜5g，黑米100g。

制法：将党参、白茯苓、生姜切片，加水煎汁去渣。取药汁与黑米共煮为稀粥。

功效：补中益气，健脾养胃。

应用：适用于气虚体弱、脾胃虚弱所致的全身倦怠无力、食欲不振、大便稀薄等。

注意：湿热、胃热者忌用。（见《中医补气血养生法》）

✱ 枸杞党参鸡汤

原料：鸡300g，红枣30g，枸杞子30g，党参3根，生姜1块，葱2根，香油10ml，盐8g，生抽5ml，胡椒粉5g，料酒5ml。

制法：鸡洗净，剁成块；姜切片；葱切段。锅中加水，放入鸡块、红枣、枸杞子、党参、姜片、盐、生抽、胡椒粉、料酒，煮10分钟后转小火炖20分钟，撒葱段、淋香油即可。

功效：补血益气。

应用：适宜阳气不足、阴血亏虚者食用。（见《餐桌上的中药：党参》）

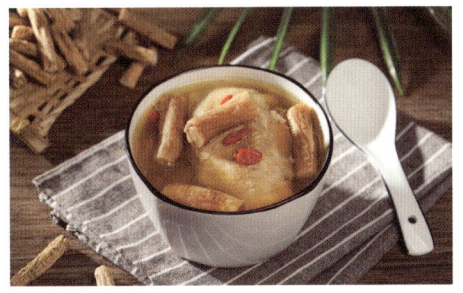

枸杞党参鸡汤

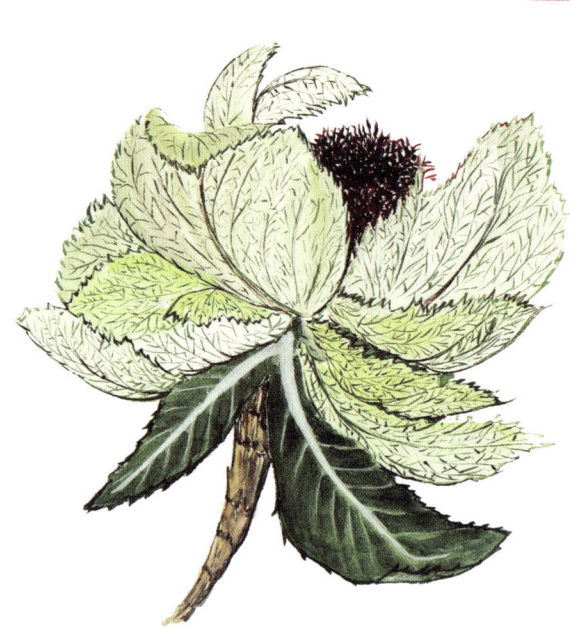

天山雪莲

薄衣几裹不嫌寒,万紫头花丽贵媛。
雪皑天山她户地,迎风面雨少佳仙。
恭前慕容手牵互,愿伴随君返家园。
定会康全您更好,今生共度寿百年。

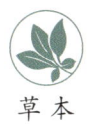
草本

天山雪莲

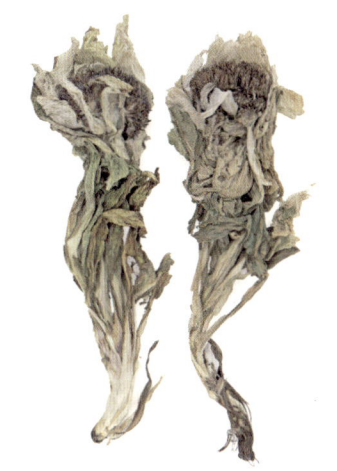

戈壁无疆,雪山无涯,广袤的西域大漠里,雄奇巍峨的天山山脉连绵起伏,横亘东西数千里。在了无寸土的万丈雪岩上,绽放着一种西域奇花。它高贵纯洁,宛若尊贵的仙女,不染凡间风尘,傲立雪山之巅。它是济世救人的良药,无论是妙趣横生的武侠世界,还是平淡朴实的现实生活,它都是人们孜孜以求的药中极品。道家经典《道藏》中更是将其列入"中华九大仙草",视为养生圣品,倍显神秘。这便是大名鼎鼎的天山雪莲。

探寻前世传说

❋ 武侠世界的"阆苑仙葩"

从古至今,天山雪莲常被赋予包治百病、长生不老,甚至起死回生的奇幻疗效。传说在天山上经常有异光出现,每当异光乍现后,就会有一朵雪白、美丽、像

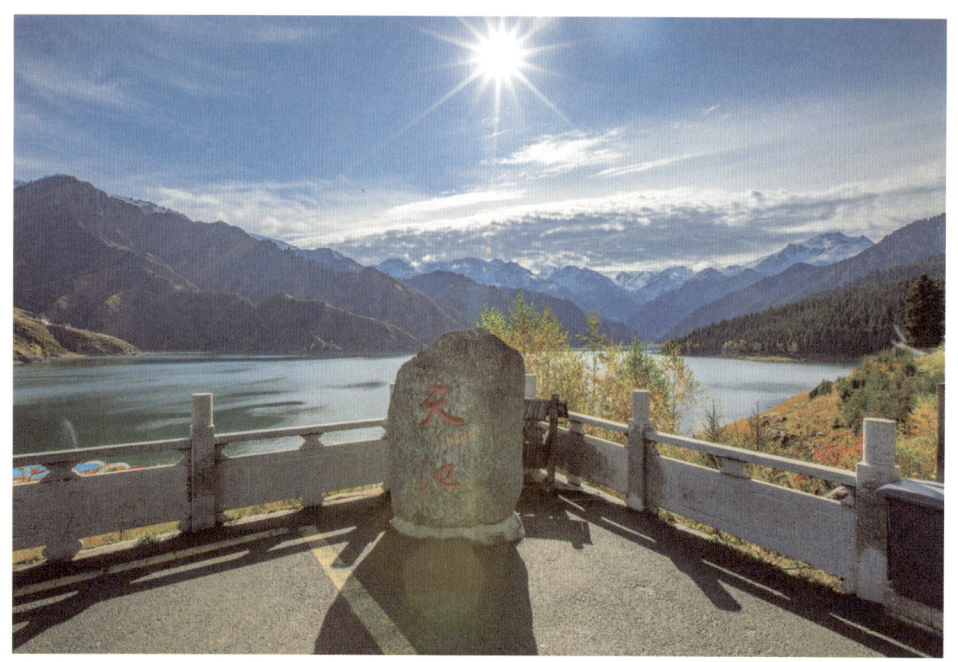
天山天池

    荷花一般的花儿开放。人们把这种花称作雪莲，不要说吃上一口，就是放在鼻下闻一闻，也会神清气爽、百病难侵。当年周穆王率众西巡，游赏天下奇观，来到天山，会西王母于瑶池之上，求长生不老药，西王母便取天山雪莲赠之。

    喜欢文学作品的人对天山雪莲更加不会陌生。在武侠世界里，天山雪莲自有一种神秘的力量，将其配成药，只要人没断气，都能医治；若是女子服用，则可以驻颜美容。神秘的天山雪莲因此成就了无数武侠传奇。

    梁羽生笔下的《白发魔女传》中，天山雪莲是西域天山派的圣物，卓一航为使爱人白发变黑，返老还童，在千云峰顶苦熬十年，痴等天山雪莲花开。书中天山雪莲奇香扑鼻，有两朵蓓蕾，如拇指般大，红的如胭脂，白的如白玉，都被花瓣紧紧地包着。好一朵奇妙的天山雪莲！

    金庸的《书剑恩仇录》中，男主陈家洛为讨得美人芳心，冒险攀上悬崖采摘的也正是天山雪莲。书中的天山雪莲生于半山腰的峭壁之上，海碗般大，花瓣碧

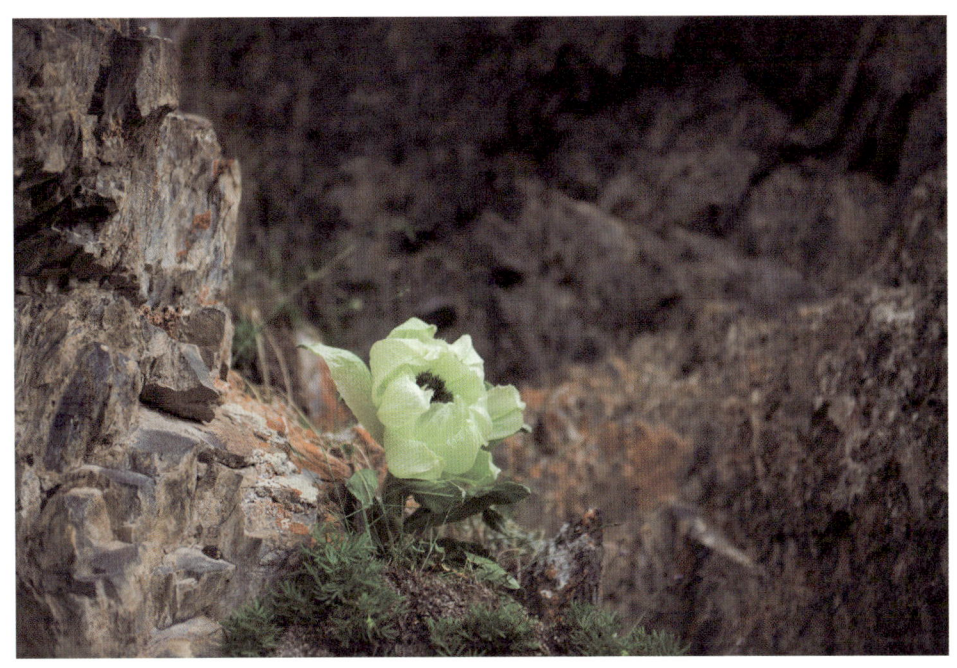

天山雪莲原植物

绿,四周都是积雪,白中映碧,夕阳金光映照下,娇艳华美,奇丽万状。神秘的天山雪莲,在大师的笔下尽展风华。

❋ 西域梵音"优钵罗"

白山南,赤山北。
其间有花人不识,绿茎碧叶好颜色。
叶六瓣,花九房。
夜掩朝开多异香,何不生彼中国分生西方。
移根在庭,媚我公堂。
耻与众草之为伍,何亭亭而独芳。

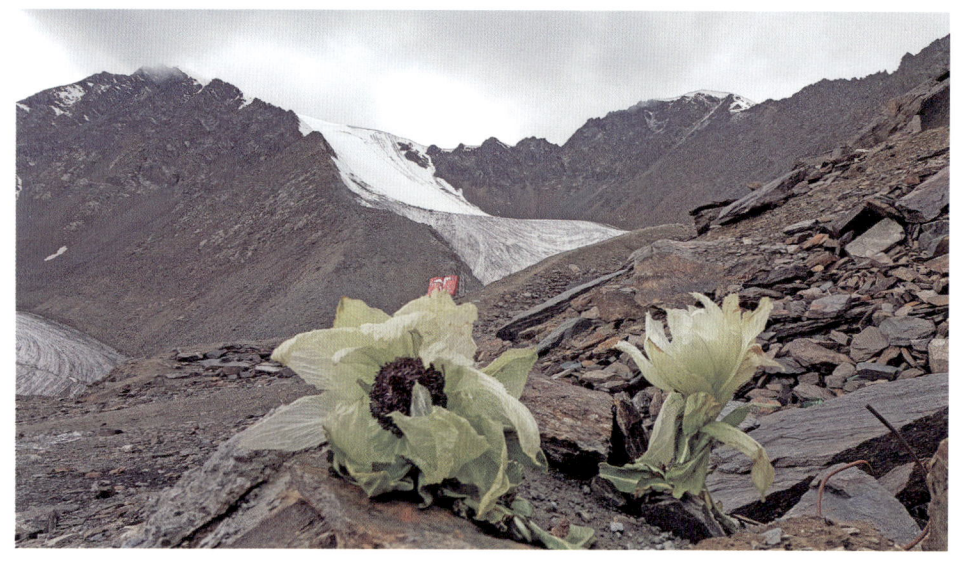

天山雪莲

> 何不为人之所赏兮,深山穷谷委严霜。
> 吾窃悲阳关道路长,曾不得献于君王。

此诗为盛唐诗人岑参从军西域时所著的《优钵罗花歌》,是描写新疆风物佳作。"优钵罗",梵语音译,意为青莲花、黛花、红莲花。优钵罗花在汉语中即指天山雪莲,因其洁净幽清、秀色异香、孤高脱俗,故常取以喻佛。

诗在序言中还详细描绘了天山雪莲的生态:"其状异于众草,势巃嵸①如冠弁②。嶷然③上耸,生不傍引。攒花中折,骈叶外包,异香腾风,秀色媚景。"诗人借天山雪莲既不因生于僻境而失去光泽,也不因无人欣赏而失去芬芳的自然特征,道出诗人虽怀才不遇,远戍边塞,却并未意志消沉,表现出诗人清高、峻洁、坚韧的个人品格。

与岑参的际遇类似,纪昀遭流放新疆时,亦有记述天山雪莲:"塞外有雪莲,

---

① 巃嵸:读 lóng zōng,耸立的意思。
② 冠弁:读 guān biàn,天子田猎时的装束。在玄冠之上加以皮帽。
③ 嶷然:读 nì rán,端庄貌。

生崇山积雪中，状如今之洋菊，名以莲耳。其生必双，雄者差大，雌者小。然不并生，亦不同根，相去必一两丈。见其一，再觅其一，无不得者。盖如菟丝、茯苓，一气所化，气相属也。凡望见此花，默往探之则获。如指以相告，则缩入雪中，杳无痕迹。即剐雪求之，亦不获。草木有知，理不可解。"

❋ 雪域奇花入中原

由于雪莲那遗世独立的生长特性，历来被当地人视为神花，被发现和认识的历史相当久远，药用历史也源远流长。

雪莲入药最早见于藏族医学经典《月王药诊》和《四部医典》，言用雪莲防罗睺，并且治脑血管病。《晶珠本草》也记载："雪莲花生长在雪山雪线附近的碎石地带，是治疗皮肤炭疽最有疗效的药物。"

由于山川险阻和文化差异，雪莲传入中原应用稍晚，中医使用始见于清代《本草纲目拾遗》："产伊犁西北及金川等处大寒之地，积雪春夏不散，雪中有草，类荷花，独茎亭亭，雪间可爱……较荷花略细，其瓣薄而狭长，可三四寸，绝似笔头。"又言"其地有天山，冬夏积雪，雪中有莲，以产天山峰顶者为第一"。赵学敏在该书中认为雪莲能补阴益阳，可治一切寒证。

审识现代沿革

❋ 雪莲非莲种类多

雪莲不是长在雪地里的莲花，只因长于终年积雪之地、外形亭亭似莲花而得名，实与池塘里的莲花无半点瓜葛。

雪莲种类繁多，皆生于人迹罕至的高山之巅，属于菊科风毛菊属植物，为日常观赏菊花的"远房姐妹"，是高等进化的植物类群。而池塘里的莲花属于睡莲科，是现存最原始和古老的被子植物之一，两者植物亲缘关系相去甚远，可谓天差地别。

由于雪莲"家族"中的多数成员有药用价值，人们常把生长于高寒地区、入药使用的多种雪莲都总称雪莲，因此不同地区、不同民族使用的雪莲药材准确植物来源各有差异。西藏、青海、四川、甘肃等地的藏族医药多使用主产于青藏高原的水母雪莲花、绵头雪莲花和苞叶雪莲花等，新疆维吾尔族一直使用天山雪莲。《中国药典》自2005年版起开始收录天山雪莲，以维吾尔族习用的天山雪莲 [*Saussurea involucrata*（Kar. et Kir.）Sch.-Bip.] 为正品。

天山雪峰上，气候严寒，环境恶劣，或烈日灼灼，辐射强烈，或风雪暴虐，冰冻凛冽，很难有植物可生存其间。天山雪莲却独树一帜，矗立于山顶，迎风斗雪，亭亭玉立，恰似神话故事里那红盔素铠的战斗天使迎战风雪。

天山雪莲之所以能在如此恶劣的环境中生长，还要归功于其特有的秘密武器。首先是它全身密被白色柔毛，仿佛穿了一件绒装，既可防风保温，又可避免被强烈的阳光灼伤，还能防止水分过快蒸发。待到开花时节，它的枝顶还会长出许多形似莲花花瓣的苞片，层层覆盖，围成一个小小温室，保护中心真正的花儿免受冰雪冻伤，同时也给周遭的昆虫提供了一个温暖的避风行营，有利于实现传粉。"温室"的中心由约20个球形花序组成，每个花序可开几十朵小花，这样，整株就可开花上千朵。数量庞大的花朵可产生更多的种子，增加繁衍的概率。另外，它还有又粗又长的根，可深入岩缝，尽可能地吸收水分和养料。它的根部还会与环境中的共生真菌形成菌根来获得必需的营养，使其得以在营养贫瘠的高山环境中生长繁衍。

❋ 野生濒危种植忙

天山雪莲主要分布于新疆天山南北山坡、阿尔泰山及昆仑山等地，生长在海拔4000～5000m的雪线地带，全年长期被冰雪覆盖，只能趁着夏季稍温暖时迅速生长，所以从种子萌发到抽薹开花需要 6 ~ 8 年之久。

但是由于天山雪莲举世闻名，随着登山旅游的开放，无数游人不仅带来大量生活垃圾，使原本脆弱的雪山环境遭到破坏，还狠心地连根拔起天山雪莲，一麻袋一麻袋地运下山去牟取暴利。

无节制的采挖使天山雪莲野生资源锐减，濒临灭绝。1991 年版《中国植物红皮书》已收录雪莲。1996 年，我国已将天山雪莲列为二级保护植物。2000 年，国务院明令禁止采挖野生天山雪莲。

为了保护野生资源，人们开始尝试进行人工栽培。但由于其种子发芽率低，较难繁殖，生长缓慢且对环境要求严苛，种植后病虫害易发，人工栽培难以进行。幸好随着生物技术的快速推进，生产方式得以创新，植物组织培养技术使天山雪莲得以快速大量繁殖，良种选育等增强了其适应性与抗病性，实现了天山雪莲规模化人工种植。

明辨真伪优劣

❋ 入药色衰而药性良

新鲜的天山雪莲是"妙龄雪山公主"，花朵娇艳，亭亭玉立，冰雪也冻不住她怒放的激情，盛世容颜让人为之倾倒。然而走下雪山，陈于药柜的天山雪莲却是另一番模样，天山雪莲的粉丝们见了定会大失所望。

成为药材的天山雪莲，枯萎皱缩，颜色衰退，与"仙""美"等字眼几乎沾不上边，此时的天山雪莲仿佛一颗干枯的卷心菜，如不药用，估计早已被弃之荒野了。虽然天山雪莲药材形容枯槁，但依然可见层层密生的长卵形叶及大苞片包裹着中心的花序，叶片无柄，两面具柔毛，苞叶膜质，半透明。中心由数十个花序密集成圆球形，小花管状，紫红色。体轻，质脆，以叶多者为佳。

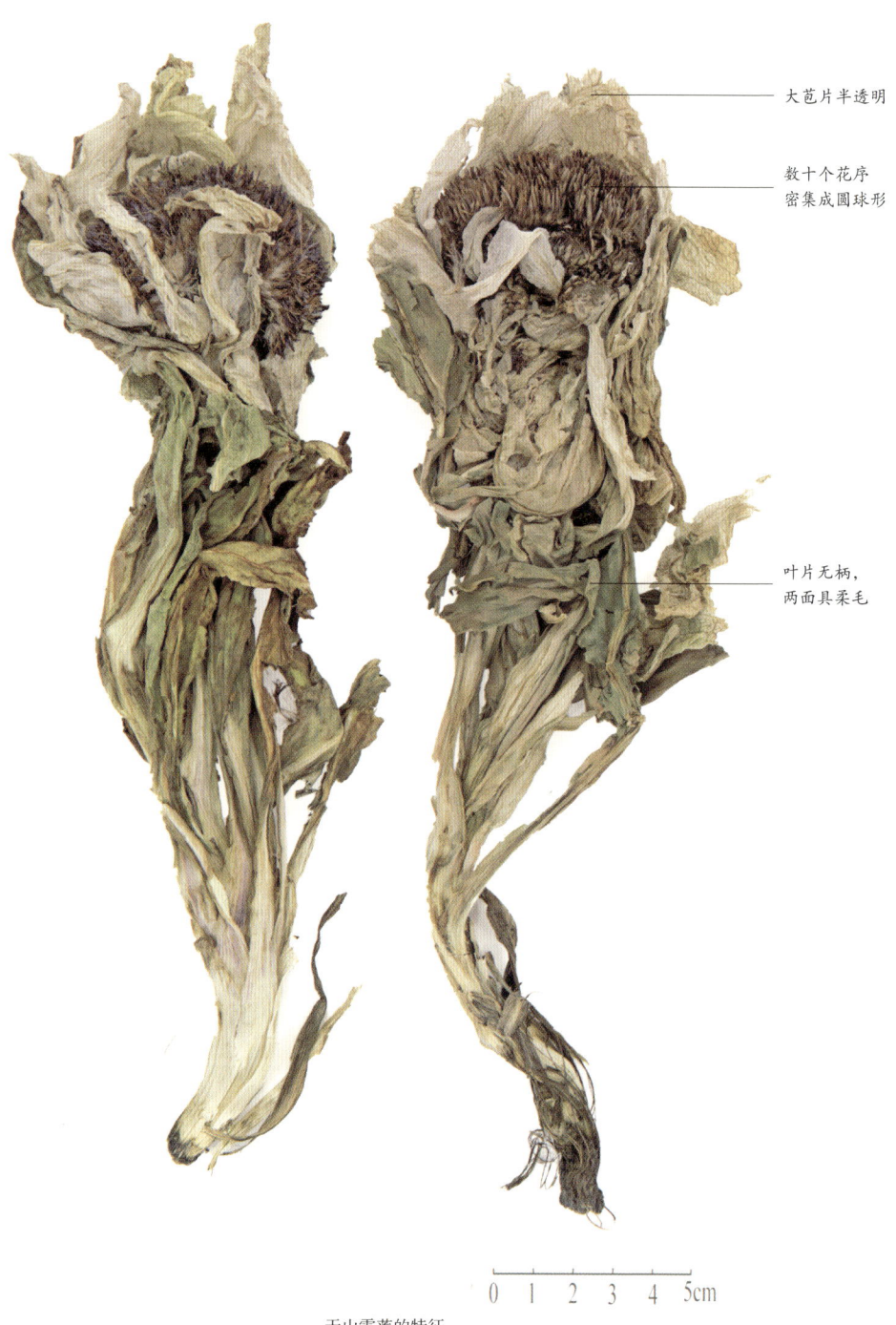

天山雪莲的特征

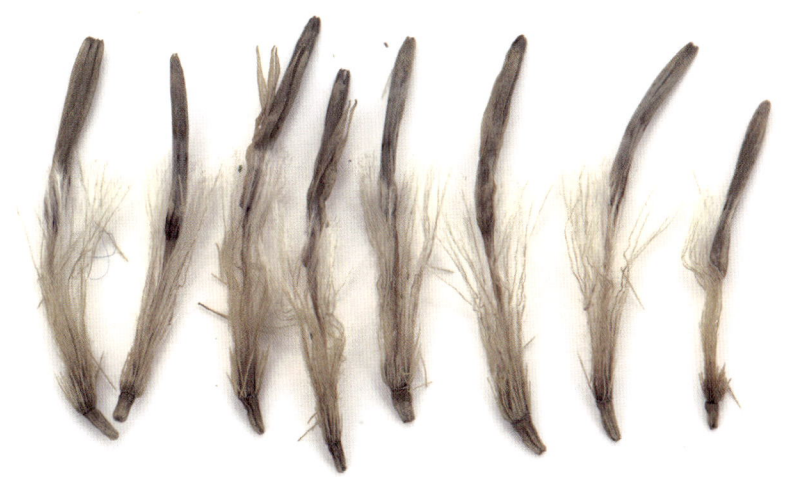

天山雪莲的管状小花

✤ 雪莲"家族"

雪莲"家族"庞大，根据外貌可分成两大类：一类全朵花没有长的绵毛，叶大而色绿，顶生头状花序，被数个大的花瓣状苞片层层围住，开花时形如莲花，如天山雪莲、苞叶雪莲等；另一类全株被白色长绵毛，头状花序密集于膨大的茎端或莲座状叶丛中，远望酷似一只毛茸茸的大白兔蹲在荒凉的高山流石滩上，十分可爱，故得名"雪兔子"，西藏所产的雪莲多为此类型，如水母雪莲花、绵头雪莲花等。

水母雪莲花也称水母雪兔子，也是雪莲中久负盛名的种类，2020年还因真人秀节目《极限挑战宝藏行》被推上了微博热搜。水母雪莲花生长于海拔 4400～4800m 的高山流石滩，主要分布于甘肃、青海和西藏等地。一生可多次结实，茎中空，叶丛莲座状，密被厚厚的蛛丝状白色长绵毛，茎顶开花，花微紫红，状如秃鹰蹲在石岩上，亦如海中漂荡的水母。

绵头雪莲花又名绵头雪兔子，主要分布于四川、云南和西藏等地。茎秆壮实，

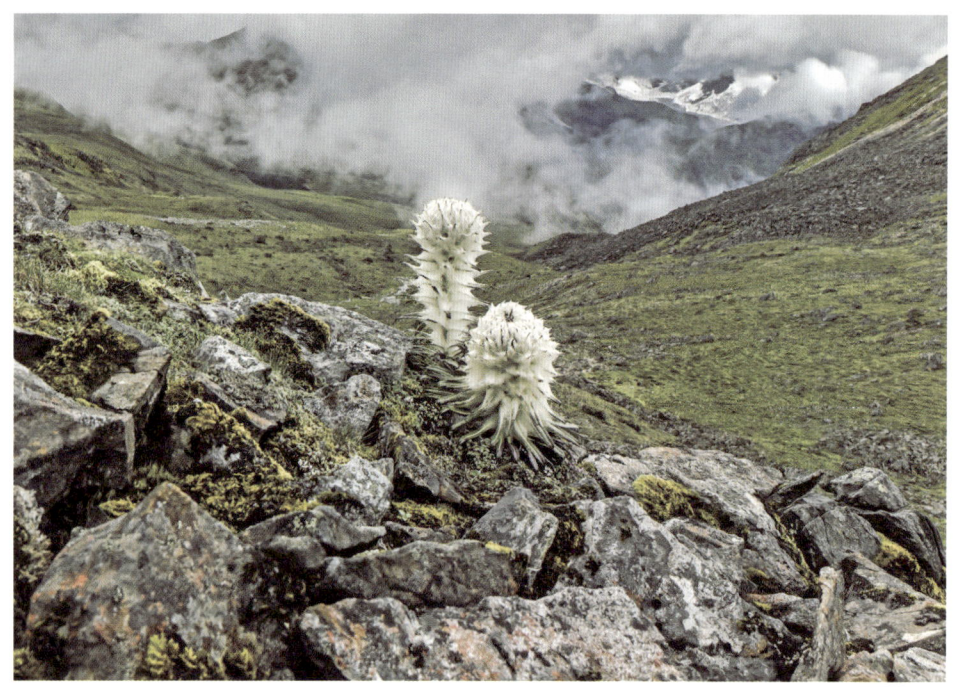

水母雪莲花

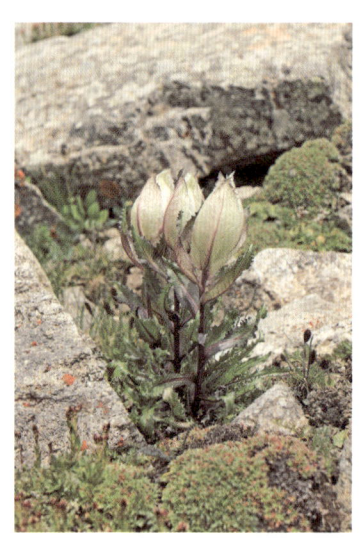

苞叶雪莲

叶极密,上端被白色或淡褐色的稠密绵毛,造型蓬松如棉团,一生只能开花结实一次,结实后即枯萎。

苞叶雪莲是天山雪莲的"近亲",但主要生长于喜马拉雅山一带的雪山草甸上。外形与天山雪莲相似,头状花序外围均有花瓣状苞片,但其生长的海拔相对低一些,植株较高,茎粗壮、直立,叶片稀疏狭长,苞片黄绿色,比天山雪莲小。苞叶雪莲深受印度人民喜爱,被称为"梵天的莲花"。

品鉴百味烟火

温肾助阳祛风湿

天山雪莲本系民族药材，维吾尔族医学认为其全草能补肾活血，强筋骨，营养神经，调节异常体液，用于治疗风湿性关节炎、小腹冷痛、妇女月经不调、赤白带等。哈萨克族人用于治疗产后胎衣不下、肺寒咳嗽、麻疹不透、外伤出血等。蒙古族人只用其地上部分治疗结核气喘、风湿性腰痛、妇女月经不调、痛经、筋骨损伤等。

传统中医学认为天山雪莲味苦燥散，善祛风胜湿，适用于风湿痹证而寒湿偏胜者；其又可助阳起痿，用于治肾虚阳痿、腰膝酸软、筋骨无力等；还能活血通经、调理冲任，用于治疗寒凝血脉、宫冷不孕、小腹冷痛、月经不调、经闭、痛经等。现代药理研究表明，天山雪莲具有抗炎、强心、抗肿瘤、抗疲劳、抗缺氧、抗辐射、终止妊娠等药理作用，用于治疗强直性脊柱炎、肩周炎、类风湿性关节炎和坐骨神经痛。

谨慎对症受益多

天山雪莲适合年老肾虚、风湿病、妇科病患者使用，但会促进子宫收缩，所以孕妇是禁止使用的，否则会有流产的危险。另外，文学作品中的天山雪莲为达到艺术效果而被各种神化，大家切勿以讹传讹，盲目使用，最好在专业人士的指导下服用，尤其是肝、肾疾病患者更是要谨慎服用。

🌿 泡茶

加适量天山雪莲于杯中,用沸水冲泡,加盖焖5分钟即可。代茶频饮,一般可冲泡3～5次。适用于肾虚阳痿、腰膝酸软、风湿痹痛等。

🌿 泡酒

天山雪莲泡酒食用在民间十分普遍,很多医方中都有记载,通常用于祛风湿。方法十分简单:取天山雪莲50g放于洁净容器,加白酒500ml密封浸泡10天,即可饮用。每日两次,早、晚各饮20ml。此酒可温肾壮阳、抗风湿、抗疲劳、增强免疫力,适用于肾虚阳痿、关节炎、类风湿性关节炎、头晕乏力等。

🌿 药膳

＊天山雪莲金银花煲瘦肉

原料:瘦肉30g,天山雪莲、金银花各10g,干贝、山药各适量,调味品适量。

制法:瘦肉氽水,取出洗净。将瘦肉、天山雪莲、金银花、干贝、山药一同放入锅中,加清水用小火炖2小时,放入盐和鸡精调味即可。

功效:清热解毒,滋阴补虚。

应用:适合夏季食用,既能清热防暑,又能增强抵抗力,预防各种流行性疾病。(见《老年人养生药膳一本通》)

＊雪莲花羊肉汤

原料:雪莲花30g,黄羊肉100g,调味品适量。

制法:黄羊肉切块,用沸水煮5～10分钟,取出用冷水浸泡去除膻味。将水煮开,下黄羊肉、雪莲花,煮至黄羊肉熟后,加适量葱花、盐、味精、猪油、姜末、胡椒等调味。

功效:健脾温肾。

应用：适用于治疗肾虚阳痿。每日1剂。（见《名贵及常用中草药识别与应用图典》）

✱ 雪莲炖乌鸡

原料：雪莲20g，乌鸡1只，葱、姜、盐、糖、油适量。

制法：锅中油热后下葱、姜爆香，放入盐、糖、乌鸡、雪莲、水，武火烧开后改文火炖45分钟，肉烂熟后停火起锅。

功效：补肾壮阳，调经补血。

应用：适用于治疗肾阳虚不孕、月经不调等。（见《祛风湿强筋骨中草药妙用》）

雪莲果是雪莲的果实吗

生活中，我们经常在集市上见到长得如同红薯，称作雪莲果的水果，不少商家打着"天山雪莲"的旗号，不知情者还以为雪莲果是天山雪莲的果实。实际上，雪莲果与雪莲没有一丁点儿关系，甚至都不是果实。雪莲果其实是植物菊薯的块根，还是舶来品，原产于南美洲的安第斯山脉。不过，雪莲果也营养丰富，含有大量水溶性纤维、较多的果寡糖、人体必需的氨基酸及微量元素，口感清脆，热量低，适合糖尿病人和减肥者食用。

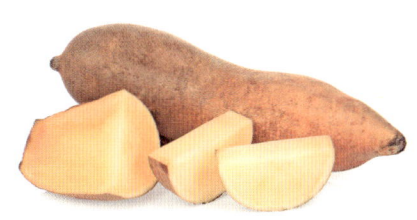

雪莲果

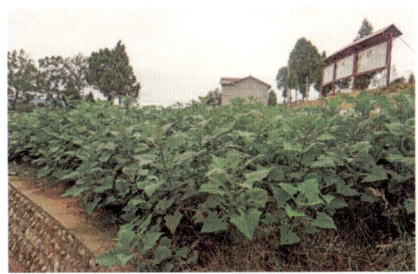

雪莲果原植物

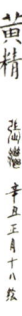
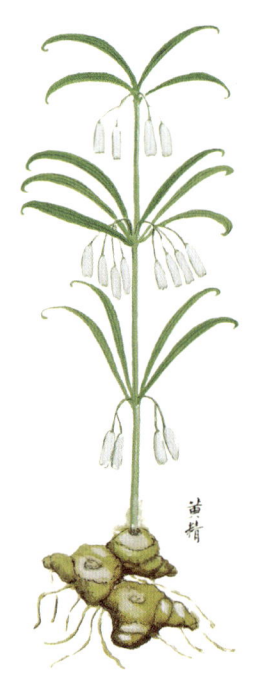
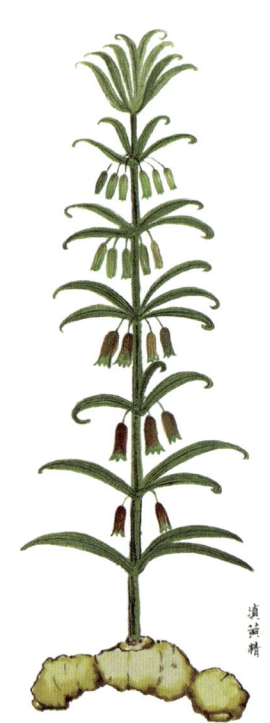

黄精

婀娜腰身舞山怀，垂花吊果作点缀。
肉脚肥白入地茇，选洗净煮炮精材。
补中益气除风湿，养阴健脾益肾还。

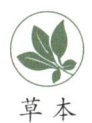

草本

黄精

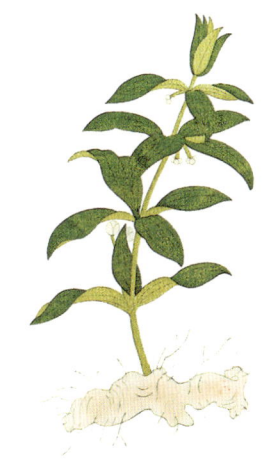

"天地精坤土,灾年可救荒。"

古人认为久服黄精有身轻如飞、延年益寿的功效。黄精为药食同源中药材,能气阴双补,应用历史悠久,被称为"瑞草"。道家更是以"仙草"尊之,历来便是养肾益精的佳品,亦是古人养生延年的法宝。

如今,黄精由于口感宜人、风味独特,还被作为美食佳品驰名海内外,在东南亚及日本、韩国等也有广泛的应用。

探寻前世传说

❋ 药中之精多传奇

传说东汉时期有个肺痨患者,因得不到有效治疗而惆怅绝望,遂钻入深山自生自灭。然而数年后,人们发现他非但没有死,反而身体愈加结实,且精神饱满,甚至能日行千里。这种巨大的变化使人们很吃惊，纷纷以为此人已成了神仙。

一日，神医华佗路过此地，听说了这个传奇故事，便决心探求真相。在乡民的帮助下，华佗终于找到了这位传说中的"神仙"。原来这位患者进山后无粮可食，机缘巧合下发现林中有一种开绿花、根黄而肥厚的植物正可充饥，长期服用后，肺痨便痊愈了。华佗捧着这神奇的植物念道："真乃药中之精也！"于是便有了黄精之名。

在宋代志怪小说集《稽神录》中，也有一个关于黄精的故事：在临川县有个财主，残暴狠毒，一个女婢忍无可忍，逃到深山里躲避。财主追迫不停，使其长期滞留深山，女婢只能以一种野菜为生。这种野菜根吃了，很久都不会觉得饥饿，动作也越来越轻捷。一日夜里，她正在树下休息，忽然听见草丛中有声响，以为是老虎来袭，急忙跳起，竟腾空跃上了树梢，天亮后又轻松下到地面。从此她便发现自己竟身轻如燕，健步如飞。然而财主还是得知其行踪，遂命人抓捕数次，均未得逞，即使将其困于绝壁，女婢也能一跃腾上山顶逃走。财主大惊，决心一定要抓捕回女婢。他的手下说，女婢本没有仙骨，竟有如此手段，应该是得了灵药，可用美食诱惑抓捕。财主依言，果真擒住女婢，逼问灵药为何物，世人根据女婢描述，发现该物即黄精。

这一传奇在《证类本草》和《本草纲目》中均有引用，虽有诸多传奇色彩，但古人对黄精补益、轻身、健体功效的认可仍然可见一斑。

❋ 黄精的众多称谓

黄精在不同的文献中别名颇多，过多的名称极易导致药用品种混淆，厘清黄精的古今称谓是正本清源的第一步。

黄精是历代文献中最常用的药材名，最早见于三国时期嵇康的《与山巨源绝交书》："饵术黄精，令人久寿。"

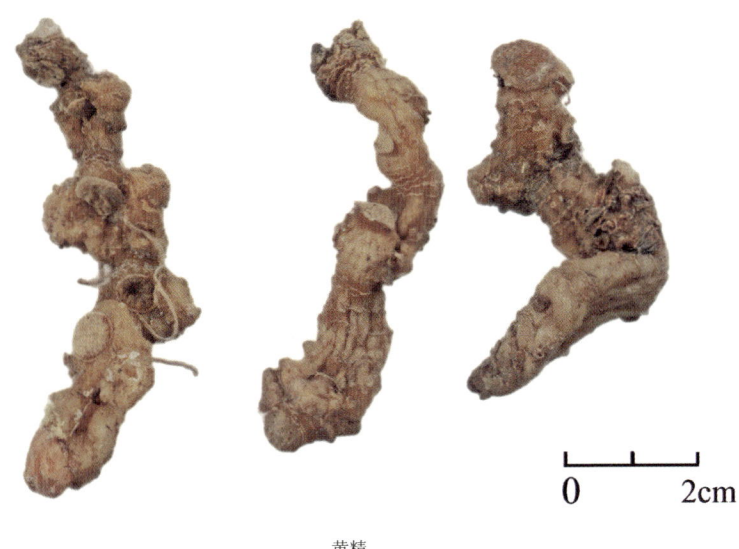

黄精

　　《五符经》记载："黄精获天地之淳精，故名为戊己[①]芝。"另传说隋时羊公服食黄精而多年不老，道家遂认为黄精是芝草之精，故得名黄芝。

　　《博物志》中有"太阳之草，名曰黄精"的记载，故古人称之为"太阳草"。李时珍在《本草纲目》中说，黄精"以其得坤土之精粹"而得名。又因其根鲜嫩可代粮，灾荒年代可充饥，故得名"仙人余粮""救穷""救荒草"。

　　黄精还有不少别名是根据其植物形态而得名的。例如：由于其叶似竹，且野兔、野鹿爱吃，故得名菟竹、鹿竹；其根茎结节状相连，形似生姜，故得名老虎姜、野生姜、山生姜；又因单个根茎结节圆锥状，形似鸡头而得名鸡头参；还因其果实倒垂于半空似珠串下垂，得名垂珠。

　　黄精还有龙衔、马箭、笔管菜、鸡格等别名。这么多的黄精别名，无一不印证着古人对黄精的青睐。

[①] 戊己：古人用十干以纪日，戊己即戊日与己日。

❋ "仙药"名称之缘

仙药其实并不是道教的产物,而是源于更为古老的原始宗教神话,很早便独立发展壮大,古籍《山海经》中便有不死药的传说。

黄精能成为仙药,得益于两大传说。其一,黄精乃西王母以瑶池仙水灌溉而生的仙草,供仙人食用以求长生。其二,昔日黄帝问天老:"天地所生,岂有食之令人不死者乎?"天老曰:"太阳之草,名曰黄精,饵而食之,可以长生。"后来道教徒追寻古仙踪迹,为求不老登仙,便将黄精列为长期服用的仙品,寄托了他们对长生不老的渴望与追求。

此外,受"神仙不食五谷"思想的影响,很多修行者有意避开五谷杂粮,此时,可补益、充饥的黄精就成了首选。除却修仙得道之人,许多佛教僧侣亦深谙此道。被称为"莲花佛国"的九华山,就有两位肉身佛与黄精结下了不解之缘。

相传在唐代,新罗王族金乔觉因喜好佛教而出家修行。他向往中土,游化数年,最终辗转至九华山石洞,饥时食九华山上的野生黄精,苦修75年,于99岁时圆寂,肉身经年不腐,世人认为是地藏菩萨转世,建肉身殿供奉。另有明代无暇和尚,在九华山隐居多年,传言他吃生黄精,可连续10天不进食,且每20天放一次血,20余年时间用血研墨抄写经书81卷,圆寂后多年肉身不腐,崇祯皇帝敕封为"应身菩萨"。

❋ 为粮为药诗中寻

黄精根茎肉质肥大,味甘美,古人常以之为食,灾年更是救命之品。759年,杜甫为躲避安史之乱,举家辗转迁至同谷①,时值寒冬,为生计所迫,诗人只得在茫茫冰雪中搜寻黄精度日。但黄精难觅,空手徒奈何,长歌当哭!于是留有《乾元

---

① 同谷:今甘肃成县。

中寓居同谷县作歌七首》，其中一首为：

> 长镵长镵白木柄，我生托子以为命。
> 黄精无苗山雪盛，短衣数挽不掩胫。
> 此时与子空归来，男呻女吟四壁静。
> 呜呼二歌兮歌始放，邻里为我色惆怅。

饥荒过去，黄精却仍是杜甫常食之物。不过此时，黄精成了疗疾、养生的良药，杜甫便创作出《丈人山》，以表达喜悦、兴奋之情：

> 自为青城客，不唾青城地。
> 为爱丈人山，丹梯近幽意。
> 丈人祠西佳气浓，缘云拟住最高峰。
> 扫除白发黄精在，君看他时冰雪容。

见泉水横流，杜甫自然联想到栽植黄精，又创作出《太平寺泉眼》，其中的部分诗云：

> 何当宅下流，余润通药圃。
> 三春湿黄精，一食生毛羽。

黄精强身又健体，得此恩惠者可不独杜甫一人。唐代诗人韦应物就极力赞美过黄精的神奇：

> 灵药出西山，服食采其根。九蒸换凡骨，经著上世言。
> 候火起中夜，馨香满南轩。斋居感众灵，药术启妙门。
> 自怀物外心，岂与俗士论。终期脱印绶，永与天壤存。

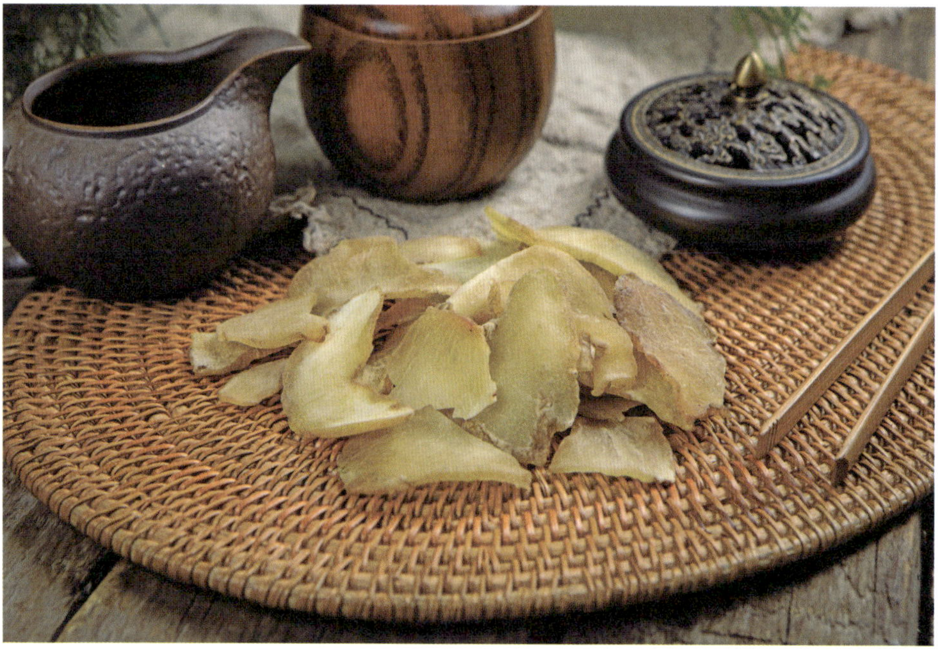

黄精饮片

北宋大文豪苏轼有“幽人只采黄精去，不见春山鹿养茸”的诗句，南宋诗人陆游也想倚仗黄精消除白发，留下“少陵老子未识真，欲倚黄精除白发”的名句。

审识现代沿革

古今药源细探究

我国有约40种黄精植物，均为多年生草本，具横生肉质根状茎，外观形态较为相似，地理分布上也存在重叠和交叉，使黄精药材的仔细甄别十分困难。

传统本草记载中对黄精的原植物记载较为简略。《本草经集注》中记载，黄精一枝多叶，叶形似竹叶，根茎与玉竹、黄连等相似。唐代《新修本草》中记载"黄精叶似柳"，说明黄精叶片呈长条形。唐代人陈藏器说，黄精"叶偏生，不对者为偏精，功用不如正精"，可见当时黄精有正、偏两类。宋代《本草图经》中说，黄精植株高一二尺，叶如竹叶而短，两两相对，茎梗柔脆似桃枝，花小呈青白色，根似生姜。宋代《证类本草》中黄精药图已多达十幅，其中相州黄精、解州黄精、丹州黄精叶均为轮生，接近如今的黄精（*Polygonatum sibiricum* Red.），估计是古代药用的主流品种，后世《救荒本草》《本草纲目》等所绘药图均与之类似。永康军黄精叶为互生，形似如今的多花黄精（*Polygonatum cyrtonema* Hua），商州黄精形似如今的轮叶黄精［*Polygonatum verticillatum* （L.）All.］，至于洪州黄精、兖州黄精、荆门军黄精更似混乱品种。明代《金石昆虫草木状》中还有十种黄精的彩色手绘图。《本草图汇》中也描绘了三种黄精，分别为黄精、竹叶黄精和圆叶黄精。

至近现代，《中药大辞典》《中华本草》等均以黄精、多花黄精和滇黄精（*Polygonatum kingianum* Coll.et Hemsl.）三种植物为正品黄精药材来源。

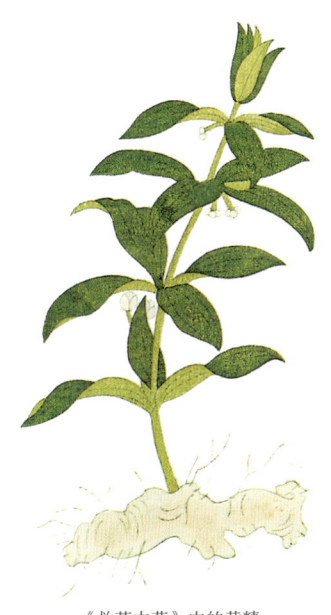

《救荒本草》中的黄精

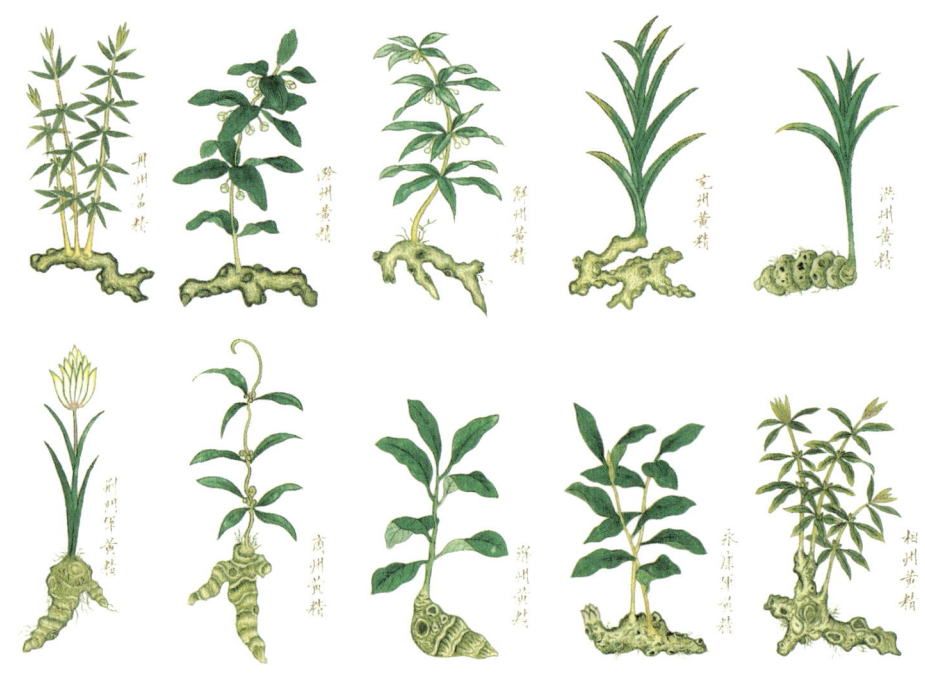

《金石昆虫草木状》中的十幅黄精图

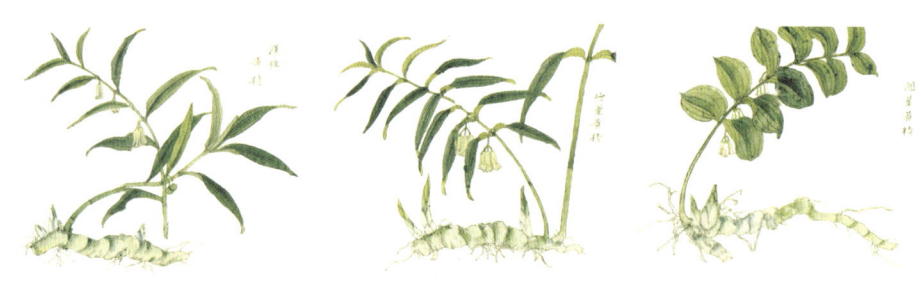

《本草图汇》中的三种黄精

❋ 阴湿耐寒分布广

黄精适应性很强，野生者多生长在阴湿的山地和树林边缘草丛中，具有喜阴、耐寒、怕旱的特性，常生长于土层深厚、肥沃、湿润的土壤。但黄精怕涝，土壤积水容易使黄精烂根，黄精也惧强光，强光会抑制其光合作用，甚至可能将叶片灼伤。

黄精生长周期较长，如果条件适宜，可以存活30年以上。从种子萌发的幼苗仅有1片叶子，一年后开始长地上茎，叶片增多，地上植株一年一换，通常生长5年后便能开花结果。人工种植大多不用种子繁殖，而是如同种植土豆一般，直接切取带芽的根茎做种，一般3～4年即可采收。

据调查，在药用的三种黄精来源中，多花黄精主要分布于陕西、湖北及长江以南地区；滇黄精为我国特有，以云南为中心，主要分布于云南、贵州、四川和广西；植物黄精主要分布于安徽、浙江、东北和华北地区，国外如朝鲜、蒙古和西伯利亚东部等地也有。

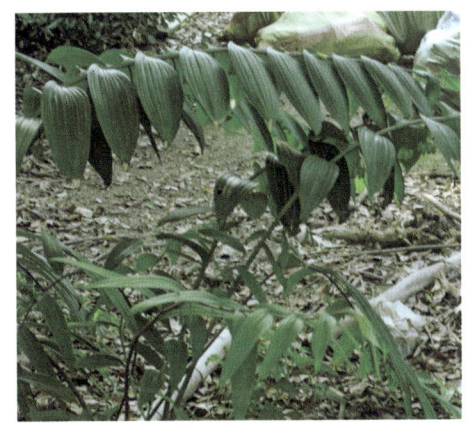

多花黄精原植物

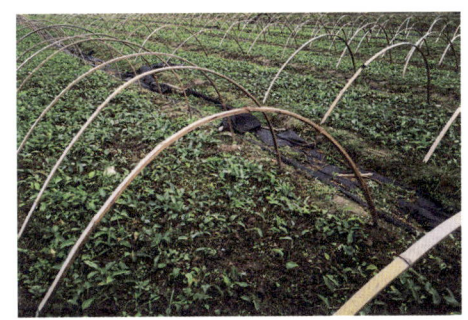

滇黄精苗圃

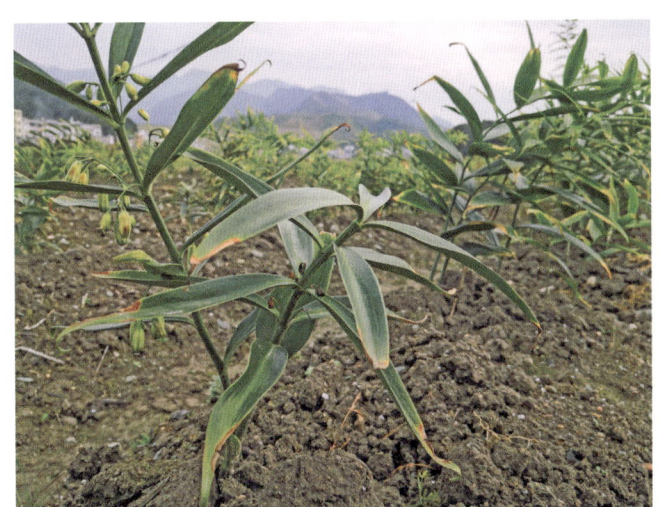

滇黄精原植物

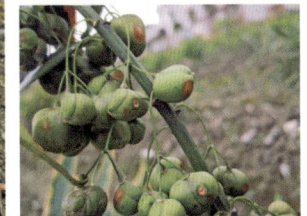

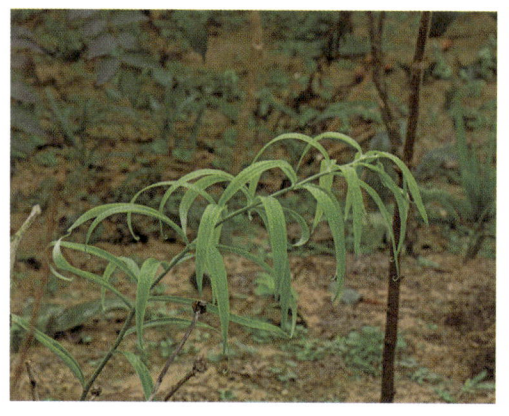
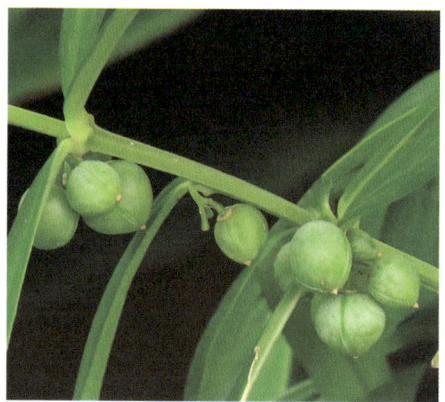

黄精原植物

明辨真伪优劣

巧辨优劣

根据药材形态，市场上售卖的黄精药材有鸡头黄精、姜形黄精和大黄精三类。

鸡头黄精源于植物黄精，呈结节状弯柱形，每节略呈圆锥形，地上茎着生处膨大而尾部细圆，形如鸡头，圆点状茎痕俗称"鸡眼"。

姜形黄精源于植物多花黄精，肉质肥厚，呈不规则结节状，形似生姜，长短不等，结节上侧有突出的圆盘状茎痕。

大黄精源于植物滇黄精，肉质肥厚呈团块状或连接成串珠状，有的压扁呈蝶形块状，结节上侧也有圆盘状茎痕，在上述三类黄精中体形最大。

但无论哪种黄精，均以肉质肥厚、形体粗壮、质硬而韧、色泽均匀、味甜、身干无杂质、无须根、无霉变者为佳。

由于黄精种类较多，再加上一些地区有自己的传统用药习惯，将同属的一些

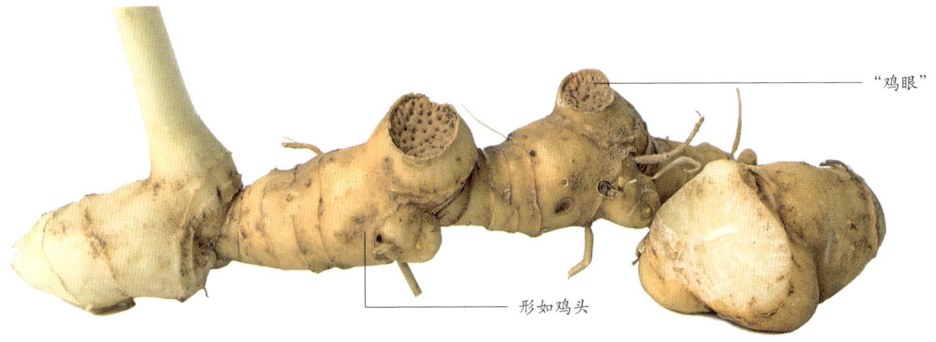

黄精的特征

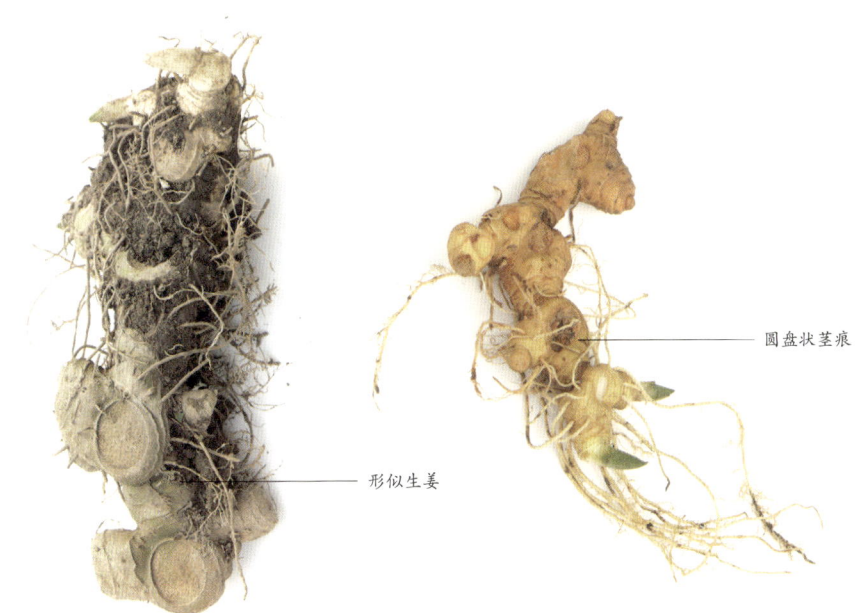

多花黄精的特征

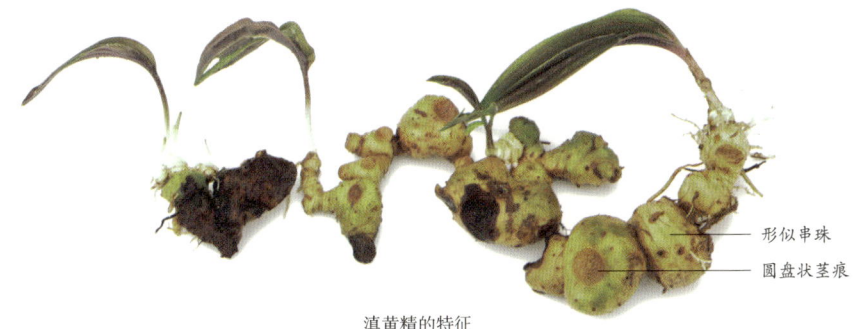

滇黄精的特征

黄精

植物亦当作黄精药用,使得黄精市场较为混乱。黄精常见的混淆品有湖北黄精、卷叶黄精、热河黄精等。湖北黄精因甜中带苦味,被称为"苦黄精",外观呈连珠状,主产于西南地区。卷叶黄精呈连珠状,结节有时为不规则菱状,产于西藏、云南、四川、甘肃等地。热河黄精呈圆柱形,一端稍尖,节呈环状隆起,产于河北、辽宁、山东等地。另外,市场上还有以同科植物进行充伪的现象,如华南地区就曾以竹根七的根茎冒充黄精。

❈ 九蒸九晒

新鲜黄精肉质肥厚,鲜嫩多汁,容易霉烂变质,需及时加工干燥,才能有效避免药用成分流失,且有利于存储运输。

早期,古人多直接将黄精阴干使用,但在长期食用过程中,古人发现黄精会对咽喉产生刺激,而且黄精难以直接晒干。

经过一系列实践,炮制工匠们发明了蒸晒法,也就是利用水蒸气的高温破坏细胞结构,使其失去保水能力,从而提高干燥效率。蒸后再晒干的黄精药材晶莹剔透、油润光泽,刺激性也得到有效降低。

经过反复蒸晒,不仅去除了黄精的刺激性,味道也更加甘美,后来渐渐演变成著名的"九蒸九晒"法。该法历史悠久,最早可追溯到唐代《千金翼方》和《食疗本草》。

"九蒸九晒"中的"九"并不是指具体的数字,而是泛指多次。所谓"九蒸九晒",意思是反复进行多次蒸晒,直至黄精变得软糯、香甜,颜色从黄色变成黑色为止。在反复蒸晒的过程中,经过时间的洗礼,黄精渐渐得以"脱胎换骨",补养滋肾的作用也得以增强。这个变化过程,好像一位修行者历经多番磨难后,最终得道登仙,

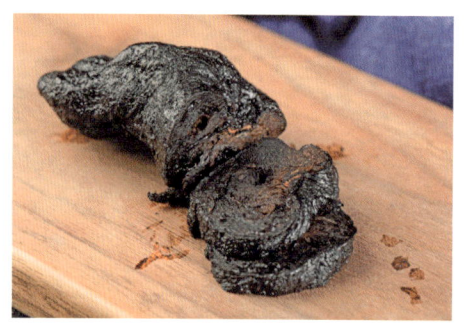

九蒸九晒黄精

因而更受世人青睐。

现代研究表明，黄精在反复蒸晒的过程中发生了一系列复杂的物理、化学变化，破坏了黏液细胞中的刺激性晶体，大分子多糖大量水解成低聚糖和单糖，皂苷类成分得以转化、增加，并产生新的有色化合物。

然而，传统的"九蒸九晒"炮制方法费时费力，多道工序做完，少说也要两个月之久。随着炮制工业化和现代化发展，现代炮制设备可以有效提高效率，"九蒸九晒"更多作为一种追求卓越的工匠精神和传统中药炮制的文化符号，留存在人们的记忆里。

品鉴百味烟火

❋ 飨食黄精延福寿

在古时，黄精一直被视为益寿驻颜的珍品。

最早在《名医别录》中即作为补益之品，称其能补中益气，安五脏，久服轻身延年。传统中医认为，黄精味甘性平，既能滋养脾阴，又善补益脾气，是治疗脾胃虚弱、体倦乏力、口干食少的良药；亦善补肺阴，兼能益气，可通过平补脾、肺、肾而填精生髓，强壮固本，可用于治疗精血不足、腰膝酸软、须发早白等。

宋代大型方书《太平圣惠方》中就记载着将黄精捣汁，煎熬成丸，对年老体衰者有益气填精、滋补抗衰的保健作用。《圣济总录》中记载着黄精与枸杞子等比例配制而成二精丸，可治疗老年精血衰少、气虚无力。

现代研究表明，黄精主要含有多糖和甾体皂苷类成分，具有调节血糖、血脂，保护心血管系统，增强免疫力，抗病毒、抗炎，延缓衰老，改善学习、记忆力等多种药理作用，在治疗冠心病、糖尿病、血脂异常、慢性支气管炎、缺血性中风等疾病方面具有一定疗效。

❋ 谨慎对症受益多

黄精性质平和，无明显不良反应，且黄精含有大量淀粉、脂肪、蛋白质、维生素和多种其他营养成分，既能充饥，又能强身健体，适宜肺、肾阴虚的劳嗽久咳者，脾、胃虚弱者以及年老体虚者使用。但其性滋腻，易助湿生痰滞气。因此，脾虚痰湿内盛、气滞不畅者以及感冒发热等实证患者不宜服用。此外，黄精宜饭前服用，服药期间忌油腻，忌酸、冷食物，以免影响药效。

除却传统入药治病，用黄精还可水煎代茶、泡制美酒，以及制成五味俱全的美味佳肴。

水煎

黄精、百合各 20g，梨 1 个（切片），水煎去渣，加适量蜂蜜即可饮用，适用于口燥咽干、干咳少痰者。

泡茶

黄精 10g，茯苓 10g，茶叶 5g，沸水冲泡 10 分钟，代茶饮用，对脾胃虚弱、体倦乏力者有较好的疗效。

泡酒

取黄精 120g、枸杞子 90g、松子 60g、杜仲叶 30g，用 900ml 白酒浸泡两周，取澄清的酒液饮用。适合老年体虚、筋骨软弱、腰膝酸痛的人适量饮用。

药膳

❋ **黄精粥**

原料：黄精 30g，粳米 100g，陈皮 5g。

制法：将黄精放入砂锅中，加适量水，用小火熬20分钟，再加水至足量，放入粳米，熬至米烂熟时，放入陈皮，加冰糖，再煮片刻，弃药材。

功效：补益脾胃，滋阴润肺。

应用：适用于调治饮食减少、体倦乏力、形体瘦弱者。（见《补药吃对才健康·补气药》）

✻ 枸杞黄精煲鹌鹑

原料：鹌鹑250g，枸杞子30g，黄精30g，姜片、葱段、料酒、盐、味精适量。

制法：枸杞子、黄精洗净，控干水，装入鹌鹑腹内。汤锅内装入适量水，置于火上，放入鹌鹑、姜片、葱段、料酒，小火煲至鹌鹑肉熟透，加盐、味精调味，捞去药渣即可。

功效：补五脏，强筋骨。

应用：适用于脑卒中后遗症、下肢萎缩、腰膝无力、肝肾亏虚、性功能减退等症。（见《中华名中药养生药膳大全》）

✻ 黄精炖鸡

原料：黄精100g，鸡1只（约1500g），葱段10g，生姜片10g，精盐4g，白糖5g，黄酒10ml，味精适量。

制法：将黄精洗净，切片；鸡宰杀，去毛、爪、内脏，放入沸水中焯一下，捞出洗净备用。锅内放2000ml清水，放入鸡、黄精，加黄酒、精盐、味精、白糖、葱段、生姜片，旺火煮沸，改用小火炖至鸡肉烂熟，拣去黄精、葱、姜，出锅即成。

功效：补中益气，养血补精。

应用：适用于癌症手术后体质虚弱、气血不足者。（见《肿瘤患者药膳妙方》）

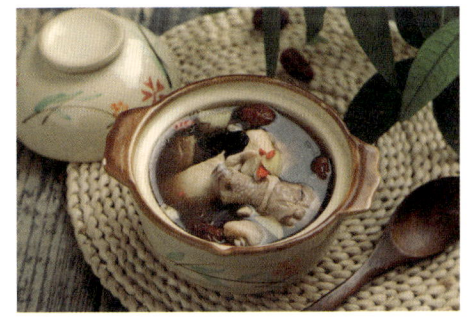

黄精炖鸡

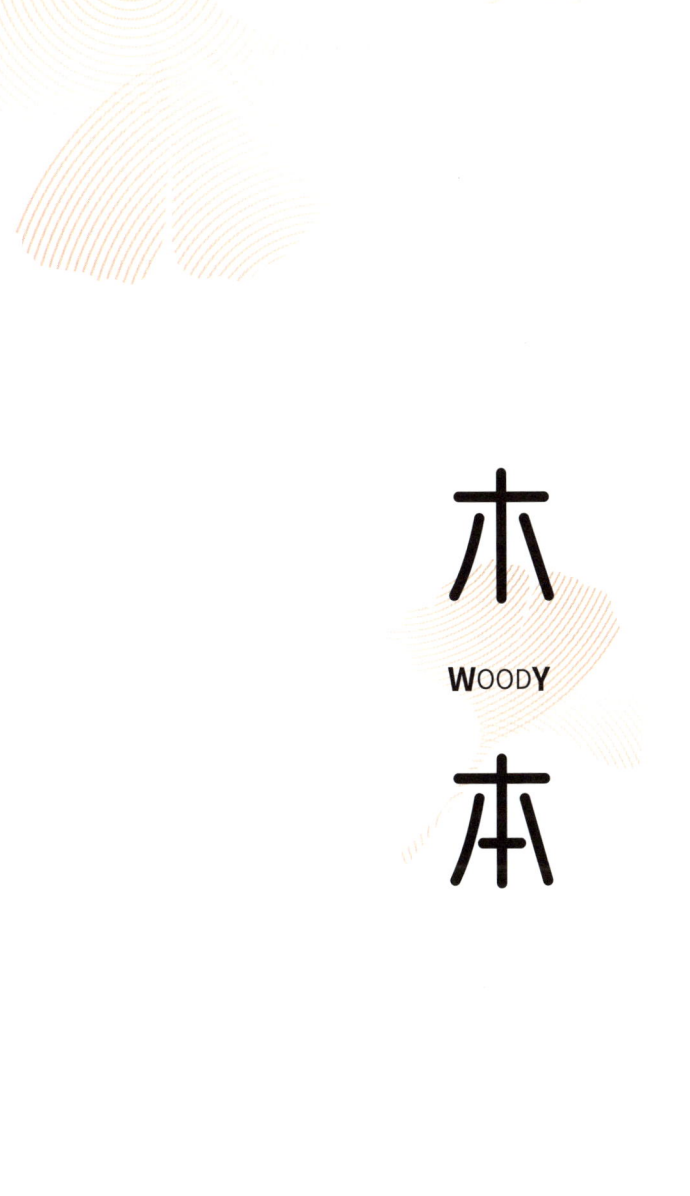

木
WOODY
本

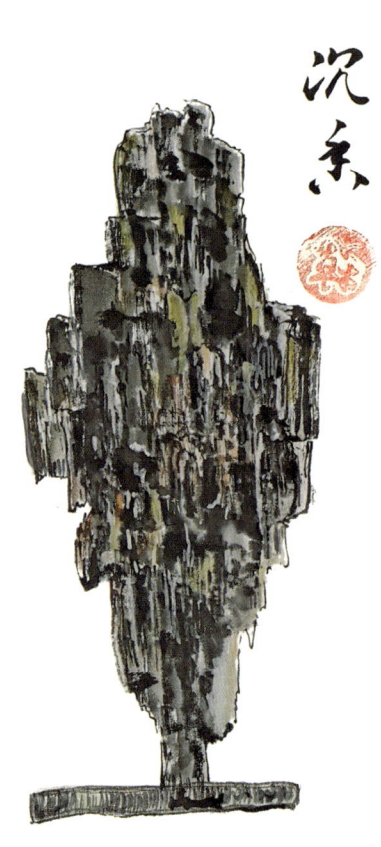

沉香

焚香入香兰，起早迷芳间。
娉袅润心脾，天道若幽仙。

木本

沉香

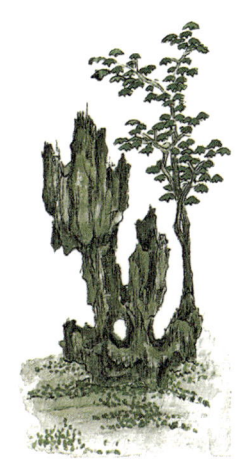

"燎沉香,消溽暑。"说起沉香,很多人自然而然就会想到青烟袅袅、暗香浮动的画面。作为价值不菲的天然香料,沉香历经无数风霜,从腐朽中孕得芬芳,或熏,或焚,既用于重大的仪式庆典,也用于日常起居,历经千年,至今仍盛行不衰。

作为一味重要的中药材,沉香具有通关开窍、畅通气脉的作用,临床应用广泛,历来都是杏林翘楚,有"药中黄金"之称。

探寻前世传说

香中之魁

香,不仅是一种感官体验,还是一种文化熏陶,它神秘、奇崛,既广阔无垠,又绵绵无尽,生生不息。从上古时代起,香便一路陪伴着中华文明走过数千年的风雨兴衰。古人认为,香能集天地之灵气,是沟通人与神、连接阴阳两界的重要媒介,《尚书·舜典》中就有舜受禅帝位时焚香祭天的记载。

战国时期衍生出以香辟邪除秽、驱虫疗疾等用途,佩香囊、沐香汤等习俗逐渐形成,蕙芷汀兰等诸多香草使用频繁,《诗经》《离骚》等均有记载。

西汉时期,随着丝绸之路的畅通,盛行于阿拉伯等地的香料陆续进入我国,沉香就此传入中原地区。

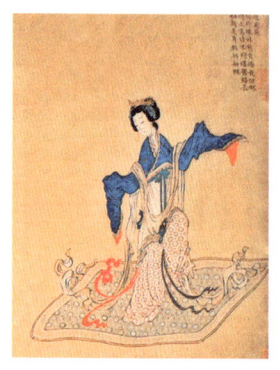

《千秋绝艳图》局部
——赵飞燕

沉香看似朽木,然香气典雅、清凉醇厚,不可谓不奇。一经传入我国,便深受上层贵族喜爱。相传,汉成帝的皇后赵飞燕就常焚沉香、用沉香水沐浴。

隋唐时期,沉香发展成为皇室贡品。《太平广记》便记载了隋炀帝除夕夜于皇宫殿前设数十沉香火山,彻夜焚烧,香气飘散数十里的奢华景象。唐代沉香用量依然不减,甚至有不少大臣还用沉香建造香阁。

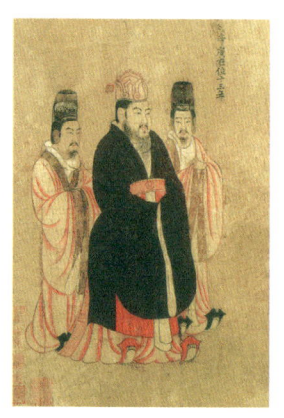

《历代帝王图》局部
——隋炀帝

唐代的奢华风气持续到宋代,宋人以用香为时尚,各种重要仪式都要焚沉香,文人雅士爱香、品香渐成时尚,促进了香料市场的活跃,成为宋代税收的重要来源,《清明上河图》中就有沉香等香料、香药贸易兴旺繁荣的写照。当时沉香价格高昂,《铁围山丛谈》记载:"海南真水沉,一星[①]值一万。"根据当时的粮价计算,一钱沉香可换白米三十石[②]以上。宋代繁荣的经济也将沉香文化推上顶峰,并走向雅致,沉香因此被誉为"众香之首""香中之王",位居"沉檀龙麝"[③]四大名香之首。

---

① 一星:旧时用银为货币时,常称一钱为一星,即沿衡器上的标记而来。
② 石:中国市制容量单位,十斗为一石。
③ 沉檀龙麝:沉香、檀香、龙涎香、麝香。

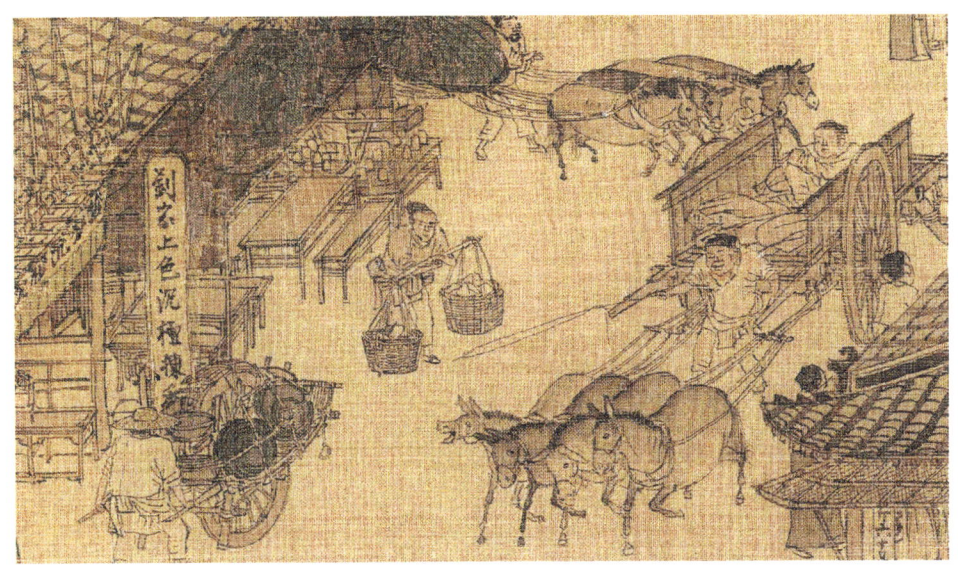

《清明上河图》局部——沉香商铺

✤ 宗教与沉香

沉香很早以前便被印度先民发现，并应用于宗教仪式中。

释迦牟尼驻世时就曾对沉香十分推崇，佛教诞生后，僧侣们便继承了沉香能通三界之气的观念，将沉香引为修持的法门，借沉香来讲述心法与佛理，并在日常生活中频繁使用。

大量沉香被制成熏香，应用到各种礼佛仪式中，沉香神秘的香气弥漫其间，也被信徒视为辟邪化煞的至高形式。各大佛经纷纷以沉香为修法秘宝，助修行者持戒清净，启迪智慧。因此沉香在佛教中地位很高，还被用于雕刻佛像、念珠等。

随着佛教的发展并不断向外传播，沉香也四散传播开来，并同各种古老的文明融合，形成精彩纷呈的沉香文化。在中国，沉香不仅用于礼佛，还用于问道，并形成独具特色的香雅文化。

道家认为道是万物生发的根源。以道为基点的道教向来崇尚自然无为，在修道、悟道的过程常以沉香为辅助。道家视香为通达万物、与神灵接触的载体，能够传达心念,有"道由心学,心假香传"之说。以香敬神,以香静心,以达上善之境。

除了佛教和道教,在世界其他几大宗教中,也能发现沉香的踪影。基督教称沉香为"神赐香木",认为沉香是基督降世以前先知带来世间的宝物之一。《圣经》中记载"如耶和华所栽的沉香树"。伊斯兰教认为天堂是四处弥漫着香气的圣地,因此使用沉香等香料更是频繁,凡庆典仪式必须熏烧沉香,甚至以沉香涂身。

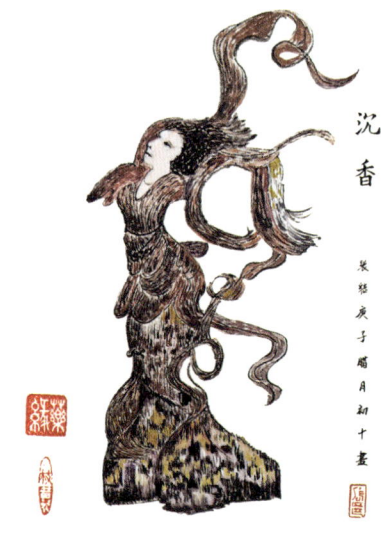

沉香工艺品

❋ 从香到药

香料、食物和药物之间往往没有十分明显的界限区分,许多常用香料都出现在中医药著作中。沉香自传入我国后,其独特的性质便引起诸多医家的研究兴致。中医历来重视理气调中,以期通过疏通内脏机能,调节人体内气的运行,恢复人体原有的和谐,沉香正好是上等行气之药。

早在东汉时期,华佗便开始运用沉香治疗气淋[①]。《名医别录》中记载,沉香可"治风水毒肿,去恶气"。

《本草经集注》中记载,沉香"合香家要用,不正入药,唯疗恶核毒肿,道方颇有用处",可见当时沉香的临床应用还不多,大体仍作香料使用。

唐代,中医对沉香有了更详细的认识,不仅探明了沉香的性味、功效,还详细记述了其原植物形态、产地及真伪鉴别等。

五代时,李珣著《海药本草》时,关于沉香的性味、功效以及临床应用就比

---

① 气淋:因人体气的紊乱导致的一种疾病,表现为小便涩痛等。

较全面了。书中记载了沉香治疗腹痛、霍乱、疮痈肿毒、醒神安神的作用，并且提出药用方法，宜煮酒用，也可入膏剂。

宋代以后，沉香的药用价值更是得到充分利用，著名方剂沉香降气丸、沉香丸、沉香化痰丸等相继问世。如今，以沉香为原料的常用中成药已有 160 种之多。

审识现代沿革

❋ 揭秘沉香

沉香，因置水中沉，气香而得名，又称水沉、沉水香、蜜香等。

沉香木和沉香虽仅有一字之差，却是两个完全不同的概念，一定不能混淆。

沉香木与檀香等香木不同，它木质疏松，轻而脆，色白，几乎没有香气，因此既不能作为沉香药用，也不能用来制作家具，几乎没有什么利用价值，只能被农家当作燃料生火做饭。

通常人们所讲的沉香药材含义较广，瑞香科多种植物所形成的富含树脂的带香味的木材都被称为沉香。市场上主流沉香药材有两大类：一类是沉香属植物沉香（*Aquilaria agallocha* Roxb.），主产于东南亚地区；一类是沉香属植物白木香［*Aquilaria sinensis*（Lour.）Gilg.］，为我国特产。

药用沉香是木材与油脂的有机结合体，两者相辅相成，不可或缺。只有达到一定树龄，且受到外界环境伤害，如雷劈、风折、虫蛀等，沉香树启动了其特殊的生存"武器"，在伤口处分泌树脂来自我愈伤，阻止伤口进一步感染，再经过漫长的岁月沉淀后，才能形成珍贵的沉香药材。

沉香没有固定的形态，常大小不一，且多沟脊纵棱，外表颜色较深，有黑、白交错的斑纹，形同朽木，质地相对坚实，有的甚至入水即沉。自然结香的沉香树只在创面附近结成少量沉香药材，沉香树未结香的其他部分仍作为经济价值很低的沉香木使用。

人们对沉香结香原理的探索亦由来已久。东汉杨孚的《交州异物志》中就有："蜜香，欲取先断其根，经年，外皮烂，中心及节坚黑者，置水中则沉，是谓沉香。"《异物志》记载："木蜜，名曰香树。生千岁，根本甚大。先伐僵之，四五岁乃往看。岁月久，树材恶者腐败，唯中节坚真芬香者独在耳。"此时人们已认识到沉香的形成与沉香树的老化过程密切相关。明代，文献中关于沉香的成因又增加"凡香木之枝柯窍露者，木立死而本存者，气性皆温，故为大蚁所穴，大蚁所食石蜜遗渍其中，岁久渐浸，木受石蜜气，多凝而坚润，则成伽偑"。可见，当时人们认为沉香的形成与蚂蚁入驻有关。明代以后，"沉香树伤而沉香成"的认识已深入人心，并开始应用砍、烙、钻等方式"开香门"，以促进结香。在长期种香的实践中，人们惊奇地发现，有些沉香树并没有明显外伤，但其木材仍有结香情况。

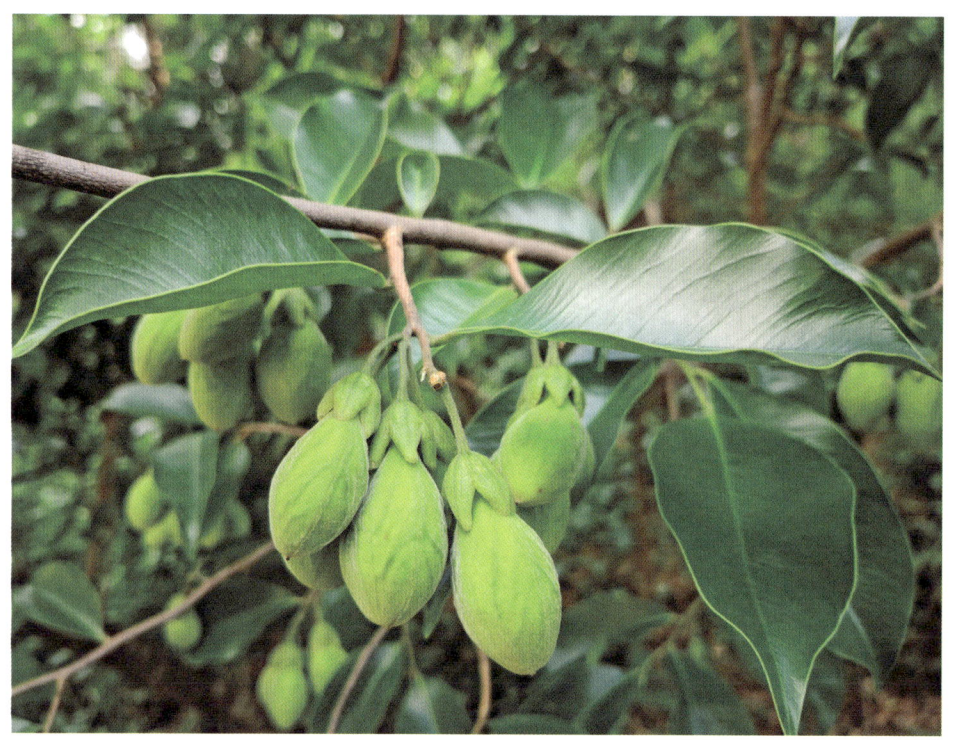

沉香原植物

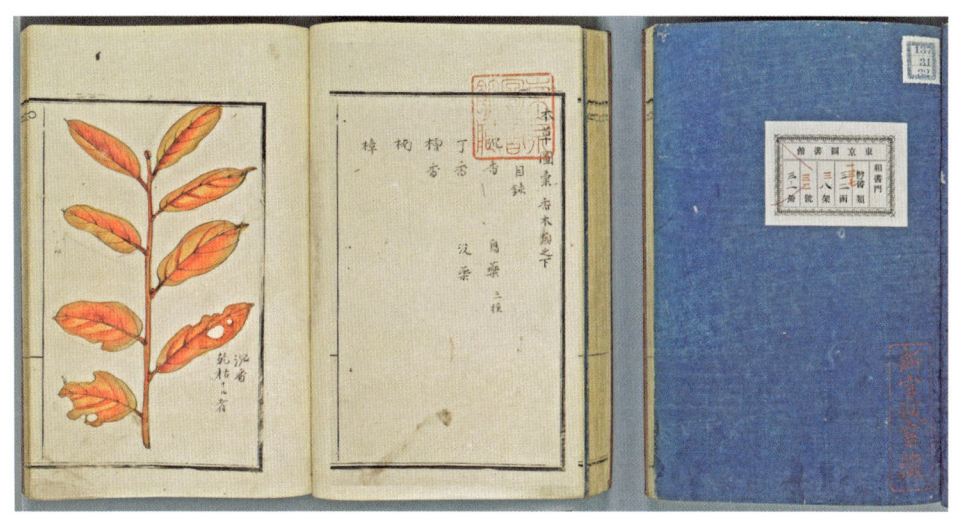

《本草图汇》中的沉香

现代研究发现,沉香的形成是由于沉香树的细胞受到伤害刺激后,激发了植物体内的防御机制,产生了防卫反应物质。据此,研究人员引入一些化学物质和真菌液等刺激物,然后设法通过植物自身正常的新陈代谢将刺激物输送到全身,全面刺激沉香树,再利用沉香树的防御机制形成香腺,如此便可在较短时间内使沉香树通体结香,大大提高了沉香的产出率。

✤ 沉香难得

"红木论吨卖,花梨木论斤卖,沉香论克卖。"随着沉香艺术品的兴盛,沉香身价早已远超黄金,有"香木中的钻石"之称。宋代《铁围山丛谈》一书中就有"沉香一片值万钱"的记载。

2011年,一件越南沉香观音像以3753.6万元人民币的高价成交,刷新了沉香的高价纪录,也点燃了人们追逐沉香的热情,沉香因此被人们戏称为"疯狂的木头"。

沉香之所以如此珍贵,主要是因为自然形成的沉香必须经过漫长岁月和千锤

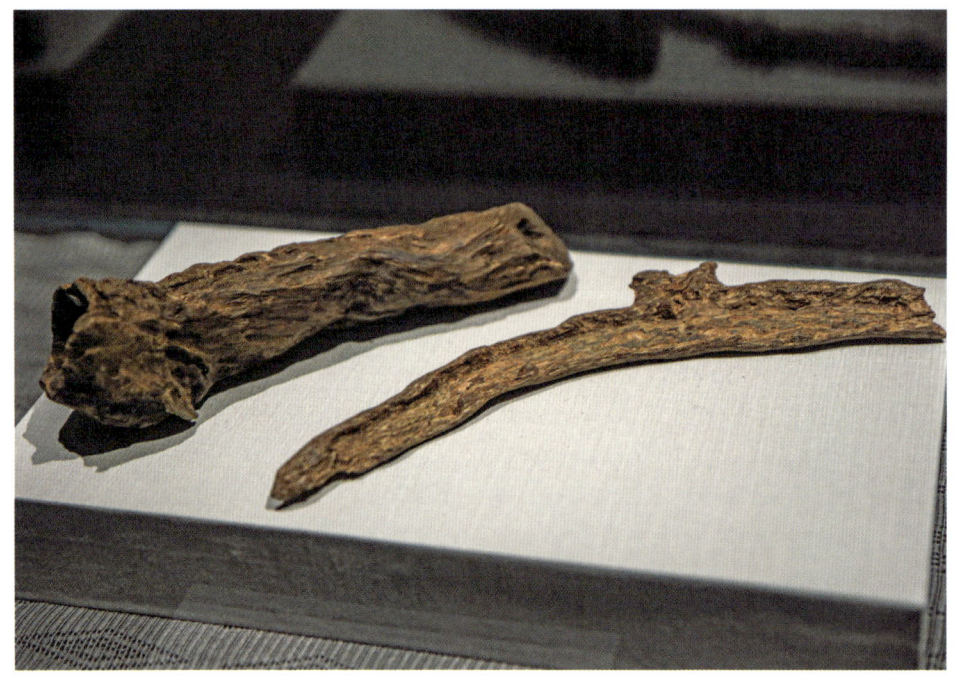

沉香收藏品

百炼的沉淀才能得到,得之不易且资源稀缺。沉香的结香原理复杂,需要在诸多机缘巧合下,经受累累伤痛,历经数年或数十年,方可得到一点点沉香,品质上乘的沉香则需要上百年才能形成。宋代张师正在《倦游杂录》中说:"沉香木,岭南濒海诸州尤多,大者合抱,山民或以为屋、为桥梁、为饭甑,然有香者百无一二。"

历经千年采挖,昔日的沉香生产大国,如中国、印度、越南、柬埔寨等国的野生沉香资源已濒临灭绝,各种能产生沉香的树种均已被列为二级野生保护植物,限制开采与出口。

形成沉香的过程不可谓不艰辛,采集沉香也并非易事。野生沉香往往都在深山密林中,寻找、采伐、运输等都困难重重。《崖州志》中记载:"凡采香必于深山丛翳之中,群数十人以往,或一二日即得,或半月徒手而归,盖有神焉。"清代《岭南杂记》中记载:"沉水香,孕结古树腹中,生深山之内,或隐或现,其灵异不可测,似不欲为人知者。识香者名为香仔,数十为群,构巢于山谷间,相率祈祷山神，分行采购，犯虎豹，触蛇虺①，殆所不免。"清代画作《琼黎一览图》配有文字："黎之智者，每畏其累而不前，其愚者又误取以供爨②，及至香气芬馥，已成焦木矣。"沉香之难得，可见一斑。

沉香的产量虽少，人们对它的需求却非常广泛。由于它的香味持久、独特，香韵变化丰富，有"一木五香，晨昏有变"之说，至今无法通过任何科技来复制。

沉香的药效独特，临床应用广泛，是中医药的重要组成部分。它的香气典雅，是高档名贵的香料，添加在许多奢侈品香水中，在许多隆重场合都有应用。在艺术雕刻与文玩收藏领域，随着大量资本炒作，沉香文玩艺术品出现了"一两沉香一两金"的市场价格。

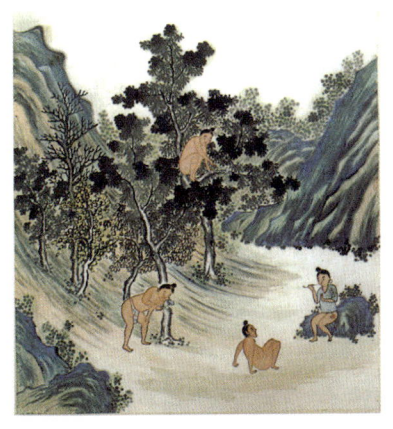

《琼黎风俗图》中的采香

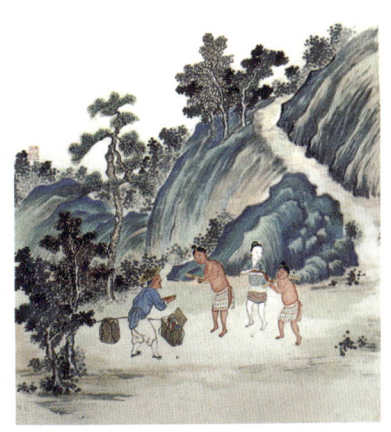

《琼黎风俗图》中的香藤等交易

✤ 莞香与"香港"

沉香资源一直被过度开采，清代即有地方官上书建议管制采香，并痛切指出："诸黎亦莫不知寸香可获寸金，由此而沉香之种料尽矣。若俟再生再结，非有千百年之久，难望珍物之复钟。"

如今人们的确很难再见到野生沉香树种了。要想实现沉香的可持续发展，人工栽培势在必行。

---

① 虺：huǐ，古书上说的一种毒蛇。
② 爨：cuàn，烧火做饭。

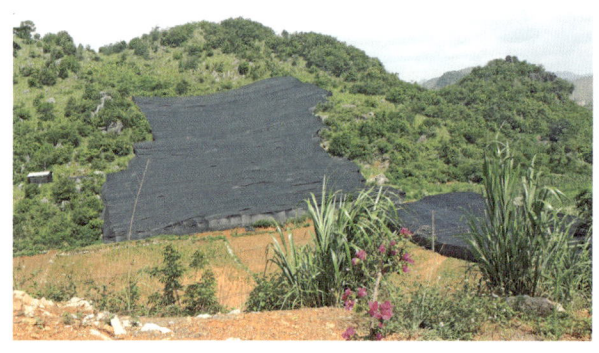
沉香种植基地

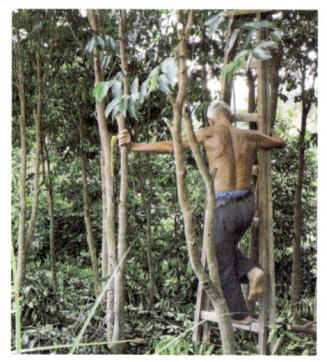
农民正在管理自家沉香基地

我国种植白木香树的历史悠久。据考证，唐宋年间，经济、文化繁荣，沉香使用频繁，光靠进口和野生沉香难以满足使用需求，于是在广东东莞地区便开始大面积引种白木香树。当时人们对沉香结香的认识已相对成熟，熟练使用刀劈斧砍等手段辅助结香，而且东莞的土质、气候等自然条件适合白木香的生长，容易结香且产极品好香，沉香很快便成为当地特产，所产沉香被称为莞香。

南宋时将盛产莞香之地升为香山县（过去归东莞管辖，即今中山市）。据历史记载，随着莞香的兴盛，大批莞香通过码头装船外运，其中最大的转运码头——石排湾码头因终年香气缭绕，久而久之便被人们称为"香港"。

随着现代科技的发展，一方面，各种快繁技术的应用大大缩短了沉香树生长的时间；另一方面，沉香结香机制进一步明确，更高效的化学结香法得以推广——通过"输液"的形式即可实现整树结香的通体结香技术，只需施加一次结香剂，便可在 1～2 年内收获整棵树都结香的沉香，产量提高了 4～10 倍。

快繁技术

在自然界中，大多数植物都是通过开花结实的方式传播后代，但这种繁殖方式有一大弊端，那就是每繁殖一代都要耗费较长的时间，少则一两年，多则几十年。不过也有部分植物无须通过开花结实，直接从母体植物的根、茎、叶等器官即可长出新的幼体，如马铃薯的块茎、甘蔗的茎、柳树的枝条等。这种繁殖方式不但可以很好地保持母体优良性状，后代长得整齐一致，而且繁殖速度快，可以大大降低人工种植的成本。于是，研究人员便设法通过现代化手段，激发植物的部分器官或组织直接长出新的个体来，这便是快繁技术。

明辨真伪优劣

❈ 沉香品质鉴别

长期以来，由于基原植物不同，产地不同，结香方式和结香时间不同，使沉香的品质与价格都存在很大差异，特别是高品质沉香，更是说法不一。

过去对沉香品质评价的研究分散，且缺乏系统性。早期本草根据质地和结香部位进行分类，如晋代《南方草木状》："木心与节坚黑，沉水者，为沉香；与水面平者，为鸡骨香；其根，为黄熟香；其干，为栈香；细枝紧实未烂者，为青桂香；其根节轻而大者，为马蹄香。"宋代丁谓将沉香细分为"四名十二状"。无论如何分类，历代均以色黑、质坚硬、油性足、香气浓而持久、能沉水者为佳，半沉半浮者次之，浮于水上者最次。

目前市场上最火热的顶级沉香——奇楠，是由梵语 tagara 音译而来，又称伽罗、伽楠、伽蓝等。据记载，奇楠外表油润光滑，油性重，以指甲刻之，如锥画沙，油随即溢出，用刀刮削，能擒捏成丸、成饼，能散发持久的幽香，味微苦、麻辣，嚼之粘牙，燃之出油。而普通沉香质坚，雕剔之，如刀刮竹。

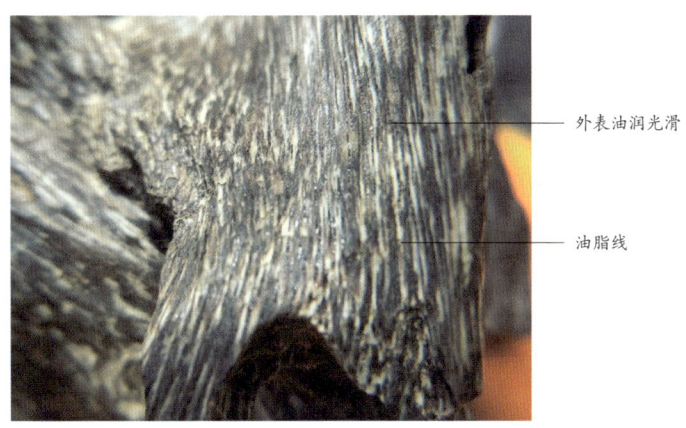

沉香的特征

现代研究认为，沉香中的化学成分是决定其香味和药效的基本前提，也是沉香的本质特征，是鉴别沉香品质优劣的主要方式。大量研究显示，不同产区及不同结香方式的沉香，化学成分种类相似，但又各具特色。

✱ 道地沉香的产地

关于沉香的产地，最早在西晋时即有出自交趾的记载，即今我国广西及越南一带。随着对外经济贸易的发展，更多沉香产地得以发现，宋代《本草图经》中便有沉香"海南诸国及交、广、崖州有之"的记述，明代《本草品汇精要》中也有广州沉香与崖州沉香的彩绘图，可见我国广东、海南及东南亚诸国在宋代已是沉香的重要产地。

市场上通常把产于国内的以白木香为基原植物的沉香称为国产沉香，把国外产的源于沉香属其他植物的沉香统称为进口沉香。

在国产沉香中，以海南沉香声誉最盛，自古以来就被文人墨客举为列国沉香之首。早在汉代，就有"交趾之蛮，过海采香"的事情。唐宋时期，沉香一直是海南向朝廷进贡的特产。宋代被罢相，谪居海南的丁谓寄情于沉香，并作《天香传》，记述了海南沉香的生产状况，盛赞黎母山的沉香"甲于天下"。无独有偶，另一位被贬到海南的大文豪——苏东坡，也十分喜爱海南沉香，其弟大寿，还以沉香为贺礼，并作脍炙人口的《沉香山子赋》，借沉香"既金坚而玉润，亦鹤骨而龙筋。惟膏液之内足，故把握而兼斤"为喻，以此激励同样深陷逆境的弟弟苏辙。

国产沉香的另一"佼佼者"，便是有"莞香"之称的广东沉香，自唐宋时便开始种植。明末清初时，莞香的发展达到鼎盛。不仅是岭南地区向朝廷进献的贡品，还是民间广为流传的俗物，并形成了以莞香交易闻名的寮步香市和转运莞香闻名的石排湾码头等。

进口沉香相对复杂，其中最著名的是会安香和新洲香。会安香应用历史悠久，是最早流入中原的沉香之一，但会安香并非会安所产。会安是重要的国际贸易港口，越南、老挝、柬埔寨等所产沉香均经会安港口转运至世界各地。因此，会安香

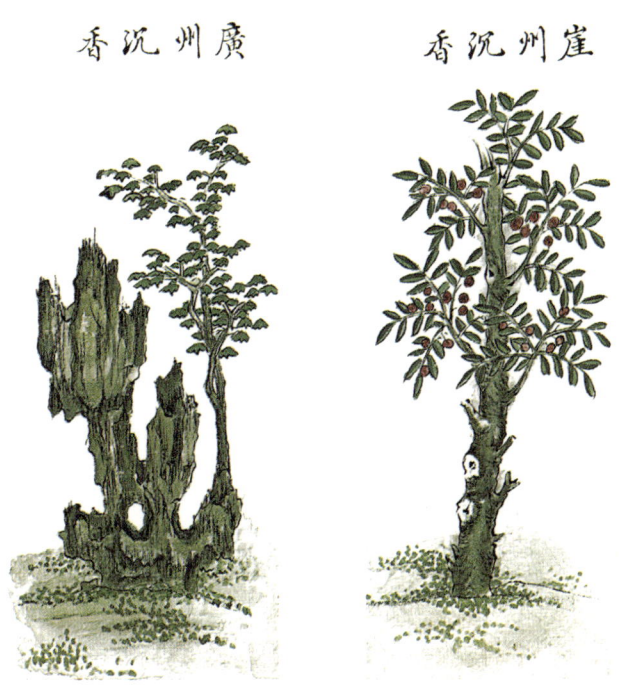

《本草品汇精要》中的沉香

其实是从会安港口集散而来的沉香统称。新洲香因由新加坡集散而得名，实际产自马来西亚、印度尼西亚，也是应用历史悠久、使用区域较广的一类沉香。马来西亚由于东、西跨度大，东、西两地所产沉香品质差异较大，东马沉香油脂乌黑发亮，味道浓郁且非常有特色，深受中东地区人们的喜爱，而西马沉香则多为土黄色，香气醇厚带甜。

✤ 火热背后的疯狂

沉香质地参差不齐，价格差异巨大，廉者一斤几百元，珍者一克就要上万元。另外，使用目的不同，对沉香品质评价的侧重点亦不同，因此同一产地同等品质的沉香也可能因收购商不同而价格悬殊。随着世界沉香市场的不断升温，在高额利润的诱导下，以假乱真、以次充好之事频频发生，在欣欣向荣、蓬勃发展的表象下，沉香市场正在上演着别样的疯狂。2012 年，国家药监局调查司对全国 17 个中药专业市场进行调查，发现国内沉香的不合格率高达 91%。

沉香的作假手段五花八门，最常见的是高压蒸煮，即将未结香的沉香木或其他木料与香精、香油一起放进高压容器中蒸煮，待油脂浸满木材后取出。这种伪制沉香表面看起来油性很足，内部却仍是木材，与真沉香的油性有本质区别。有的制假水平较高，所得假沉香密度高，掂在手里如石块，被称为"石头沉"。

选购沉香，主要还是靠感官鉴定。首先是看，观察沉香的颜色及油脂线。真沉香内外都有明显的不规则的油脂线，颜色随着油脂含量的增加而加深，但也不会通体全黑。其次是闻，大多数沉香在常态下几乎闻不到香味，但熏烧时香气浓郁，香味持久；而假沉香被烧后一般会浓郁刺鼻，香味短促，浑浊不适。最后是摸，真的沉香表面看起来油润，但手摸不会沾油，油脂较高者，手捏有黏感；而油脂丰富的假沉香在手上摩擦后常常会留下脏脏的印记。

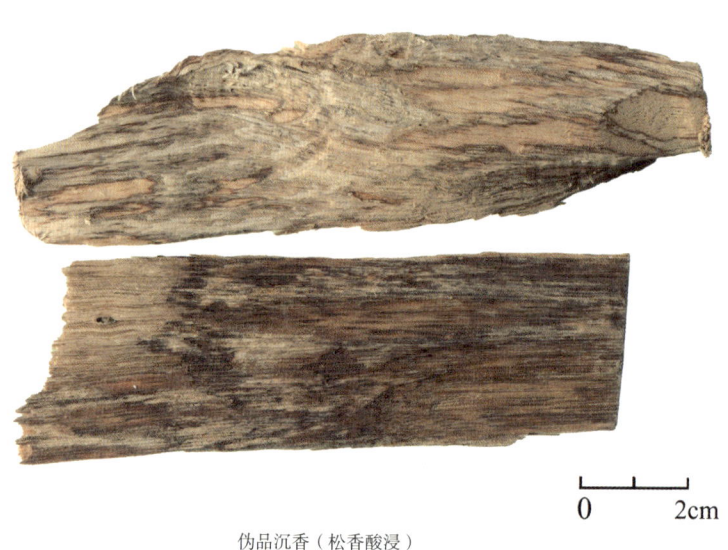

伪品沉香（松香酸浸）

品鉴百味烟火

❈ 沉香的药用价值

沉香药用价值很高，是我国及东南亚国家应用历史悠久的珍贵传统药材。传统中医认为沉香气芳香走窜，味辛行散，专于化气，诸气郁结不伸者皆宜，擅治寒凝气滞之胸腹胀痛，脾胃虚寒之脘腹冷痛，胃寒呕吐、久呃等。沉香还能温肾纳气、降逆平喘，适用于下元虚冷，肾不纳气之虚喘证。

现代药理研究表明，沉香对消化系统、循环系统、呼吸系统及中枢神经系统均有作用，还具有镇痛、抗炎、抗菌、抗氧化、降血糖、抗肿瘤等多方面的作用。现代临床应用于肠梗阻、功能性消化不良、尿道综合征、输尿管结石、输卵管结石、肺心病急性发作、风湿性心脏病、冠心病、前列腺痛、胆囊炎、胰腺炎、视网膜静脉阻塞、脑出血及神经错乱等病症。在印度草医学中，沉香常用于治疗多种精神疾病和驱赶邪魔。

❈ 谨慎对症受益多

由于沉香市场的火热和人们对健康、养生的重视，沉香药用得到了越来越广泛的关注、开发与利用。但沉香性辛温，能助热，故阴虚火旺者、实热内炽者不宜使用，且沉香行气力强，气虚下陷者也应慎用。

现代药理研究表明，沉香有拮抗乙酰胆碱的作用，故临床上不宜与拟胆碱药或抗胆碱酯酶药同用。且沉香辛香，内含挥发油，入汤剂不宜久煎，以免破坏挥发性成分，降低疗效。另外，沉香易吸潮，一定要选择干燥的地方保存，一般保存在无味密封袋或玻璃器皿里，而且不要受到阳光直射。

熏燃

将沉香研成细末，放于特定香炉中，用炭火熏燃即可。

泡酒

取 6g 沉香粉末、120g 蜂蜜、20g 猪油放在容器中，加 300ml 低度白酒，浸泡 48 小时后即可服用。具有降气止痛、滋润补中、润肠通便的功效，适用于老年人中气不足导致的肠梗阻。每日服两次，每次服 15～30ml。

药膳

✻ 沉香粥

原料：沉香 2g，大米 100g，白糖适量。

制法：将沉香研为细末备用，待粥熟时，加入白糖、沉香粉，再煮一二沸即可。

功效：行气止痛，降逆调中，温肾纳气。

应用：适用于寒凝气滞，胸腹胀闷作痛，胃寒呕吐，呃逆，痰饮咳喘及肾不纳气的虚喘连连。每日 1 剂，连续 3～5 天。（见《〈本草纲目〉粥疗方》）

✻ 沉香焖大排

原料：带骨猪通脊 1 条（约 1.25kg），生菜 250g，八角 5g，沉香粉 2.5g，芝麻油 15g，花生油 300g，葱、姜各 5g，鸡汤 500ml，料酒 15g，酱油 25g，米醋 50g，白糖 50g，精盐 3g，味精适量。

制法：炒锅置于火上，加入花生油烧热，放入猪通脊块，两面煎至金黄，倒入漏勺沥干油。原锅留 50g 底油烧热，放入葱段、姜片、八角，煸炒出香味，加入料酒、酱油、米醋、白糖、精盐、鸡汤，烧沸后放煎过的猪通脊块，改用小火焖至烂熟。拣去葱、姜、八角，加适量味精，撒入沉香粉，调好口味，收浓汁。盛起时，先拣出猪通脊块放在盘内，锅内加入芝麻油，起锅浇在猪通脊块上，盘边围上生菜叶。

功效：通气滋补。（见《药膳精品》）

✻ 沉香煲猪心

原料：沉香 2g，太子参 10g，猪心 1 个，冬菇 30g，西芹 100g，绍酒 10g，葱 10g，姜 5g，盐 3g，酱油 10g，素油 50g，鸡汤 300ml。

制法：中火烧热锅，加入素油，烧至六成热时，放入猪心、姜、葱翻炒几下，再加入绍酒、盐、酱油、西芹、冬菇、沉香、太子参、鸡汤，用文火煲至浓稠即可。

功效：补气血，益心气。

应用：适用于心绞痛型冠心病患者食用。（见《中国药膳大典》）

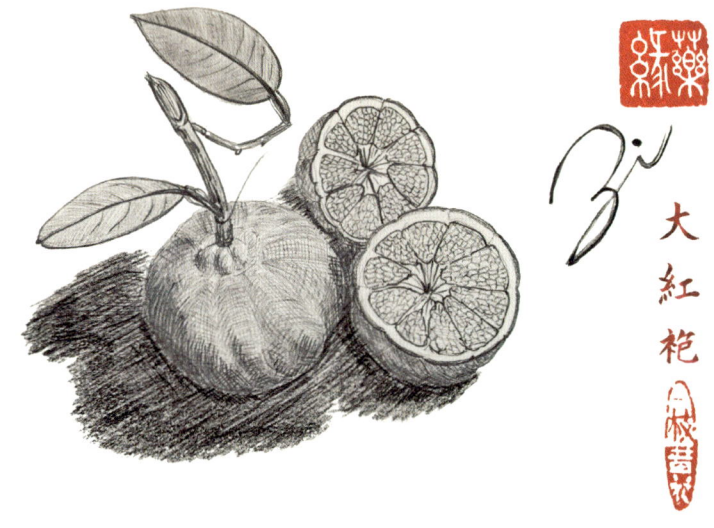

陈皮

陈皮新会茶枝柑,油多室大透光观。
拣红苏红极红货,头红冈红上品罕。
今时陈皮不陈旧,鲜皮橙柑橘乱藩。
皮陈挥去油性燥,皮鲜富油符药典。

木本

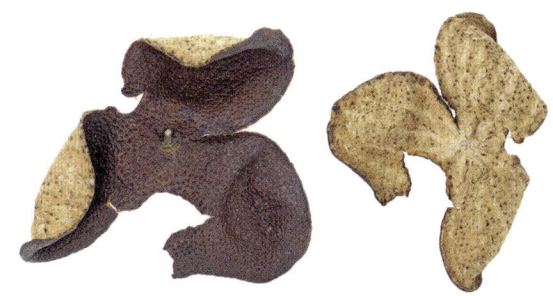

陈皮

陈皮，陈久者也，年份越久的陈皮越陈香醇厚，存期不足三年者只称果皮或柑皮，足三年或以上者才能称为陈皮。

在民间，有百年老陈皮"一两陈皮一两金"的说法。陈皮就如同岁月渐逝的人生，当繁华逐渐褪去，在慢慢地沉淀中，透出绝美的"味道"和极高的价值。

探寻前世传说

❋ 陈皮的民间传说

关于陈皮的由来，民间流传着这样一个传说：相传在 2000 多年前，有一对凤凰奉命将两颗珍贵的橘子种子带回天庭栽培。但在途经一个叫新会的地方时，看到一条蜿蜒的水道绕着青山，落日余晖使水面像铺满钻石，波光粼粼。凤凰顿时被眼前的美景吸引，完全沉醉其中，并到湖边的山上嬉戏起来。夜幕降临之时，凤凰突

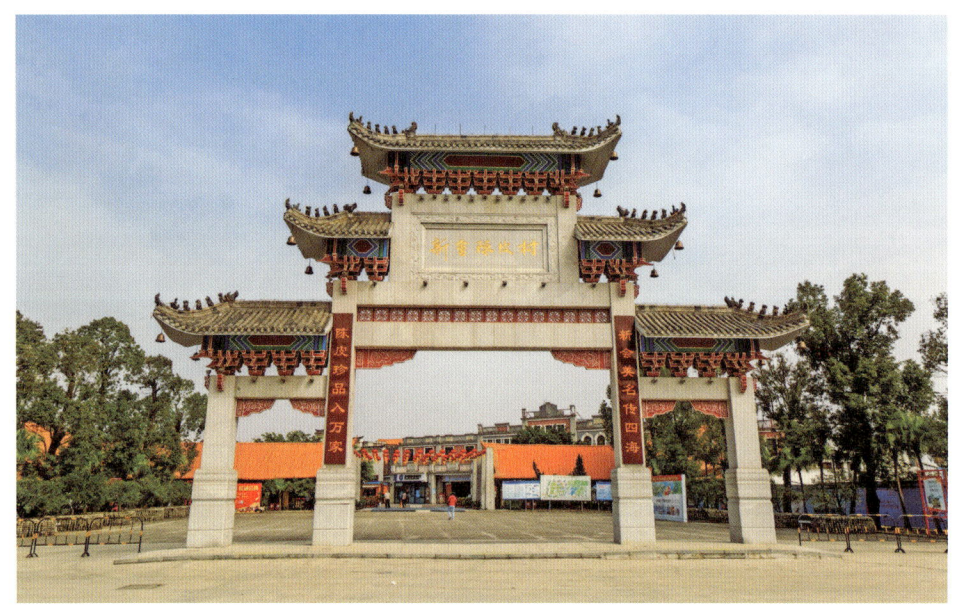
广东新会陈皮村

然想起自己有要务在身,匆匆飞回天庭,却把两颗珍贵的种子落在了山边。凤凰为之倾倒的那一片水域就是著名的银洲湖。在新会富饶土地的孕育下,再加上银洲湖上乘水质的滋养,两颗种子茁壮成长,后来当地人发现橘皮晒制后有浓郁的香气,且有健胃消食、祛湿化痰的功效。

❋ 新会陈皮

陈皮的种类繁多,《中国药典》中的陈皮分为两类:陈皮和广陈皮。从品质上来说,以广陈皮为佳,广陈皮又以新会陈皮为最佳。

梁启超在广东省江门市新会区的故居坐落于茶坑村美丽、苍郁的凤山下,站在凤山上可以看到一片田,这里便是新会柑的核心产区。由于潭江、西江流经此地,南面入海口的银洲湖海潮倒灌形成"咸潮",丰富的海水矿物质和微生物沉积于此。这里土壤肥沃、阳光充足、雨量充沛、长期无霜,出产的新会柑果皮厚、皮紧、纹细，是制作新会陈皮的上品。也曾有人试图将新会柑带到外地种植，却未得到理想的效果。

新会柑也有不同种类，其中以茶枝柑为上等的陈皮原料。茶枝柑一年一季采收，冬至前后果实成熟后采摘下来的叫"大红柑"，是真正的上等陈皮原料。但此时的果实含糖分较高，在制作、存储过程中极易发霉和虫蛀，因此人们往往会选择在未完全成熟时采摘，这时采摘下来的茶枝柑糖分含量相对较低，降低了变质的风险，也是制作陈皮不错的原料，深受当地农民的喜爱。

一到采摘季节，人们便背起箩筐，用剪刀剪下茶枝柑。

当地人对新会陈皮的要求颇高，不但开皮讲究刀法，存皮也要遵循传统方法。"两刀三瓣"是人们千百年实践得来的最简单、高效且能保持柑皮美观的剥皮方式。如果你在市场上看到有人卖的陈皮边缘粗糙不整齐，那应该不是真的新会陈皮，因为新会人会认真地对待每个茶枝柑。陈皮的晾晒方式也有讲究，以"冬前好天气，失水软翻皮；自然陈晒制，晾晒不迟疑"为内行。多年来，新会流传着许多关于陈皮的童谣，如"家家开柑皮，果皮挂灶眉""柑黄秋高爽，果皮满禾塘"，这些都是当地人制作陈皮的真实写照。

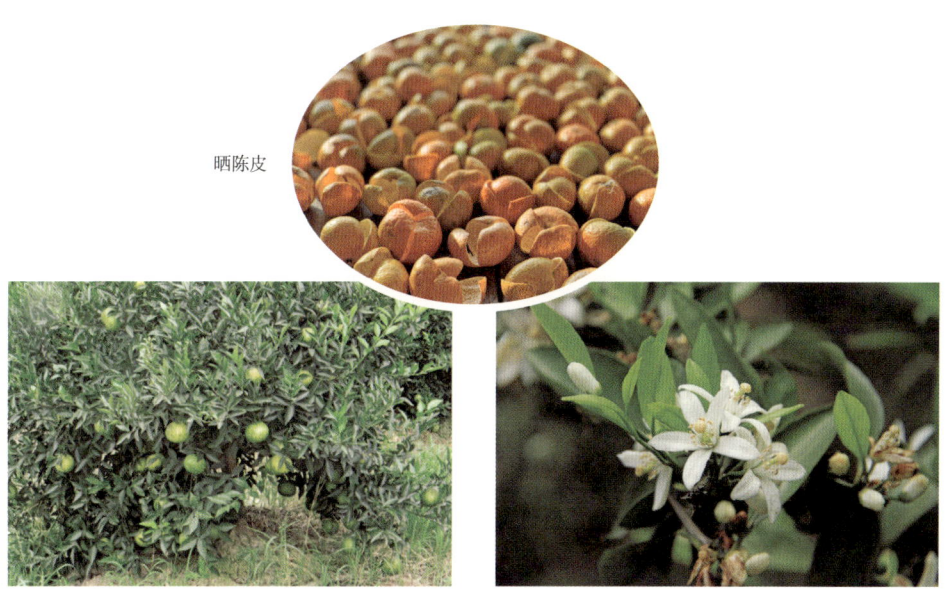

晒陈皮

茶枝柑　　　　　　　　柑橘花

审识现代沿革

❋ 陈于岁月,历久弥香

在中药领域,陈皮与狼毒、枳实、半夏、麻黄、吴茱萸一同被称为"六陈"。

明代《雷公炮制药性解》记载:"收藏又复陈久,则多历梅夏而烈气全消,温中而无燥热之患,行气而无峻削之虞。"清代《本草备要》记载:"广中陈久者良,故名陈皮。陈则烈气消,无燥散之患。半夏亦然,故同用,名二陈汤。"由此可见,古人对橘皮的药用以陈者为好,陈化后的橘皮无燥热之患;影响陈皮质量的除了产地,还有时间,年份久的陈皮,质量会更优。

现代研究显示,陈皮含有挥发油、橙皮苷、黄酮类化合物等物质,挥发油会对胃黏膜产生刺激;年份越久的陈皮,挥发油含量越低,其他成分越高,能够减少对胃黏膜的副作用,增加药效。

❋ 一两陈皮一两金

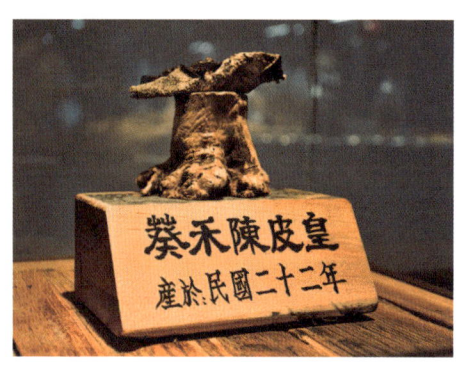

陈皮皇

在 2019 年的第五届中国新会陈皮文化节上,陈化了 57 年、总重量 166.9g 的正宗新会陈皮,以 50 万元人民币的价格成交。由此可见,陈皮的价格之贵,应了那句俗话"一两陈皮一两金,百年陈皮胜黄金"。

陈皮的制作步骤分为摘果、开皮、翻皮、晒皮和陈化储存。采摘后剥皮、去肉的工作量大。据悉,50kg 的柑果大概只能剥出 2.25kg 的果皮,晒干后只有约

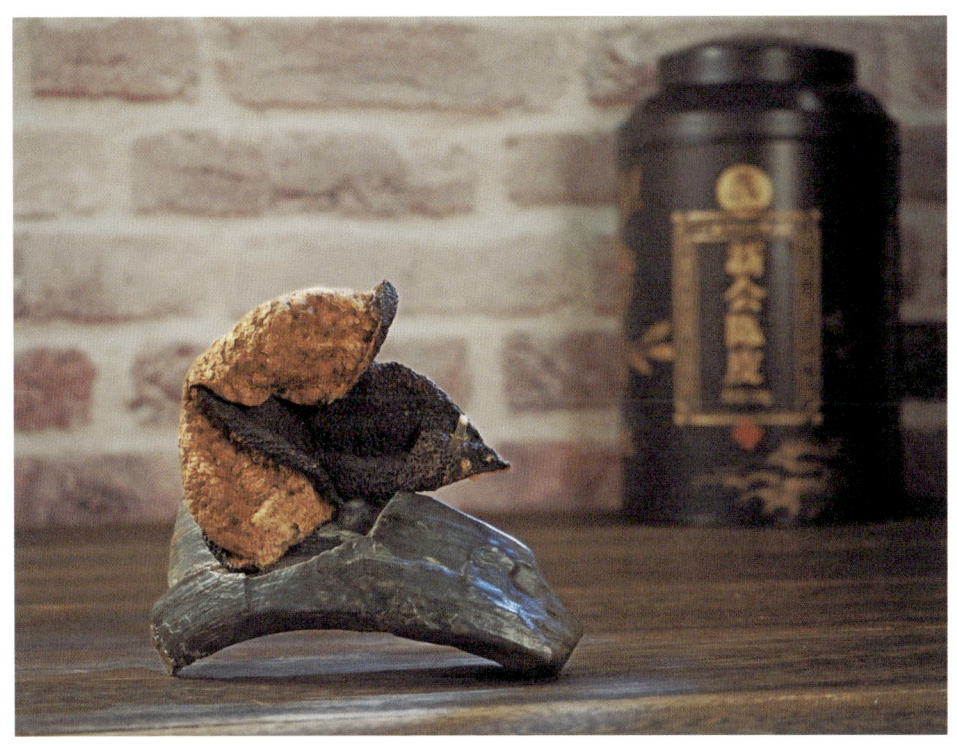

12年陈皮

1.5kg。剥好的新皮又讲究天然生晒、自然陈化,不能用机械烘干,必须靠阳光自然生晒,还要根据温度、湿度随时检查陈化过程,多次翻晒。

虽然人们普遍认为3年及以上的柑皮可以称为陈皮,但在新会人眼中,陈皮应该有更高的标准。新会人认为,3年内的叫"果皮",5年左右的叫"柑皮",只有7年以上的才能称为"陈皮"。

一块好的陈皮,从年复一年地翻晒到保存,每个环节都要耗费大量的人力、物力,稍有不慎就容易霉变、虫蛀,甚至风化碎裂。能够完好储存下来的陈皮,都是大浪淘沙淘出的"金子"。

明辨真伪优劣

✣ 慧眼识陈皮

市场上陈皮的种类很多,有广陈皮、川陈皮、新会陈皮、5年陈、10年陈、20年陈等,但在不了解陈皮的人眼中这些都是晒干的橘子皮。随着人们健康养生意识的提高,再加上《舌尖上的中国》等纪录片对新会陈皮的报道,人们对新会陈皮的认知逐渐加深。近年来陈皮的热度不断提高,也带来了市场乱象,以假乱真、以次充好的现象普遍存在。

《中国药典》中规定,陈皮为芸香科植物橘(*Citrus reticulata* Blanco)及其栽培变种的干燥成熟果皮,既可调香入味,又是一味良药。它的产地遍布我国大江南北,但由于气候、地理条件等因素的影响,其中以新会陈皮质量为最优。因盛产于广东省江门市新会区而得名,新会因此被誉为"陈皮之乡"。

市场上有不良商家以外地陈皮充当新会陈皮,或者将年份短的陈皮当作10年以上的陈皮来卖,甚至有人为了加速新制的陈皮陈化,大规模以普洱茶发酵的方式来发酵陈皮,令其看起来像老皮。对于有经验的人来说,也要通过多方面来综合判断陈皮的真假和优劣。

新会陈皮的表面有一道疤痕,当地人称为"台风疤"。这是因为新会濒临南海,果皮常年在强风中被枝叶抽打而留下疤痕。

新会陈皮表面密布凹陷的油室。油室是陈皮储存挥发油的地方,因为新会陈皮挥发油的含量较其他皮高,所以油室更加密集。

年份短的陈皮呈暗红色,年份久的陈皮呈红褐色、棕褐色、黑色。随着陈皮年份的增加,表皮的内囊会逐渐脱落,油室也更加清晰。逆光观察,会看到密布的光点。

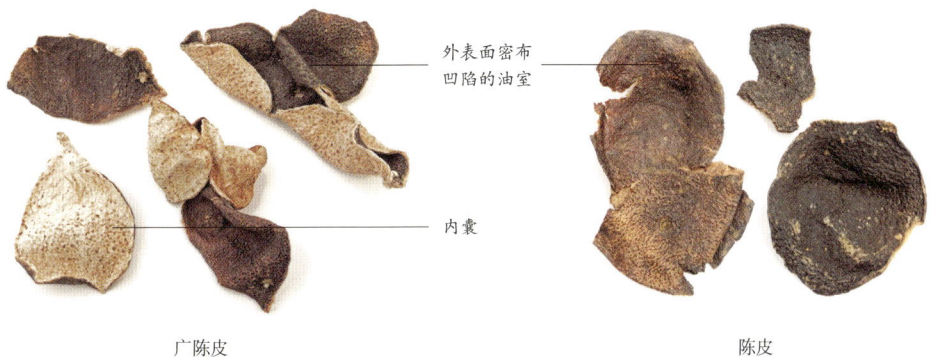

广陈皮　　　　　　　　　　　　　　陈皮

（外表面密布凹陷的油室；内囊）

🌿 闻

闻气味也是重要的判断方式。新会陈皮所含挥发油的种类多，有浓郁的柑橘香气。年份短的陈皮气味较刺激，年份越久，气味越柔和、温润，更带清香。

🌿 摸

年份久的陈皮因为经过了多年的翻晒，水分较少，表皮较硬；年份短的陈皮则偏软。因此，一些看似表皮已经暗黑，但摸起来仍较软的陈皮很可能就是经过人工发酵或烘烤，以加速其表面颜色变暗的假皮。

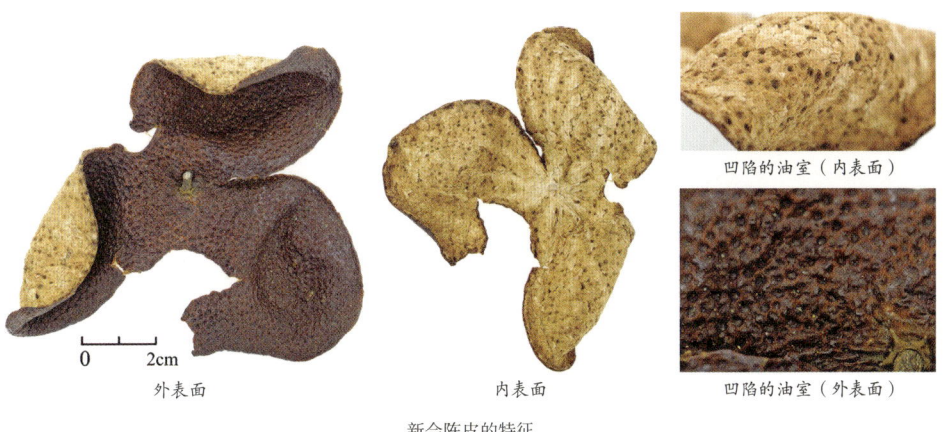

外表面　　　　内表面　　　　凹陷的油室（内表面）／凹陷的油室（外表面）

新会陈皮的特征

若是将陈皮煮成茶汤,陈皮的优劣也可见分晓。一位陈皮研究者表示,优质的新会陈皮,煮出来的茶汤是晶莹的琥珀色,清澈,口感顺畅、甘醇;若是差的陈皮,煮出来的茶汤颜色发暗,口感微苦涩,回甘少。

品鉴百味烟火

❋ 陈皮入馔,千滋百味

陈皮除了有很好的药用价值之外,因为气味清香,还可以入茶、入馔。陈皮的味道早就融入了人们的日常生活,丰富了大家的味觉。

陈皮鸡作为道地的粤菜,现今也早已走出国门,走向世界。梁启超1900年到澳大利亚时,澳大利亚华人设宴款待的菜单中有一道陈皮鸡。梁启超出生于广东新会,这盘家乡的陈皮鸡慰藉了在外漂泊的游子心。1987年,美国的中餐厅熊猫快餐推出陈皮鸡这道中国家常菜,立即惊艳了美国民众,成为他们到店必点的爆品,销售额一度占熊猫快餐店营收的30%以上。

在广东,大街小巷都有各式各样的糖水店。陈皮红豆沙是清肺解热的夏季良品,也是一款经典、传统的广东糖水。看似简单的搭配,入口会有一股淡淡的陈皮香味,吃完后口齿留香。

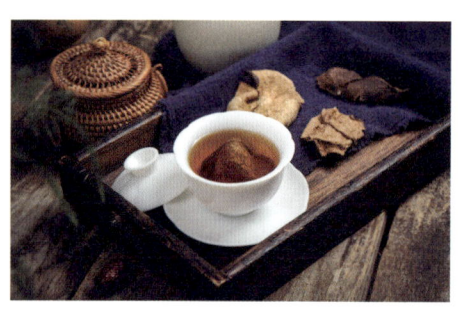

陈皮泡茶

陈皮泡茶也别有一番风味。目前市面上常见的有陈皮普洱、红柑普洱、小青柑。从冲泡角度来看,陈皮普洱是普洱和3年及以上的陈皮放在一起冲泡。放了普洱的红柑茶称为红柑普洱,冲泡时掰开果实,让茶叶和陈皮一起舒展、融合,互相补充。近几年流行的小青柑，是选用 7~8 月采摘的未成熟青皮，将熟普洱放在小青柑里，注入热水后，小青柑的清香瞬间混入普洱的浓香。

✻ 谨慎对症受益多

中医认为，陈皮味辛苦，性温，归脾、肺经，理气健脾、燥湿化痰。现代药理研究显示，陈皮的作用广泛，它能促进人体消化液的分泌，排除肠管内积气，还有祛痰的作用，使痰液易咯出；陈皮煎剂对支气管有微弱的扩张作用；陈皮中的果胶对高脂饮食引起的动脉硬化也有一定的预防作用。

柑皮经过炮制，并长时间存放，所含的挥发油成分散失大半，可减少对胃肠道的刺激，属于相对温和、安全的中药，但仍有禁忌证需要留意，阴虚燥咳者（咳嗽痰很少），气虚者，身体燥热、咳嗽带血丝者，都不适合用陈皮。

九制陈皮

九制陈皮就是要经过拣皮、浸漂、保鲜、切皮、腌制、沥干、调料、晒制等工序加工而成。九制陈皮具有理气健脾、燥湿化痰、止咳的功效。但是阴虚燥咳、干眼症、吐血以及体质偏于实热者不宜食用。每次食用量应控制在 10g 左右。

> **小贴士 Tips**
>
> **自制陈皮**
>
> 对于陈皮，很多人会有误解，认为晒干的橘皮就是陈皮，于是每次吃完橘子就把橘皮留下晾干。但这种认知是错误的，干橘皮并不能代替陈皮。陈皮，顾名思义就是陈年的橘子皮，但并不是陈放几天的橘子皮那么简单。陈皮在陈化过程中，不利于健康的挥发油含量会不断减少，里面的黄酮类化合物含量反而在逐渐增加，这时陈皮的药用价值才能慢慢体现出来。另外，鲜橘皮表面经常有农药和保鲜剂的污染，一般的水洗很难将这些有害物质清理干净，所以最好不要使用鲜橘皮。

🟤 蒸陈皮

在广东，还有一种习用的炮制品是蒸陈皮。将陈皮净制、除杂后，喷润，放在蒸笼里蒸至上气后 3～4 小时，焖一夜，取出放凉，切成厚片，低温干燥。这种蒸制后的陈皮减少了辛燥之性，可温胃散寒、理气健脾，适合消化不良、胃部胀满等肠胃不适症，用量为 3～9g。

🟤 药膳

看似普通的陈皮，用处却不小。一碗热气腾腾的陈皮粥，或是一壶清香甘甜的陈皮茶，总能让人心旷神怡。在细品陈皮美味的同时，也有助于人的健康。

✱ 山楂陈皮粥

原料：山楂 3g，生姜 10g，陈皮 6g，粳米 100g。

制法：将山楂、生姜、陈皮洗净，放入砂锅中，加适量清水，用大火煮沸，改用小火煮 20 分钟，留汁去渣，然后放入洗净的粳米，加适量清水，继续用小火煮至粥稠即可。

功效：健胃理气，活血消食。

应用：适用于血瘀气滞型化疗药物性肝损伤，对右胁胀痛者尤为适宜。（见《肺癌患者宜吃食物》）

✱ 陈皮炖牛肉

原料：陈皮 20g，黄牛肉 1000g，桂皮 3g，生姜 3g，大茴 1.5g，食盐、味精少许。

制法：黄牛肉切成小块，与用布袋包好的陈皮、桂皮、生姜、大茴一同放入砂锅内，加 1500ml 水，用武火煮沸，再改文火煲 2 小时，去布袋包，加食盐、味精，搅拌后即可食用。

功效：温中健脾。

应用：适用于治疗脾胃虚弱、消化功能欠佳、久病体虚、神疲乏力、气短声低、面唇苍白等症。（见《家常食疗养生药膳》）

✳ 陈皮蜂蜜茶

原料：陈皮 10g，甘草 15g，蜂蜜 10ml。

制法：将陈皮、甘草洗净后放入砂锅中，用文火熬半小时左右，取陈皮、甘草汁液，加入蜂蜜，即可饮用。

功效：健脾和胃。

应用：适用于防治消化性溃疡。（见《胃肠病生活宜忌与调养食谱》）

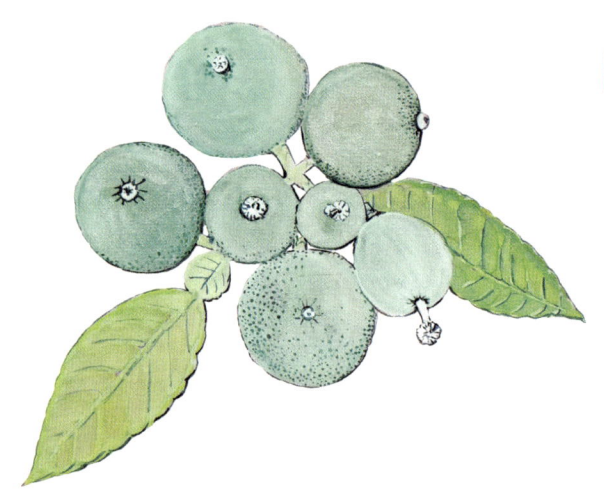

化橘红

橘红化地灵,类柚不食同。
遇你重咳时,依医饮泡成。

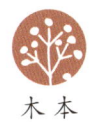

木本

化橘红

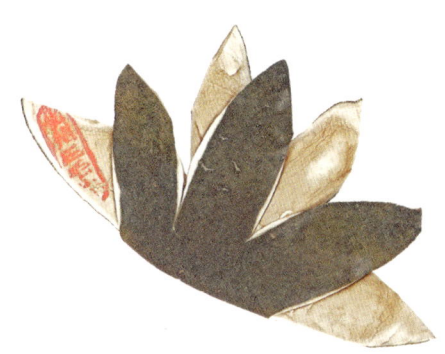

化州，古称石龙，有1500多年的悠久历史，是著名的岭南古邑，地处两广（广东、广西）三市（茂名、湛江、玉林）的交会中心，这里气候条件优越，盛产一味止咳良药——化橘红。

化橘红因止咳化痰功效显著，明清时期被列为宫廷贡品而名扬天下，但其产量甚少，价格高昂，甚至有"一片值一金"的记载，素有"南方人参"之称，令无数官宦商贾、文人学士争相颂扬，并形成了独特的化橘红中医药文化。

探寻前世传说

❈ 化橘红的民间传说

相传化州"石龙"的龙脉点附近是最早发现化橘红果树的地方，化州民间流传着龙化橘树、罗仙植橘等诸多化橘红的古老故事。

传说化州有一条凶猛暴躁的石龙兴风作浪，后被人制服镇守罗江。天长日久，从龙的头顶长出了两棵龙形橘树，结出白毛果实，味道奇异，人们发现这种特殊的果实有理气化痰的功效，因此被世人视为至宝。

另一个传说的主人公是一位精通医药的道人——罗辨（一作辩）。相传，罗辨早年患有严重的咳喘症，一直无法治愈。有一次，他喝到泡着野生橘树花果的石坑泉水，咳嗽竟得以好转。惊喜之余，罗辨不忘探寻真相，想到还有很多民众饱受咳喘折磨，便将这种橘树广种于附近山地。多年后，宝岭下橘树成荫，橘花飘香，橘红果挂满枝头。罗辨用橘红果救治了千千万万犯咳病人。后来，他又带着橘红果，骑着白牛，顺罗江而上，广施恩泽。这便是广为流传的罗仙植橘故事。

为了纪念罗辨植橘为民治病之功，化州人把他奉为仙人，并在州城东门侧建了宏伟的辨仙门和华严庵，庵门有楹联："韵事忆当年，橘树千枝经手植；仙踪留此地，茅庵一所寄身栖。"当地人还用一首简单的诗来赞颂罗辨的功绩："橘红始祖罗仙翁，救世济民人人颂。止咳化痰罗仙翁，药到病除见神功。"

北宋著名史学家、文学家范祖禹与化橘红有一段不解之缘。相传范祖禹因直谏被贬谪，一再迁徙，不久后又被贬徙化州，身心俱疲，病致久咳不愈，到了化州后不久，咳嗽竟神奇地减轻了，询问随从，得知是喝了石龙井水的缘故。范祖禹遂前往一探究竟，发现井旁有棵似橙似柚的老树，正满树盛放白花，花香沁人肺腑，便又摘了些小花回去，泡茶品饮，咳嗽很快便痊愈了。为了弄清此树的名称、功用，范祖禹走访乡民，查阅书籍，对这种树作了仔细研究，这便是化州橘红树。后来范祖禹又将橘红花、果送给一些咳嗽、水土不服的人泡茶饮用，均效果良好。

此外，民间还流传着鸟送橘种、婢女复生、州官治咳等许多与化橘红有关的故事。这些故事不仅诉说着化橘红独特的药用价值与发展历程，还为其增添了不少传奇色彩，最终沉淀成化橘红中药文化的特殊形态。

✲ 从橘红到化橘红

橘在我国有着悠久的种植历史。早在夏朝，长江中下游的先民便将橘柚作为

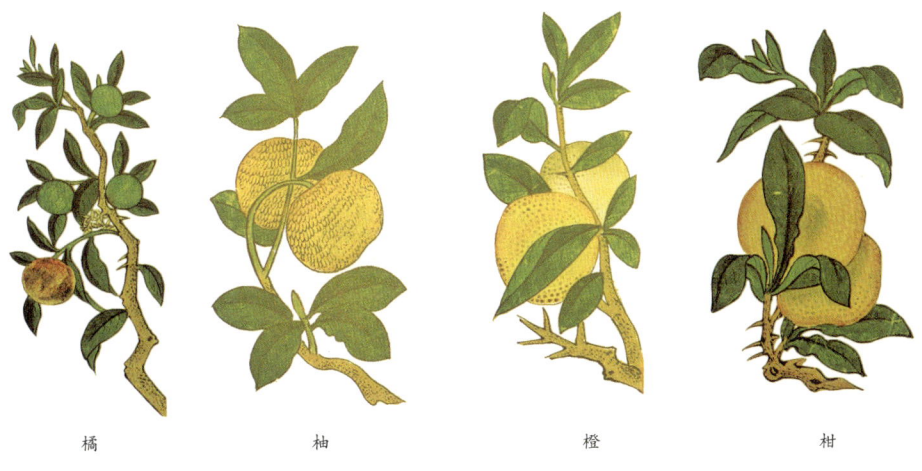

| 橘 | 柚 | 橙 | 柑 |

《食物本草》中的橘、柚、橙、柑植物对比

贡品;《山海经》中也有"洞庭之山,其木多橘"的记载;屈原还在名篇《橘颂》中称赞为"后皇嘉树"。

以橘入药,最早可见于《神农本草经》,称作"橘柚",别名"橘皮"。古时橘柚并称,认为是同一种类不同产地的结果,遂同等使用,西汉孔安国便有"小曰橘,大曰柚,皆为柑"的说法。

是橘,还是柚?

今天,柑橘类水果俨然已经成了一个大"家族",一年四季,几乎占据了水果摊的"半壁江山"。不过很多人不清楚的是,这些品类复杂的水果几乎都是人为杂交出来的。简单地说,柑橘"家族"极其混乱,任意两种杂交都可能产生新品种,这些新品种还能跟其他"家族成员"结合,产生更多种后代。橘子和柚子都是"元老级成员",在我国很早就有种植,它们同另一"元老"——香橼"混战"数千年,成就了今天的柑橘大"家族"。比如大家常见的橙子,就是橘子和柚子杂交的结果,之后橙子又和柚子杂交出了葡萄柚,还和橘子杂交出了柑子……

化橘红

南北朝时期，橘和柚开始明显区分，陶弘景、雷敩等均明确指出柚皮功效较橘皮弱，不适合入药，并认为橘皮"陈者为良"或"年深者最妙"，为"陈皮"一名的出现奠定了基础。值得一提的是，《雷公炮炙论》中开始出现橘皮"须去白膜一重"的特殊加工方式。

宋元时期，橘皮留白与去白，在炮制与应用上都严格区分开来，认为"留白则补脾胃，去白则理肺气"，留白者称陈皮，去白者称为橘红。

此后，橘红开始登上历史舞台，深受历代医家的好评，声名鹊起，成为下气消痰的常用药材。

虽然历史上主流本草认为柚皮不入药，仅可食用，但实际上柚皮加工后充伪橘红的现象一直存在，并且不断发展壮大，明末清初被称为柚类橘红，也逐渐得到医家们的认可。化橘红遂应运而生，并脱颖而出。化橘红原特指化州橘红（化州柚的果皮），因本身不是橘，仅功效同橘红类似，故冠以化州之名，以示区别。

有关化橘红的记载始于明万历《高州府志》，在物产部分有"化州橘红唯化州独有"。化橘红入药最早可见于清康熙《广东通志》，在物产卷中，药之属收有"化州之橘红"。

其后，乾隆年间的《化州志》称赞："化州药属凡得四十有一，皆非道地之材，惟橘红最为佳品……利气化痰，功倍他药。"除方志以外，本草中亦开始出现化州橘红，《本经逢原》载"柑皮（化州橘红）产广东化州者最胜"，《本草从新》载"化州陈皮，消痰甚灵"。

1765年，《本草纲目拾遗》正式将化州橘红单独分出，并称药材稀缺，价格高昂，甚至"每片真者可值一金"。明清时期，化州官府每年都要按质按量向朝廷进贡化橘红。从开花到结果，官府都会派兵守护，清点果数，逐一编号，凡有脱落，须拿到官府注销。因此，《化州市志》中有"不论官宦、商贾、文人学士，凡入州地者，无不以获得一两颗化州橘红为幸事"之说。

审识现代沿革

❋ 缘于橘红而胜于橘红

清代以来,化橘红应用逐渐增多,在长期的实践应用中,医家们发现化橘红疗效独特,甚至优于声名远扬的橘红,所以化橘红更受当时医药界和朝廷的青睐,加上贡品形象加持,化橘红得以迅速发展。

从橘红药材发展史来看,清代以前的橘红多指去除果皮内部白色部分的橘皮;到清代,特别是乾隆以后,所说的橘红多为化橘红;清代后期的化橘红被单独立目论述,中医处方中也开始分橘红和化橘红。

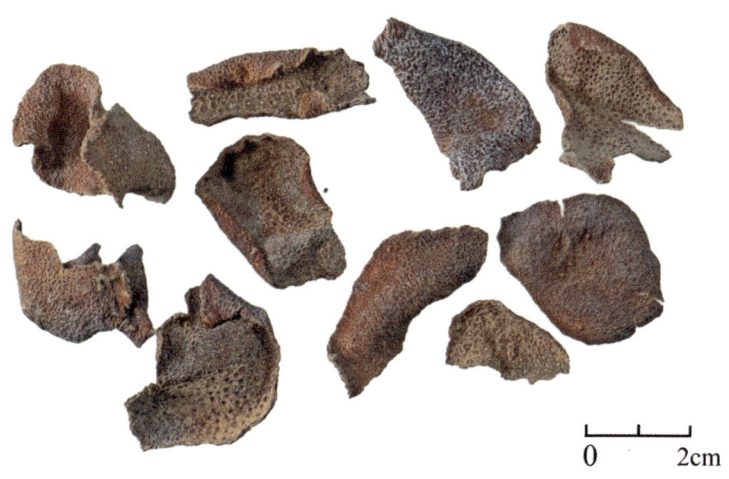

橘红

化橘红的植物来源最初为化州当地特产的化州柚,明清时期化州柚的果实被作为进贡的良药,因此种植地的种源得到较好的保护。据史料记载,到清代中期,化州有20多公顷的化州柚果园。到了清末民初,战火频繁,百姓流离失所,化州柚果树损失严重,产量渐少。新中国成立之初,化州柚产业一度萎靡,正品化橘红业难以为继，市场上逐渐兴起其他柚皮混充的现象。为了满足临床用药需求，《中国药典》中将柚皮与化州柚皮一同作为中药化橘红使用。

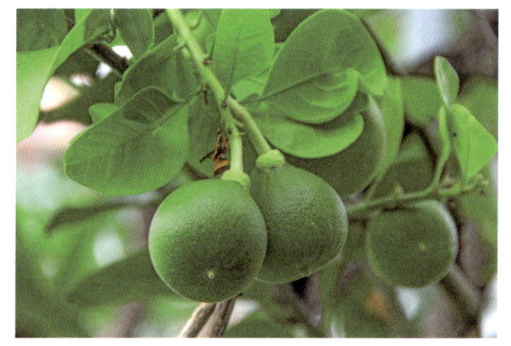

作为食用水果的柚

✽ 化州柚

在《中国植物志》中，化州柚是柚的栽培变种。

据考证，化州柚始种于梁朝。它的果实有柔毛，果皮厚，果肉酸而带苦，不可作为水果生食，但它有较高的药用价值。化州柚的产量一直较低，目前仅在广东化州，广西博白、陆川，湖南黔阳等地有栽培。

《化州志》记载："化州城内宝山及署内有礞石土质……橘红得礞石之气，故化痰力更胜。"化州柚的特性，被认为跟土质中含有大量礞石矿有关。礞石本身就具有化痰止咳的功效，善治顽痰胶结阻肺之气逆喘咳、痰积惊痫等症，化橘红得到礞石的滋养，化痰之功效得以加强。

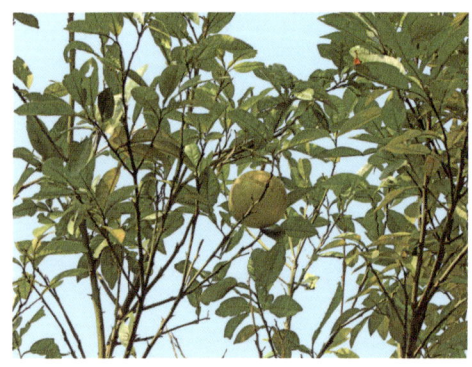 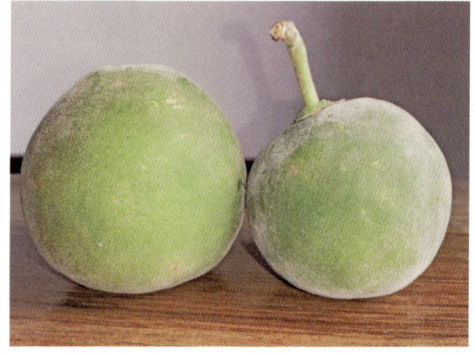

新鲜化州柚

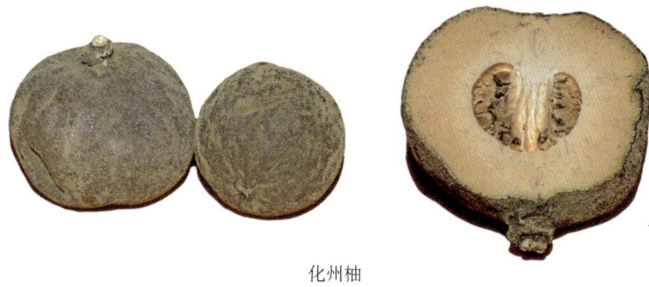

化州柚

现代研究表明，礞石主要组成元素包括铝和钾元素。土壤中的铝元素、钾元素恰对化州柚有显著影响，如果将化州柚移栽至不含礞石的土壤中，后续几年所结果实表面的柔毛会逐渐减少，直至消失。

❋ 化州柚的果皮与幼果

化橘红的入药部位，历代本草记载均一致，以果皮入药，历版《中国药典》也均沿用以果皮入药的传统。传统加工方法是先将化橘红鲜果经沸水煮软，再用刀从顶端开口，向下切至3/4收刀，小者5刀，大者7刀，削去里面的瓤，折成五爪或七爪的形态烘干。由于化橘红产量并不高，每颗果实都很珍贵，为节约资源，即使是脱落的幼果，也常常会被收集加工成五爪药用。

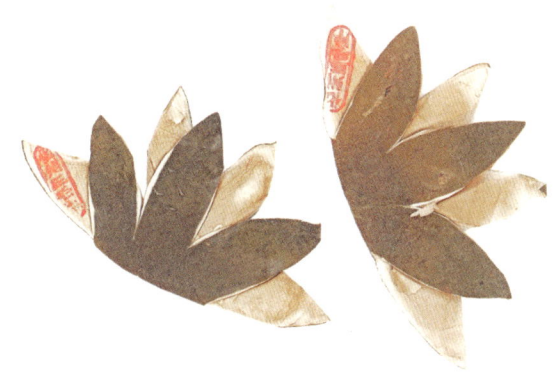

七爪化橘红

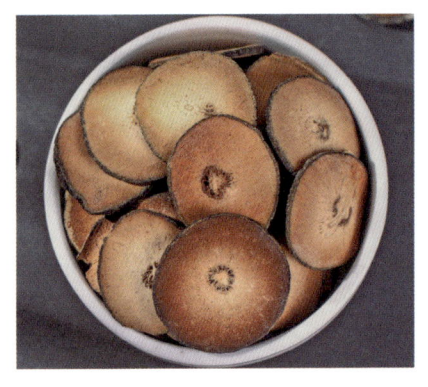

橘红胎

由于幼果果肉尚未发育，整个幼果都属于果皮部分。民国时期，随着干燥技术的发展，开始出现幼果干燥品，被称为橘红珠或橘红胎，同样具有祛痰止咳作用，在《中药大辞典》中即有记载。

现代研究表明，化州柚幼果与外层果皮所含化学成分种类相同，且幼果中主要活性成分黄酮类含量更高。从资源的合理利用、生产工序的简化与优化出发，以化州柚幼果全果入药，具有一定科学性与合理性。经过几十年的市场流通，目前幼果已成为化州柚的主流加工规格。

✱ 应用价值受推崇

化橘红是产于广东化州的珍稀名贵特产，历史悠久，为"十大广药"之一。现代人对中医药的认可及推崇，使化橘红迅速"蹿红"，其神奇功效备受人们的关注。2006年，化橘红被列为国家地理标志产品保护。2009年6月，化州获授"中国化橘红之乡"称号。2012年，化橘红（中药文化）入选广东省非物质文化遗产项目，同年化橘红被列入《美国药典》。2016年，化橘红被列入广东省岭南中药材首批立法保护品种。

作为理气化痰常用大宗中药材，化橘红的国内外市场年需求量在300万～500万公斤，以化橘红为原料的中成药有39种，如化橘红口服液、橘红煎膏、橘红丸、橘红颗粒等。

化州工匠还将化州柚果实制成工艺品出售，或将快成熟的果实对剖后，制成圆盒状，雕成可装烟丝的烟盒；或直接将果实加工成化橘红瓶；或将幼果加工成烟斗等。除了利用化州柚果实以外，化州柚花也得到综合利用。化州柚花清香扑鼻，富含黄酮类和挥发油，当地药农将其加入茶叶中，制成化橘红花茶，深受人们喜爱。

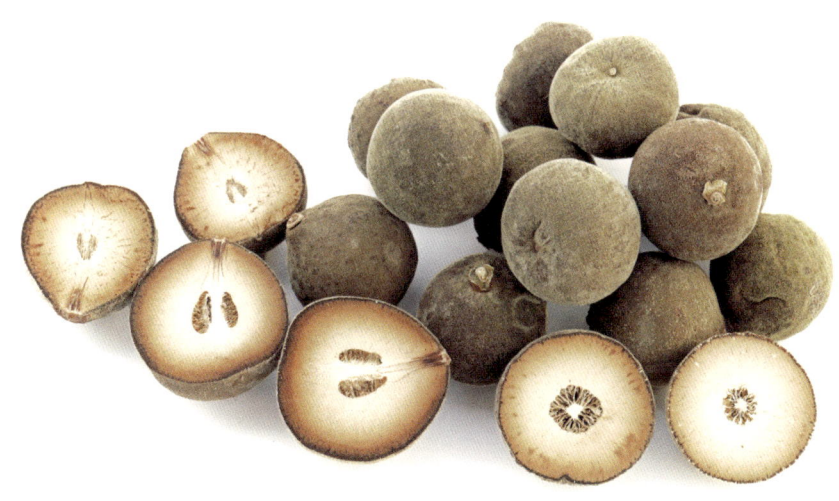

化橘红"圆果"

明辨真伪优劣

❋ 有毛无毛挑仔细

传统观念认为,化橘红以片薄均匀、气味浓厚者为佳。在挑选化橘红时,首先要看果皮上的茸毛,从茸毛可大致看出化橘红的来源及是否道地。化橘红的来源分为化州柚和柚两种,前者习称毛橘红,后者习称光橘红,两者的主要区别是果皮外表面是否被茸毛。

基于地理环境因素,毛橘红幼果、未成熟或近成熟的外果皮均有茸毛。根据茸毛的茂密程度,又分为正毛橘红和副毛橘红,以茸毛多者为佳。正毛化橘红的外果皮茸毛细密,可达80%以上。副毛化橘红的外果皮茸毛稀少,仅约30%。光橘红(柚)的外果皮无茸毛。

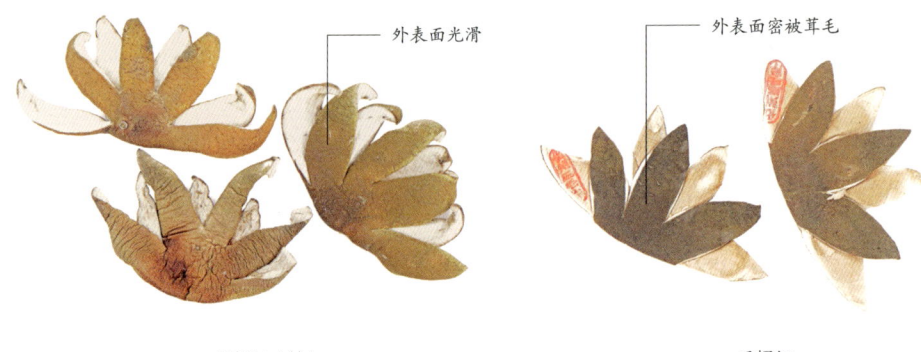

光橘红（柚）　　　　　　　毛橘红

广东化州产的正毛橘红疗效高、质量好；副毛橘红为化州柚的引种品，质量虽不及化州正毛橘红，但疗效尚好，为我国药用的主流品种；光橘红（柚）为化州柚匮乏时出现的替代品，疗效较毛橘红稍逊。

优质的化橘红会散发出阵阵橘香气，清香沁人，且密封一段时间后味道更浓烈。可泡水品尝一下，优质化橘红泡出的茶汤色泽金黄明亮，苦而不涩，回甘。

✤ 定期处理香气醇

化橘红贮存时要注意防潮。南方梅雨季节，空气湿度很高，建议将化橘红干燥后密封于玻璃罐中储存，并定期检查状态，一旦受潮，需及时干燥，以免长霉变质。

化橘红跟陈皮一样，存放时间越长，香气越醇，价格也更高。但市面上动辄十几、二十年的陈化橘红并不可信，因为十几年前人们对化橘红的需求并不大，化州柚的产量也很少，还能存放到现在的微乎其微。

品鉴百味烟火

❋ 化橘红的药用价值

化橘红止咳效果显著，擅长理气宽中、燥湿化痰，常用于治疗喉咙发痒、痰多的慢性支气管炎、哮喘、寒性咳嗽等。患有声音嘶哑、喉咙干痒、咽部异物感强烈、感冒后咳嗽不止、季节性反复咳嗽的人，皆可服用化橘红，尤其适合教师、播音员、主持人、演讲者、矿区工作者、嗜烟酒人士、咽部手术后患者服用。

除了止咳化痰功效以外，化橘红还有理气健脾、消食醒酒、消油腻、解毒的功效，可用于治疗呕吐、积食和饮酒过度引起的不适、长期胃痛等，效果较好。

现代药理研究亦表明，化橘红富含的黄酮类成分具有明显的降血脂、抗氧化、抗衰老、抗炎、抗过敏、提高免疫力、保护心脑血管、保肝、利胆等作用，富含的挥发油成分具有显著的镇咳、祛痰、抗炎、抑菌作用。临床上用于治疗慢性支气管炎痰多咳嗽、消化不良腹痛、呕吐和胃痛等。

❋ 谨慎对症受益多

需要注意的是，化橘红味辛，偏于发散、易耗气，同时性偏温燥，易损伤津液，单用只适合于风寒咳嗽的患者。因此，体虚、肺热的患者，干咳少痰、痰中带血或久咳气虚的患者，一般不宜使用化橘红。化橘红既可入药，也可制成健康可口的食品。

化橘红糖

锅中放 500g 白糖，加适量水，熬至黏稠时，加 100g 橘红粉调匀，再熬至能拔丝时，倒入涂有植物油的瓷盘中摊平，晾凉后用刀切成长条，再切成小块。每日3次，每次3小块，可治疗食欲不振、消化不良、咳嗽痰多等症。

泡水

杯中放入3g化橘红，加适量沸水，冲泡3～5分钟，待水温凉至40℃左右，加入蜂蜜，搅匀即可饮用。可治疗风寒咳嗽、喉痒痰多、食积伤酒等症。

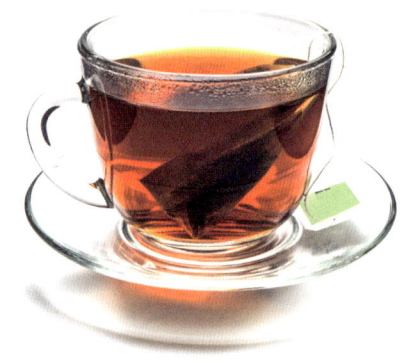

橘红茶

泡酒

将18g化橘红切成小块，装入纱布中扎紧口，与500ml白酒一同装入酒瓶中，封口放置7日。每晚睡前服一小盅，可治疗慢性支气管炎、哮喘等症。

药膳

＊化橘红杏仁饮

原料：化橘红10g，川贝母10g，杏仁30g，冰糖30g。

制法：将化橘红、川贝母、杏仁洗净放入锅内，加适量水。武火烧开，再用文火煎熬50分钟，稍凉后过滤，加入冰糖，拌匀即可。

功效：润肺止咳。

应用：适用于气管炎、气喘、痰多等症。每日1杯，常服。（见《食用中药商品》）

＊化橘红鹧鸪汤

原料：鹧鸪1只，化橘红10g，法半夏5g，茯苓20g，生姜15g，大枣10个，葱、盐适量。

制法：生姜洗净，切片；宰杀鹧鸪，去毛和内脏，洗净，用姜、葱煮沸的水烫一下，除去腥味；化橘红、法半夏、茯苓、大枣洗净。将全部材料一起放入炖盅内，加适量清水，隔水炖 2 小时，加盐调味即可。

功效：燥湿化痰，健脾益肺。

应用：适用于肺气肿属痰湿阻肺者。（见《食用中药商品》）

＊ 化橘红炖牛胎盘

原料：牛胎盘 1 个，化橘红 20g，盐、芝麻油、姜、味精适量。

制法：牛胎盘用清水洗净，浸泡 2 小时，用开水氽透，切块，放于砂锅中，加 500ml 清水，烧开后撇去浮沫，再放入化橘红、姜丝、盐，炖至胎盘烂熟，拣出化橘红，放味精，淋芝麻油。

应用：适用于哮喘反复发作，经久不愈。趁热分两次食牛胎盘、喝汤。（见《食用中药商品》）

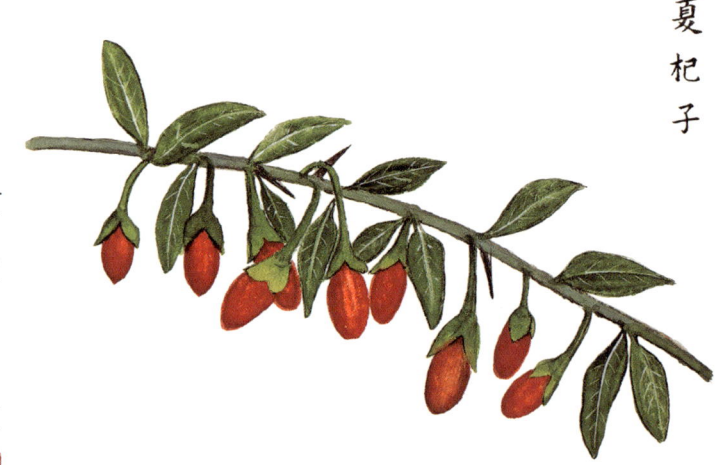

枸杞子

万粒红石坠细腰,颗莹粒剔媚彤娇。
形如耳坠倾心女,美饰庞僾似妙幺。

木本

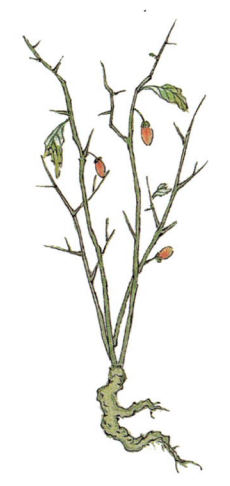

枸杞子

俗话说:"人到中年不得已,保温杯里泡枸杞。"

其实人们口中常说的枸杞是植物的名字,它的果实才是中药材,名为"枸杞子"。枸杞子具有补肾益精的作用,药用价值高。又可养生健体,一粥一汤一菜,只要加入适量枸杞子,就成为一道滋养身子的绝佳药膳。枸杞子在日常生活中被人们广泛运用,成为药食两用的中药佳品。

探寻前世传说

❋ 枸杞孕育神奇果

枸杞树自古就有"生命之树"的美誉,是华夏大地上古老而又神奇的名贵植物。

古人认为常食枸杞子可以"与天地齐寿",因此枸杞花被称为"长生花";又因植株的茎部坚硬如拄杖,遂得雅号"仙人杖"。在殷商时期的甲骨文中就有"杞"字,记录着以枸杞为贵重礼品的赏赐之事。《诗经》中有"言采其杞",即采食枸杞。《山海经》中记载了枸杞的生长之地,并把枸杞子的汁液比喻为人或动物的"血液",可以调养良马。

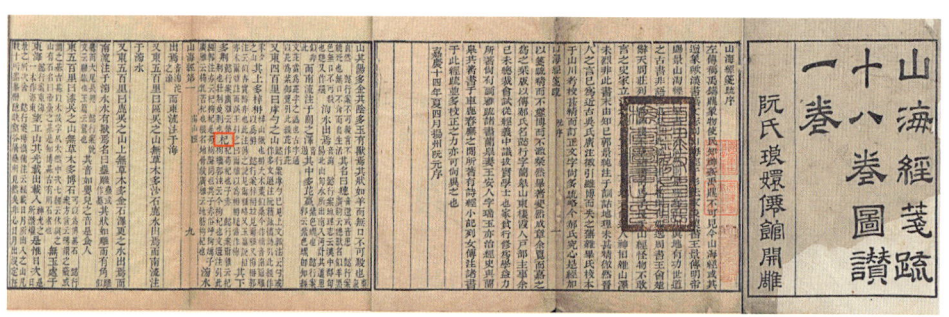

《山海经》中关于枸杞的记载

在古代文人眼中,枸杞还是充满神秘色彩的灵物,常赋诗文吟咏,字里行间,韵味无穷。其中尤以诗豪刘禹锡的咏药诗最为著名,诗中将枸杞井、仙人杖、根如犬的传说引以为典,述说枸杞传奇。

>僧房药树依寒井[①],井有香泉树有灵。
>翠黛叶生笼石甃,殷红子熟照铜瓶。
>枝繁本是仙人杖[②],根老新成瑞犬形[③]。
>上品功能甘露味,还知一勺可延龄。

另有杜甫的"枸杞因吾有,鸡栖奈汝何",苏东坡的"神药不自閟,罗生满山泽",黄庭坚的"正恐落人间,采剥四时苦。养成九节杖,持献西王母",陆游

---

① 井:即枸杞井,传说楚州开元寺有一口井,井上有一株千年枸杞树,根深入井,其水甘洌,饮之能令人长寿,当地人称为枸杞井。
② 仙人杖:枸杞树的别名,神话传说中枸杞树是由太上老君抛下的手杖所化。
③ 根老新成瑞犬形:枸杞根的形状似犬。古籍中记载枸杞的根粗壮,年久者更是奇形怪状,有的如犬形。在神话传说中,千年枸杞根,其形如犬者,食之成仙。

的"雪霁茆堂钟磬清,晨斋枸杞一杯羹"等。

古人以诗词歌赋的方式吟咏枸杞,表达了对枸杞的喜爱与珍视。它的果实枸杞子也一路伴随着中华文明而发展,最终成为中华文化的重要组成部分。

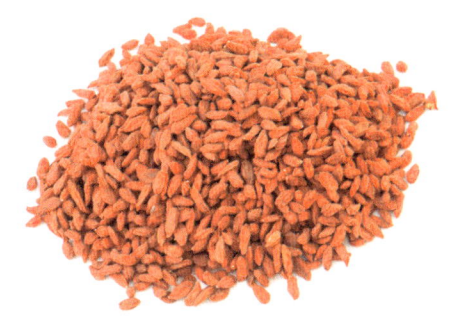

宁夏枸杞

✤ 灵药入岐黄

枸杞植株浑身是宝,它作为药用品种亦有悠久的历史。古代本草所记载的枸杞应为植物全株,并非单独的果实"枸杞子",枸杞的根则是另一味中药地骨皮。

我国现存最早的医方著作《五十二病方》就有枸杞根入药的记载,现在已知最早的中药学著作《神农本草经》将枸杞列为上品,称"久服坚筋骨,轻身不老"。唐代《药性论》记载,枸杞能"补精气诸不足,易颜色,变白,明目安神"。宋代《证类本草》对枸杞描述详细,并附有茂州枸杞插图。

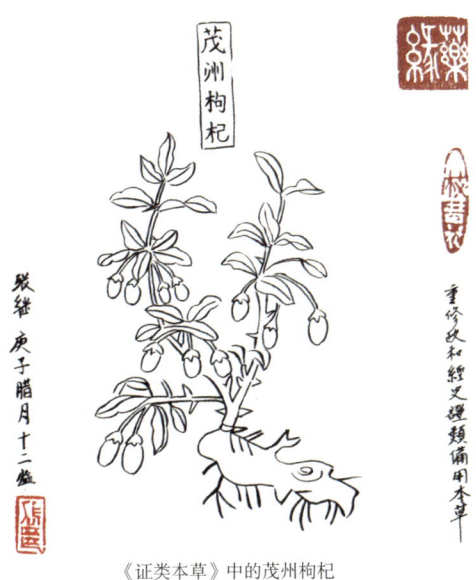

《证类本草》中的茂州枸杞

枸杞子

明代李时珍根据历代对枸杞的研究记载，在《本草纲目》中总结建议将枸杞的根和果实分开入药，若单独使用果实时应写明为"枸杞子"；并解释了植物"枸杞"一词的来历，说枸和杞为两种植物，枸杞的植株"棘如枸之刺，茎如杞之条"，故兼名称枸杞。《本草蒙筌》中记载："甘肃州并属陕西者独佳。春生嫩苗，作茹爽口。秋结赤实，入药益人。"

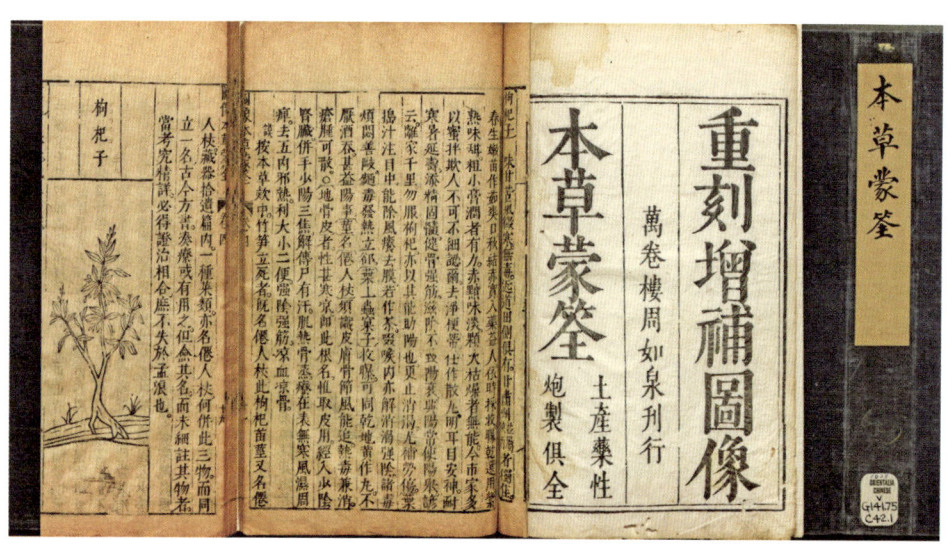

《本草蒙筌》中关于枸杞子的记载

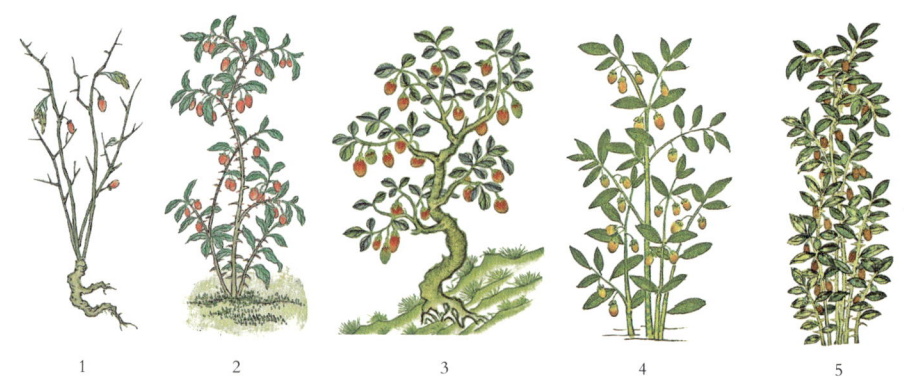

本草中的枸杞植物形态比较

注：1、2出自《本草品汇精要》，3出自《中国药用本草绘本》，4出自《食物本草》，5出自《补遗雷公炮制便览》

✤ 园圃栽培枸杞

枸杞的种植历史可上溯到殷商时期,甲骨卜辞中便有"王其田亡灾,在杞"的记载,将"杞"与"田"联系起来,表明枸杞在殷商时期已成为人工种植的农田果木了。

《诗经》中关于枸杞的诗歌很多,表明枸杞已成为一种与人的健康密切相关的珍贵果木,可能在西周时期已开始较大规模种植。

汉唐时期,由于对枸杞养生、药用的认识不断深化,枸杞应用广泛,需求量不断增加,枸杞的栽培种植方法逐渐成熟。药王孙思邈在《千金翼方·卷第十四·种造药第六》中专门总结了种植枸杞的方法。

宋元时期,枸杞种植业已相当发达,实行园圃栽培,精耕细作。种植方式的改善,使枸杞质量大为提高。沈括在《梦溪笔谈》中说:"枸杞,陕西极边生者,高丈余……甘美异于他处者。"

明清两代,农民总结枸杞上千年的种植经验,精选良种,用心栽培,讲究品质、产量和效益,广泛流通。

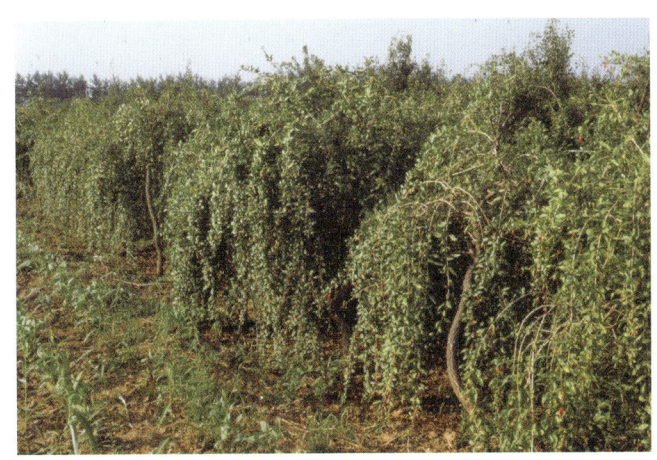

栽培的宁夏枸杞

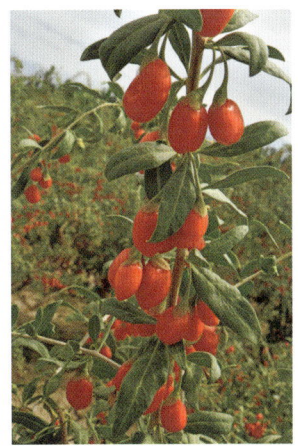

枸杞子

审识现代沿革

❋ 根茎与花实,收拾无弃物

我国西北干旱荒漠区的气候多受戈壁、沙漠影响,霜冻、大风、沙尘暴及干热风等频繁,治沙问题一直是西部环境治理的重中之重。枸杞植物是能在盐碱地生存的少数物种之一,是"绿洲的希望""荒原的骄子"。它具有耐干旱、耐盐碱、耐瘠薄、耐沙埋等特点,是西北干旱地区环境治理的首选树种,在改善生态环境、农业可持续发展中发挥着举足轻重的作用。

枸杞全身是宝,无论是果实还是根茎叶,都能治病益人。苏东坡称赞枸杞是"根茎与花实,收拾无弃物"。李时珍在《本草纲目》中记载:"春采枸杞叶,名天精草;夏采花,名长生草;秋采子,名枸杞子;冬采根,名地骨皮。"

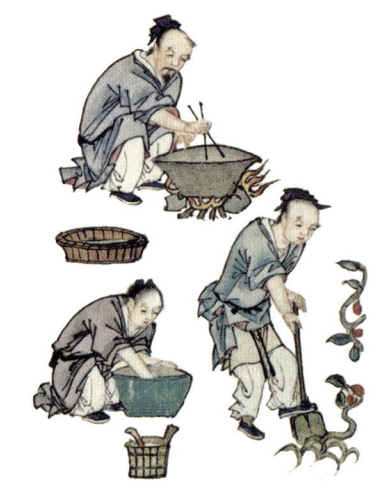

《补遗雷公炮制便览》中的地骨皮炮制图

枸杞叶别名天精草、地仙苗,富含蛋白质、胡萝卜素、维生素及氨基酸等营养成分,可补虚益精、清热明目、养颜、治疗虚劳、发热烦渴等。

春天,枸杞的嫩芽还可作为蔬菜炒食,清香可口。早在元代,农学家鲁明善便在《农桑衣食撮要》里记载,枸杞"春间嫩芽叶可作菜食"。名著《红楼梦》中提到探春和宝钗商议着要吃"油盐炒枸杞芽儿"。作家汪曾祺也在《人间草木》一书中介绍枸杞芽的两种吃法:"采摘枸杞的嫩头,略焯过,切碎,与香干丁同拌,浇酱油、醋、香油;或入油锅爆炒,皆极清香。"夏季,广东人也爱用枸杞叶滚汤食用。

枸杞花的颜色淡雅，但由于花朵体态纤小，很少有人问津，不过这丝毫不影响勤劳的蜜蜂前来采蜜，这些蜜蜂所酿出的枸杞蜜，不同于市面上的其他蜂蜜，颜色是琥珀色的，更为珍贵。

枸杞的根皮，药名地骨皮，初春或是秋季之后挖出根，洗净剥皮晒干即可。地骨皮药性甘寒清润，能清肺肾之虚热，具有降压、解热、降血糖的作用，为退虚热、疗骨蒸之佳品。

枸杞的果实即枸杞子，入秋渐猩红，艳如红玛瑙，是常用的养生补肾之品。

✱ 枸杞植物里的"明星"

全世界约有 80 种不同的枸杞植物品种，南美洲的品种最多。我国有 7 种和 3 变种，主要分布于西北和华北地区。

宁夏枸杞（*Lycium barbarum* L.）自 1977 年起便一直作为中药枸杞子的法定正品来源，我国枸杞的几大产区（宁夏、甘肃、青海、河北、内蒙古、新疆）的栽培

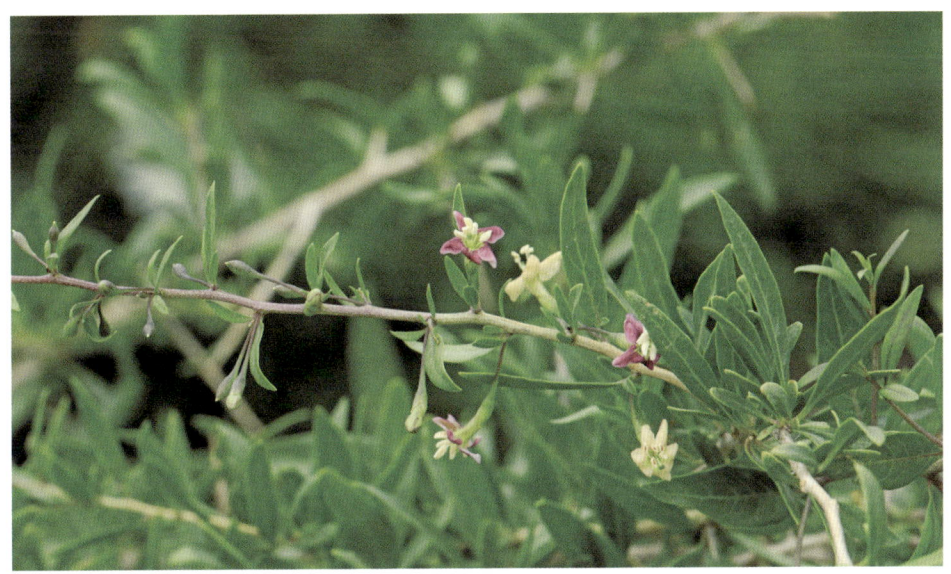

宁夏枸杞原植物

枸杞子

品种均引自宁夏枸杞系列,目前市面上销售的枸杞子绝大部分来源于此。宁夏枸杞原产于宁夏中宁县,中宁县被誉为"中国枸杞之乡",枸杞产业综合产值过百亿,有"天下枸杞出宁夏,中宁枸杞甲天下"的盛名。

枸杞子"家族"中的另一著名"成员"是黑果枸杞(Lycium ruthenicum Murr.),虽尚未被《中国药典》收载,却是藏族、维吾尔族的习用药材。黑果枸杞因球形果实成熟后呈紫黑色而得名,其植株多棘刺,耐干旱,常生于西北盐碱荒地、沙地或路旁,主要分布于内蒙古西部、青海柴达木盆地、甘肃河西走廊和新疆部分地区。

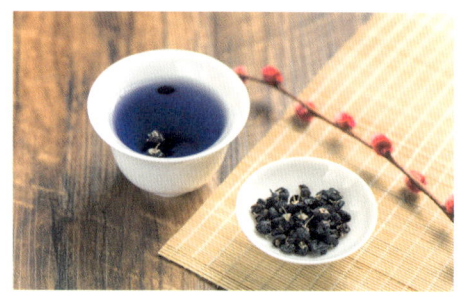

黑果枸杞泡水

黑果枸杞的藏族医用药名"旁玛",用于清心热和治疗妇科疾病。在新疆维吾尔族医学中黑果枸杞能够清心热、强肾、抗衰、通经,用于心热病、月经不调、肝肾亏虚。民间常用其泡水,作滋补用。

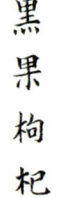

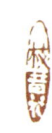

黑果枸杞

因黑果枸杞起初均来自野生，资源稀少，且外观奇特，富含花青素等，商家抓住消费者的猎奇心理，将黑果枸杞宣传成具备万能功效，使其价格猛涨，价格最高达每公斤数千元，黑果枸杞也一度被称为"软黄金"，甚至由此引发了数千人盗采野生黑果枸杞事件。受价格刺激，各产区纷纷积极开展黑果枸杞野生变家种工作，由于黑果枸杞生命力强，且繁殖快，到2015年下半年，产区已扩大到陕北地区，并很快形成了产业化。到2017年，黑果枸杞被批准为新资源食品，开发了许多产品上市，如果干、饮品和酒类等。

枸杞"家族"中身份最特殊的要算茄科植物枸杞（*Lycium chinense* Mill.）了，常野生于山坡、荒地，分布范围广，遍及我国东北、西南、华北、华中、华南和华东各地，我国南方广泛栽培的菜用枸杞即引自该种。《中国药典》曾将其作为中药枸杞子的植物来源，如今虽然茄科植物枸杞的果实不作为枸杞子使用，但它的根仍是中药地骨皮的来源。

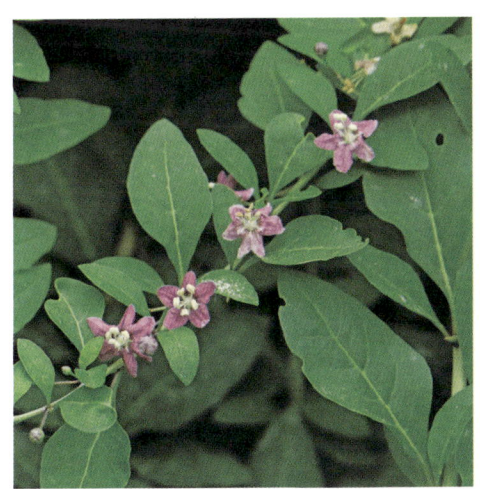 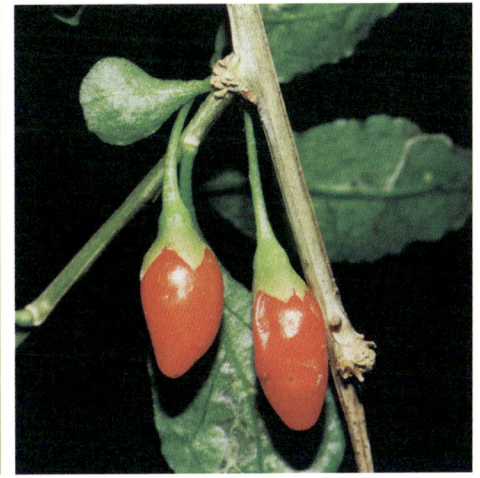

枸杞的植物形态

枸杞子

明辨真伪优劣

❋ 枸杞子的产地

我们平时使用的枸杞子，基本都来源于宁夏枸杞的果实，但由于在栽培过程中，植物的形态发生着改变，衍生出了不同的栽培品种，而且由于产地的差异，往往使我们感受到不同时间买到的枸杞子存在一定差异。

目前枸杞栽培品种较多，枝条有软硬差异，果实也有长短差异，其中大麻叶枸杞（半软条、长果）是从宁夏中宁县枸杞原产地种植的枸杞中精选优质、高产、适应性强的枸杞品种，在新疆、甘肃、青海、内蒙古、河北等地推广种植。将麻叶系列枸杞进行杂交得到的宁杞1号，是目前种植面积最大的、最常见的宁夏枸杞栽培品种。

在产地方面，传统观念认为宁夏产的枸杞子为道地药材，品质最优。

宁夏产的枸杞子呈细长的纺锤形，颗粒比较规整、饱满，干品上的皱纹有方向性地排列，颜色比较红亮，味甘甜，回苦，泡水易上浮。

青海产的枸杞子一般比宁夏产的大，略呈长扁圆状，不够饱满，果肉厚，干品上有各种方向的纹路，表面色暗淡，味甜，泡水易下沉。

甘肃产的枸杞子外观性状和青海产的类似，但比青海产的略短些。

新疆产的枸杞子，外观比甘肃产的更圆，含糖量最高，吃起来最甜，易吸潮、走油、发黏，泡水定会下沉。

不同产地的枸杞子虽然性状有差异，但植物来源相同，品质差异也不大。因此在挑选枸杞子时，不必太过纠结于产地。

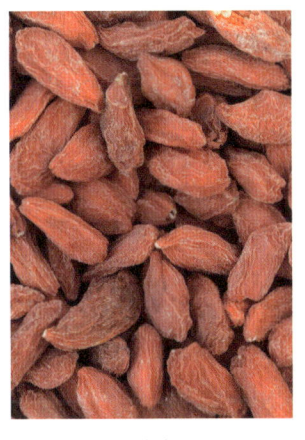
宁夏枸杞子

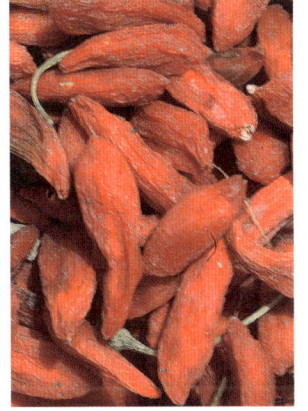
青海枸杞子

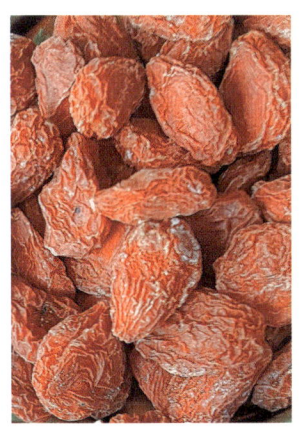
新疆枸杞子

✽ 商品选购有方略

枸杞子的外观性状是商品分级的重要依据，一般认为优质的枸杞子外观红亮，质柔软、多糖质、滋润，味甜略回苦，大小均匀，无油粒、破粒、杂质、虫蛀、霉变等现象，尤以干燥、粒大、肉厚、籽少者为上品。

> **商品等级**
>
> 商品等级，也称商品质量等级，是指对同一品种的商品，按其达到商品质量标准的程度所确定的等级，是商品质量高低优劣的标志，也是商品在某种条件下用途大小的标志，更是商品鉴定的重要内容之一。

但在挑选时，不宜太过"好色"，颜色特别鲜艳漂亮、均匀无色差者可能为陈货或劣质货经硫黄熏制或染色而成。可先用鼻子闻一闻，如果有刺激性的气味，就要小心了。同时，可以抓一把枸杞子在掌中轻轻捏一下，干燥度好的，每粒都是独立分开的，不会粘在一起；被处理过的枸杞子则摸起来有些粘手，而且掉色严重。

简单地泡水实验也可以辅助挑选，将几粒枸杞子放入温水中，质优者不易下沉，泡出来的水呈淡黄色或橘红色；染色的枸杞子泡水后呈红色；硫黄熏制过的枸

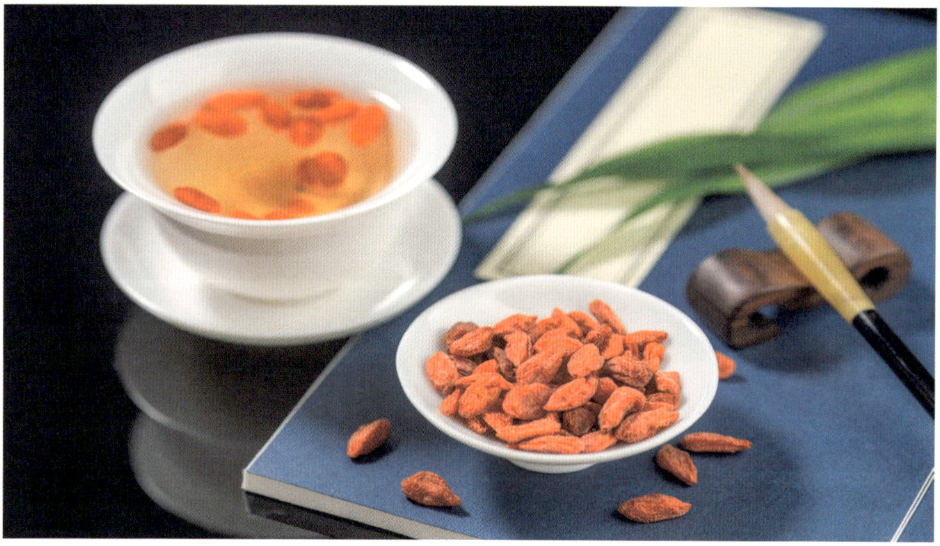

枸杞子泡水

杞子泡水后仍然清澈透明。

另外，枸杞子含糖量高，吸湿性强，吸湿后药材会变软，导致走油、发黏，如果再受到温度、光线及氧的催化，颜色会变深、变暗，严重影响枸杞子的质量，因此购买后一定要注意贮藏，可以将枸杞子装入密闭的容器中，并放入适量食品用干燥剂一同储存。

品鉴百味烟火

补肾益精疗效好

枸杞子在我国传统医学中有重要的地位，古今延寿名方中几乎都有枸杞子，葛洪、陶弘景、孙思邈都常喝用枸杞子做的药酒，成为长寿之人；唐代宰相房玄龄和杜如晦因政事操劳过度，导致虚弱之证，通过服食枸杞银耳羹恢复精力。

枸杞子长于滋肾阴、补肝血，为肝肾真阴不足、劳乏内热补益之要药，常用于肝肾精血亏虚所致腰膝酸软、眩晕耳鸣、遗精滑精、不孕不育、目昏不明等。此外，枸杞子还有安神作用，应用于血虚心悸、产后心神虚烦、血虚阴虚的五心烦热等。

现代医学研究发现，枸杞子在降糖、降脂、抗肿瘤、抗动脉粥样硬化、增强免疫力、保护生殖系统等方面均有不错的效果，现代临床多用于糖尿病、高脂血症、男性不育、慢性肝炎、银屑病、肿瘤等病的治疗。枸杞子营养丰富，具有很高的营养价值与医疗保健作用。

✤ 正确服用枸杞子

自古以来，枸杞子就是营养滋补佳品，但使用时要注意不与绿茶同饮，绿茶里所含的大量鞣酸具有吸附作用，会吸附枸杞中的微量元素，生成人体难以吸收的物质。枸杞适合体质虚弱、抵抗力差的人服用，但过量服用会使人上火、流鼻血等。此外，感冒发烧、炎症、高血压等实证患者不宜使用。

作为零食服用

枸杞子味道甘甜，可直接干嚼，当零食服用，但要注意每天的食用量，防止造成肝火过盛。

泡酒

将枸杞子泡成药酒服用，不仅能降血糖、抗衰老、增强细胞免疫力，还能改善视力模糊、头晕眼花等症状。取 60g 枸杞子、500ml 白酒，放在瓷瓶中泡 15 日。每日空腹温饮 1 盏。

🍵 泡水

枸杞子泡水时,时间不宜过长,用量10g左右,最后把泡水的枸杞也一起吃掉。还可以与菊花搭配制成杞菊茶,能养肝明目、抗疲劳。

🍵 药膳

将枸杞子加入粥、汤,不仅能调味,还有较好的保健价值。

✽ 枸杞子粥

原料:枸杞子15~20g,大米50g。

制法:将枸杞子洗净,与大米一起煮粥。

功效:补精气,益肾气。

应用:早、晚食之。适用于头晕目眩、视力减退、腰膝酸软等症。(见《中华枸杞应用宝典》)

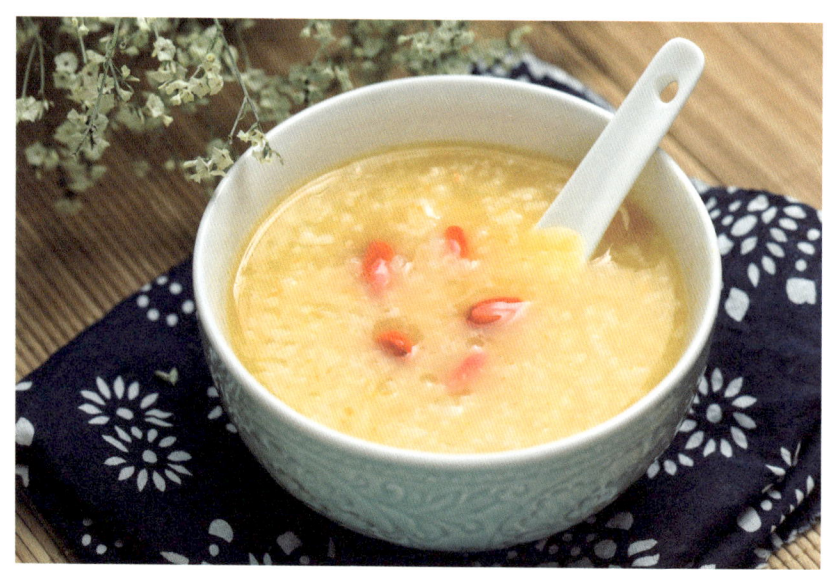

枸杞子粥

* 枸杞瘦肉甲鱼汤

原料：枸杞子40g，瘦猪肉150g，甲鱼1只。

制法：甲鱼去内脏，洗净，切块。将所有材料一起放入锅中，加适量水炖熟，撒盐调味，吃肉喝汤。

功效：滋阴养血。

应用：适用于癌肿手术后气血虚弱。每周1剂。（见《中华枸杞应用宝典》）

* 枸杞子蒸鸡

原料：枸杞子15g，母鸡1只，调味品适量。

制法：将枸杞子放在鸡腹中，鸡放在盆内，腹部朝上，加入葱、姜、清汤、食盐、料酒、胡椒粉等，盖严，蒸约2小时，去葱、姜，加味精调味服食。

功效：补益肝肾。

应用：适用于男、女因肾虚所致的各种病症。每周两次。（见《中华枸杞应用宝典》）

菌类和动物
ANIMALS AND FUNGI

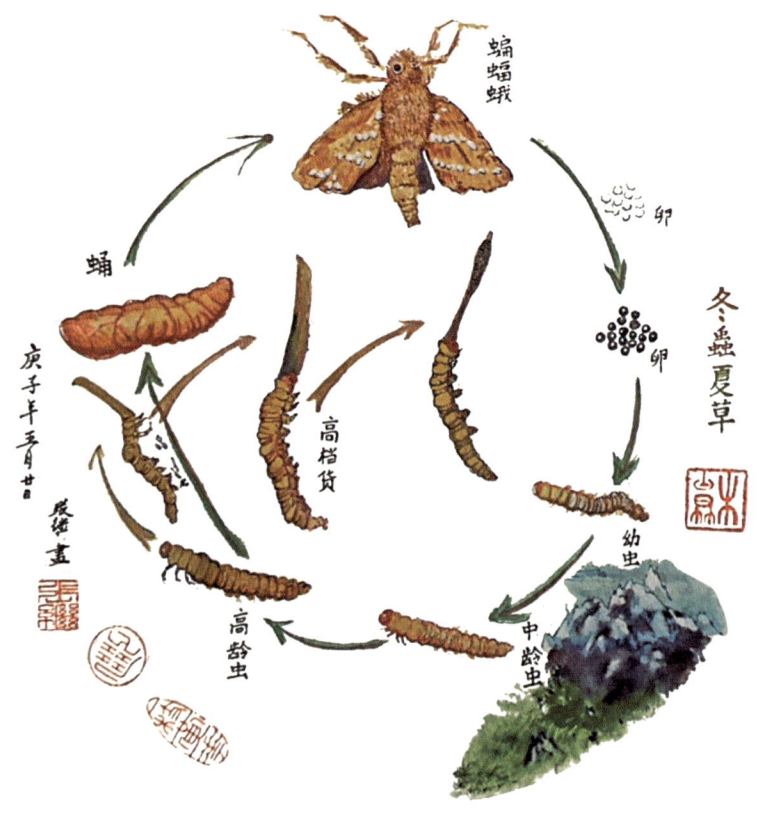

冬虫夏草

虫非虫,草非草。雪线来,食疗去。
来如虫菌不多识,去似品佳无疑处。

动物和菌类

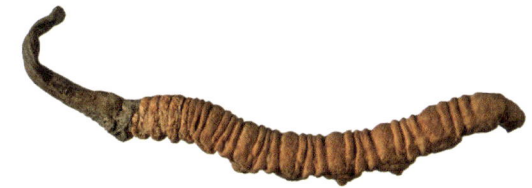

冬虫夏草

在我国青藏高原的高山草甸上，生长着一种叫冬虫夏草的名贵中药材，由于资源稀缺，功效被商家夸大、神化，价格逐年飞涨，成为中药界的"软黄金"。冬虫夏草的形态奇特，似虫非虫、似草非草，神秘奇妙，令常人难以捉摸。

探寻前世传说

❋ 青藏高原上冬虫夏草的传说

传说在很久以前，青藏高原上有一位名叫夏草的姑娘，与阿妈、妹妹相依为命。美丽的夏草一直不肯嫁人，因为阿妈的病始终是她最牵挂的事情。某天晚上，夏草梦见温柔、善良的雪山女神，得知在雪山那边有灵药可以治好阿妈的病。第二天，夏草便带着干粮去雪山寻药。也不知过了多久，夏草仍然一无所获，最后饿晕了。

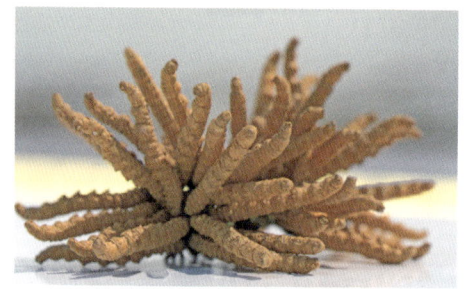

冬虫夏草模型

她醒来时,身旁多了一位英俊的小伙子。进一步接触后,夏草得知小伙子名叫冬虫,是梅邦山下"健康国"人,那里有山神所赐的圣药——长角的虫子,那里的人个个都健康长寿。于是夏草跟着冬虫来到雪山环抱的世外桃源,并从神秘的"健康国"获得了一袋圣药。此时的冬虫与夏草已相恋,便一同回到阿妈身边。夏草每天用20根"长角的虫子"炖羊肉,一天分两次喂阿妈吃。一周后,阿妈的病好转了;3个月后,阿妈长出乌黑的头发;第二年的春天,阿妈的病便痊愈了。

阿妈的病痊愈了,冬虫也思念起自己的家人,夏草便陪着冬虫回家探望。可翻越了一座座雪山,他们怎么也找不到"健康国"的影子,曾经熟悉的地方已经成了平地,伤心欲绝的二人抱头痛哭。

阿妈等了数月,也不见人回来,心急的阿妈决定去寻找女儿。翻过了一座又一座雪山,阿妈来到梅邦山下,眼前绿草如茵,却不见人烟,只有风吹草动的声音。忽然,她看到一种熟悉的东西——"长角的虫子",似乎明白了一切。她相信冬虫和夏草一定在这里,那"长角的虫子"就是冬虫和夏草的化身。

"春华向往着秋实,冬虫思恋着夏草。"古老的传说里传达的不仅是虫草的神奇疗效,还蕴含着中国人尊敬长辈的传统孝道文化,以及人们对健康生活的不懈追求与向往。

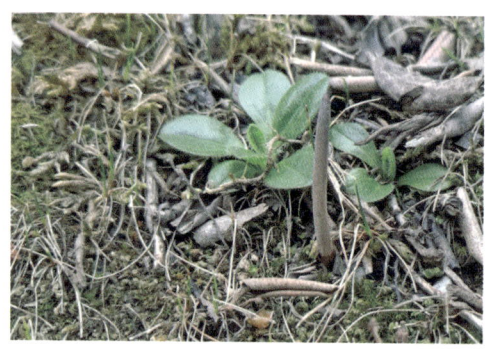

生长中的冬虫夏草

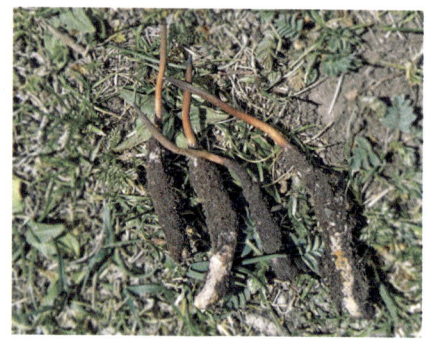

刚挖出来的冬虫夏草

✽ 武则天与冬虫夏草的传说

相传武则天登上皇位后日益操劳，晚年体衰多病，咳嗽不止，稍感风寒就病情加重。在寒风凛冽的冬天，几乎不敢轻易迈出寝宫。太医用尽各种名贵奇珍药材，却仍然不见好转。

御膳房有位康师傅记得在家乡时，老年人用一种神奇的食物——"虫草"炖鸡来滋补身体，便想着给武则天做一道试试看。不过鸡是发物①，可能会引起老病复发，于是康师傅改用鸭子。鸭子炖好后，康师傅满怀期待地端给武则天品尝。武则天见汤里有黑糊糊的、似虫似草的奇怪东西，疑惑不解，认定康师傅要谋害她，欲以谋杀罪论处，但念其跟随自己多年，便只是将其打入大牢。

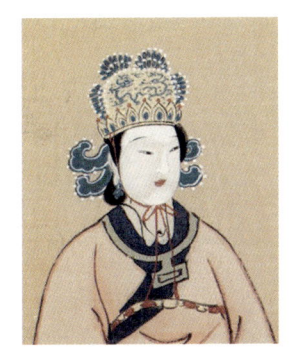

武则天画像

同在御膳房的李师傅是康师傅的同乡好友，得知康师傅的遭遇后，便设法帮助朋友脱困。他知道，如果直接为好友求情，只会增加女皇的疑虑，不仅救不出好友，还会搭上自己的性命。于是想着，只有用"虫草"治好女皇的病，才能真正还好友的清白。但怎样才能使女皇看不见那黑糊糊的东西呢？他思来想去，终于想出一个好办法——扒开鸭子的嘴，将20根"虫草"塞进鸭肚里，再将鸭子放进锅里炖熟。武则天吃了以后，觉得这道炖鸭唇齿留香，别有风味。此后便每天喝两盅这道鸭汤。一个多月后，武则天的气色好转，也不再咳嗽了。

一天，武则天心情愉悦，邀请监察御史吃饭，李师傅照例端上了"虫草"炖鸭汤，武则天说："我的身体恢复得很好，就得益于这道汤了。"监察御史尝了一勺，果然味道极佳。席间，武则天问监察御史如何处理康师傅谋杀案，这时李师傅斗胆说了几句话："康师傅炖的鸭汤里黑糊糊的东西其实是'虫草'。康师傅之所以这样做，全是为了给皇上补身子……"

---

① 中医认为，发物是特别容易诱发或加重某些疾病的食物，常见的有虾、蟹、韭菜等。

李师傅现身说法，把制作"虫草"炖鸭汤的整个过程原原本本地向武则天和监察御史做了讲述，之后从鸭肚子里取出了黑糊糊的"虫草"。武则天见此情景，感动不已，马上吩咐把康师傅无罪释放了。从此，虫草全鸭汤成了御膳房的一道名菜，后来传到民间，多年来盛行不衰。

然而，这终归只是传说，留给我们很多疑问：难道唐代人就已经开始使用"虫草"了吗？故事中的"虫草"是否为我们现在所说的冬虫夏草？冬虫夏草是从何时开始有药用记载的？古人又是如何认识冬虫夏草的？

❋ 中原墨客探索虫草互变奥秘

冬虫夏草本为一味藏药，在青藏高原上世代流传，唐代藏族医药著作《月王药诊》就记载了冬虫夏草能治肺部疾病。15世纪，藏族医学南方学派创始人索卡·年姆尼多吉所著《千万舍利》对冬虫夏草进行了更详细的介绍，书中称"夏草冬虫"生长在被草的山坡上，在夏天是一种长在蠕虫身上的草，形似野山蒜的叶，花像莎草，至秋末则根的形状如小茴香种子。

由于受地理环境的限制，直至清代，随着西南边陲的开发，藏汉文化交融，冬虫夏草才得以越过重重阻碍进入中原地区。从此，冬虫夏草神秘幻化的生长特性便成为人们热心谈论的话题，不少文人墨客凭借自己的观察和想象尝试得出相对合理的解释。

清代蒲松龄不仅有满腹才情，还精通医道，自从对科举和仕途彻底失望后，便一直隐居著作。对于传入中原不久的冬虫夏草，他也认真探索了一番，并留下诗句："冬虫夏草名符实，变化生成一气通。一物竟能兼动植，世间物理信难（一作无）穷。"短短数言，道尽了当时人们对冬虫夏草身兼动植物两种特性的无限惊叹。

清代《青藜余照》中记载："四川产夏草冬虫，根如蚕形，有毛能动。夏月其顶生苗，长数寸。至冬苗槁，但存其根，严寒积雪中，往往行于地上。"

清代《文房肆考》中记述了一则传奇故事：桐乡乌镇有个叫孔裕堂的人，他

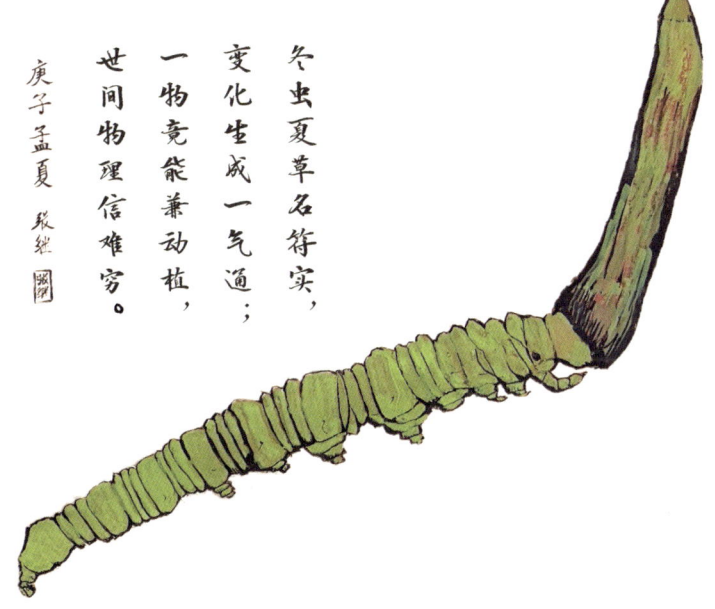

冬虫夏草（1）

的弟弟3年来体质怯弱，总是无故大量出虚汗，即使是在炎热的夏季，由于不能受风的缘故，也只能待在室内，紧闭门窗，从不外出会见宾客。其间求医无数，服药无数，却病情依旧，丝毫没有好转。后来，有个在四川经商回乡的亲戚，看到患者体弱不堪，便将从四川带回的3斤补品——冬虫夏草赠给他调养身体。令人惊奇的是，原本患病经年、弱不禁风的患者在每日食用由冬虫夏草烹煮的菜肴后，竟然渐渐痊愈了。

山东淄川人王培荀道光年间曾宦游蜀地，谙熟四川风土物产，在其《听雨楼随笔》中有两首咏冬虫夏草的诗：

其一
居然小草宿根存，蠕动还能返本原。
自有真机随变化，炎凉总不负天恩。

其二

何形毕竟是真形，为草为虫化未停。

那似流萤终灭没，春风原上不重青。

清代齐学裘说："扶滇时复得异卉数百种，其奇形异色，真有思议不及者。有冬虫夏草，冬则虫蠕蠕而动，首尾皆具；夏则为草，作紫翠杂色。山中人取其半虫半草者鬻之，植物动物合为一气，何生物之奇也。"

清代吴仪洛在《本草从新》中说，冬虫夏草"冬在土中，身活如老蚕，有毛能动，至夏则毛出土上，连身俱化为草，若不取，至冬则复化为虫"。

清代袁栋的《书隐丛说》记载："昔有友人自远来，饷予一物，名曰夏草冬虫，出陕西边地，在夏则为草，在冬则为虫，故以是名焉。浸酒服之，可以却病延年。余所见时仅草根之枯者，然前后截形状、颜色各别。半青者仅作草形，半黑者略粗大，具有蠕蠕欲动之意。"

清代徐昆在《柳崖外编》中记载冬虫夏草能随气候变化："入夏，虫以头入地，尾自成草，杂错于蔓草溥露间，不知其为虫也。交冬草渐萎黄，乃出地蠕蠕而动，其尾犹簌簌然带草而行。盖随气化转移，理有然者。"

清代陈镛的《樗散轩丛谈》记载："小金川所产，名冬虫夏草，虫性忍寒，故冬月则到处蜿蜒，夏日则缩身入土。虫腹精液即化绿草，而从尾出。该草长一二寸，虫乃死。"

清代著名医家赵学敏根据古代阴阳化生理论对"虫草互变"现象进行解释，认为冬虫夏草是感受了阴阳两种地气才得以生长的（夏天阴气长，其性变得安静就

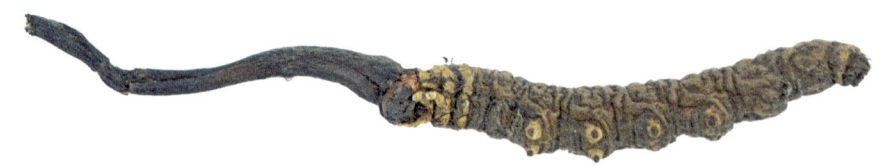

冬虫夏草（2）

成为草；冬天阳气生发，其性由静变动，则转换成虫），冬虫夏草入药之所以能治疗各种虚弱损伤，也是由于它得到了阴阳两种地气的缘故。

奇特的冬虫夏草使人深感大自然奇妙莫测，神秘至极。从古代文献中对冬虫夏草的记载可以看出，古人对冬虫夏草形态和生活史的解释多带有想象的成分。藏语文献认为它是长在蠕虫身体上的草，汉语文献大多认为冬虫夏草是相互联系的两种生物。这些记载赋予了冬虫夏草神秘感，也引导着后人不断去探索求真。

审识现代沿革

✿ 冬虫夏草的"庐山真面目"

冬虫夏草从入药开始，历代医药学家虽然一直在研究其生长过程，但均未能揭开谜底。1723 年，法国人巴多明（D. Parennin）在中国采集生物标本，发现了冬虫夏草，并把它寄到巴黎。1728 年，中国宁保船主尹心宜把冬虫夏草带到日本，作为珍贵的礼品送给东都幕府。随后，日本僧人

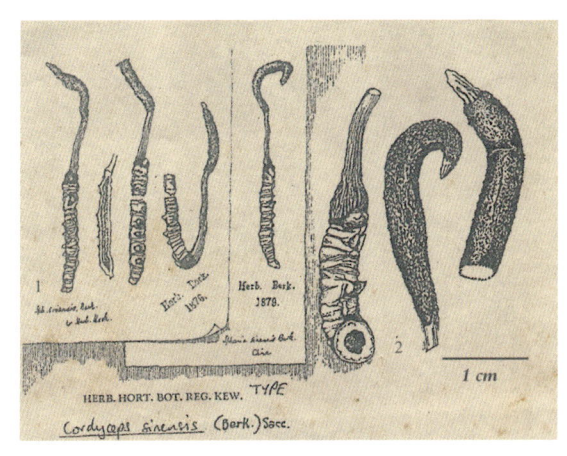

国外文献中的冬虫夏草

从我国西藏取到冬虫夏草标本，带给理学博士伊藤笃太郎研究。从此，中国的冬虫夏草开始受到国际社会的广泛关注。

随后经真菌学家研究发现，冬虫夏草其实是一种真菌，和我们常见的蘑菇等性质类似。至此，人们才初步弄清冬虫夏草的"庐山真面目"。但青藏高原地势高

峻，空气稀薄，气候严寒，在如此恶劣的野外环境下，冬虫夏草到底是怎样形成的呢？

原来，青藏高原上繁衍生息着一种名为蝙蝠蛾的昆虫。春夏温暖时节，它们的幼虫在土里惬意地生活；冬季到来，就潜于冻土层下冬眠；来年春暖花开时又苏醒过来，直至长大成为蝙蝠蛾，交配产卵，繁衍生息。

然而，对于蝙蝠蛾幼虫，看似平静、祥和的雪域高原却是危机四伏，一种真菌孢子在气候适宜的时节随风飘摇，若蝙蝠蛾幼虫与这种真菌孢子相遇，便被真菌寄生，从此得了不治之症，生命逐渐走向终点。

真菌的孢子在幼虫体内，等待时机成熟后便疯狂蔓延，无情地吞噬着可怜的幼虫身体。蝙蝠蛾幼虫先是在地下深处苦苦挣扎，之后就会被真菌控制，向地面攀爬。在距地表两三厘米的时候，幼虫便以头朝上、尾朝下的姿势死去。真菌的菌丝会逐渐布满幼虫的身体，尽管幼虫外表依然保持原样，可虫体内部早已被"偷梁换柱"。随后，寒冷的冬天到来，一切又回归宁静。

冬去春来，真菌开始茁壮成长，并从幼虫的头部长出子座嫩芽，并逐渐长大，从土里冒出，形似"小草"，"小草"逐渐长高成细长的棒球棍状，颜色由浅绿色变成棕褐色，至此，冬虫夏草药材形成。后来，人们便将寄生在蝙蝠蛾幼虫体内

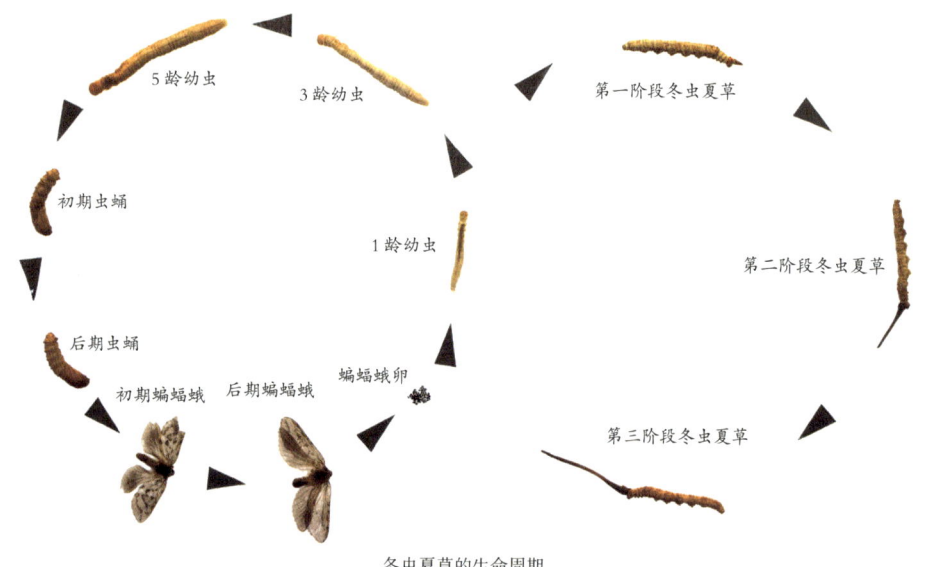

冬虫夏草的生命周期

的这种真菌命名为"冬虫夏草菌"。这种真菌是冬虫夏草药材的基本、主要组成部分。

什么是子座？

子座是容纳子实体的褥座，是从营养阶段到繁殖阶段的一种过渡的菌丝组织体，形状通常为垫状、柱状、棒状、头状等。可由菌丝单独形成，也可由菌丝和寄主组织共同形成。子座形成后，在其内部或上部形成子实体。

✽ 孕育冬虫夏草的别样天地

冬虫夏草生长条件严格，江南多烟雨朦胧、天地潮湿，岭南炎热多雨、湿热难耐，这些地方均不适合冬虫夏草生长，只有青藏高原及周边高山地带的高寒地区才适宜它的生长。

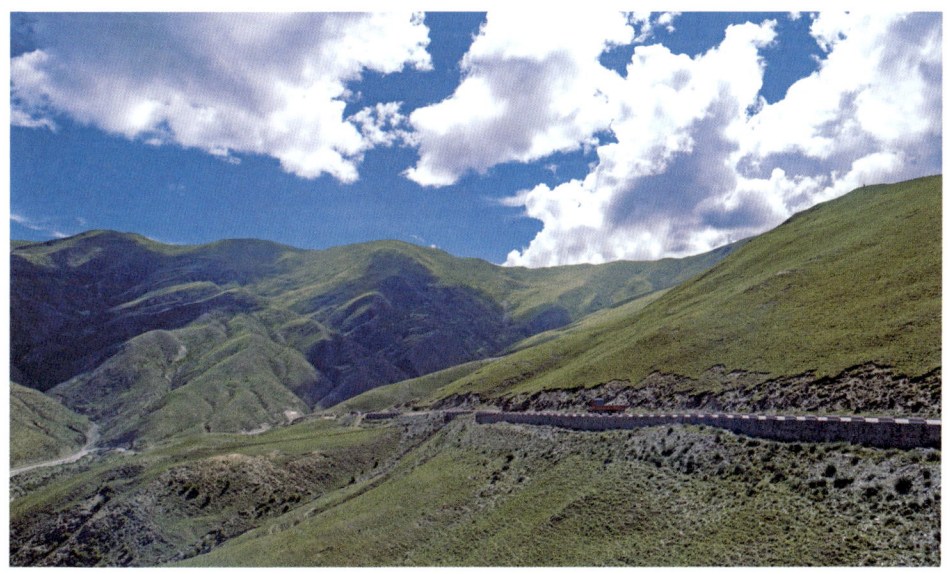

冬虫夏草的生长环境（西藏自治区浪卡子县）

从世界范围来看，冬虫夏草主要分布在中国，尼泊尔、不丹和印度仅有少量分布。在我国，又以三江源地区为分布中心。三江源地处青藏高原腹地，是一个人烟稀少但多姿多彩的神秘地方，这里有雪山、河流、湖泊、草原等，这里是长江、黄河、澜沧江的发源地，被誉为"中华水塔"。

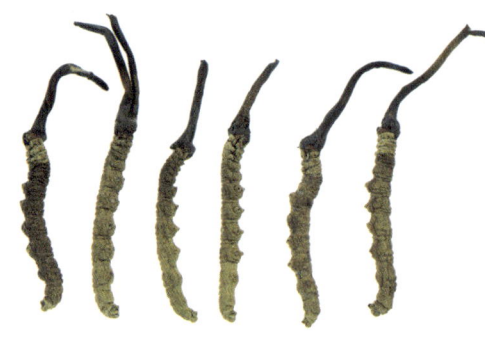
西藏自治区那曲市的冬虫夏草

在我国，西藏、青海、四川、云南、甘肃都出产冬虫夏草。西藏是冬虫夏草分布范围最广的地方，那曲、昌都、林芝的冬虫夏草最为人们所熟知。青海是我国冬虫夏草产量最大的省，全年产量约占我国总产量的60%，主要分布于玉树、果洛和黄南三州。四川也是出产冬虫夏草的重要省份，主要分布于甘孜藏族自治州、阿坝藏族羌族自治州。此外，云南西北部香格里拉山区和甘肃南部高山地带也有少量分布。

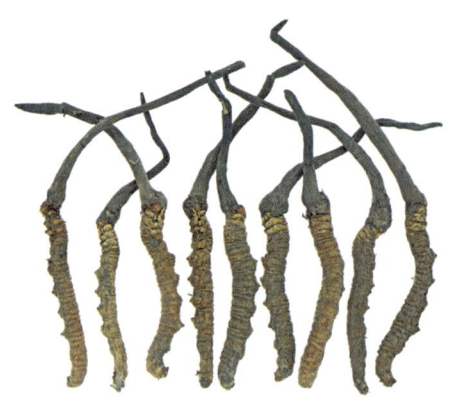
西藏自治区山南市的冬虫夏草

✽ 谁在抬高冬虫夏草的价格

冬虫夏草的价格涨得极快。20世纪70年代初，一千克冬虫夏草才几十元；90年代中期，冬虫夏草的价格就达到5000元/kg；2003年"非典"疫情之后，冬虫夏草的产地价格突破3万

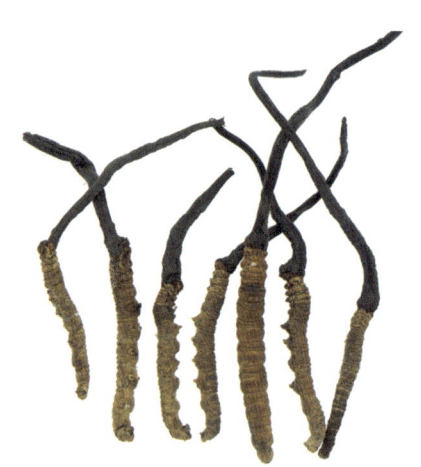
甘肃省甘南藏族自治州的冬虫夏草

元/kg；2006年，冬虫夏草的价格超过了10万元/kg；2012年，上等冬虫夏草可以卖出40万~60万元/kg的天价。虽然冬虫夏草的价格增长也曾短暂"降温"，至2014年起，价格相对稳定在17万元/kg左右，但是谁在抬高冬虫夏草的价格呢？

原因之一便是自然因素。冬虫夏草对生长环境的要求极高，其形成要有合适的机遇与漫长的生长过程，这使冬虫夏草的产量不高。1999年，冬虫夏草就被列为国家二级保护物种。又由于冬虫夏草生长地人迹罕至、经年积雪、高寒缺氧、紫外线强烈、昼夜温差大等，采挖艰难，人工成本较高。物以稀为贵，导致虫草价格上涨。

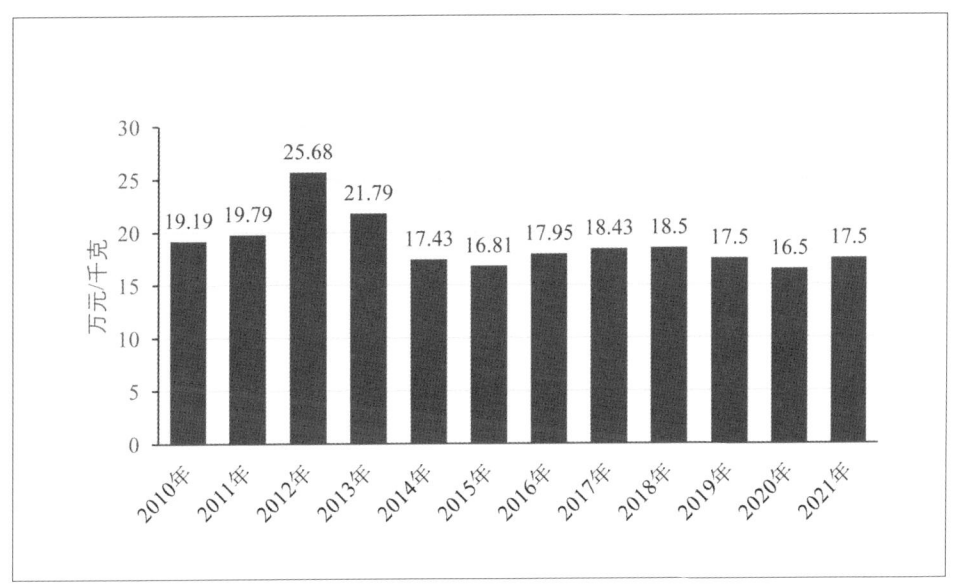

冬虫夏草的价格变化

原因之二是人为因素。自改革开放以来，中国经济蓬勃发展，人们的钱袋子日益鼓胀起来，对健康保健的需求日益增长。商家借此将冬虫夏草的药用功效不断夸大，甚至吹捧神化成了包治百病的"灵丹妙药"。大家对"神药"人云亦云，疯狂抢购，使冬虫夏草需求量暴增，价格暴涨。此外，受送礼观念的影响，很多人将冬虫夏草当作高端礼品，也无形地助推其价格高涨，甚至出现"买的不吃、吃的不买"的怪异现象。

✿ 冬虫夏草的人工繁育之路

由于冬虫夏草野生资源稀缺,产量无法满足日益增长的社会需求,自新中国成立以来,便不断有科研团队试图进行人工繁育。前期研究成果主要集中于冬虫夏草菌相关的真菌方面,通过现代发酵工程技术,有的已经形成了产业化规模,如国家中药一类新药金水宝胶囊、国家二级中药保护品种至灵胶囊等。同时,由于冬虫夏草的补益功效,越来越多的保健品中也使用这些真菌的发酵产物,占保健品行业较高的市场份额。

然而,人们并不满足于真菌发酵产物,还青睐"半虫半草"形态的野生冬虫夏草。自 20 世纪 70 年代以来,国内多家单位开始进行冬虫夏草培植技术研究。从分离得到冬虫夏草菌种、蝙蝠蛾幼虫人工饲养、蝙蝠蛾幼虫人工染菌,到最后冬虫夏草子实体发育,研究人员突破一道道难关,实现冬虫夏草的人工繁育,并逐步开始规模化生产。由于人工繁育工作技术含量和繁育成本均较高,且还需进一步完善,故目前市面上仍以野生冬虫夏草为主。

📋 明辨真伪优劣

✿ 不是所有虫草都叫冬虫夏草

很多人认为,虫草是冬虫夏草的简称。若从严谨的科学角度来看,这种理解是不恰当的。"虫草"实际上是一个大概念,它泛指虫草菌在所有能寄生的昆虫上所形成的复合体。由于自然界昆虫种类繁多,目前发现的所谓"虫草"有约 500 种,我国就有 130 种之多,它们形态各异、颜色缤纷,就连我们平时常见的毛毛虫、知了、马蜂、蚂蚁都能被真菌感染,最终成为"虫草"。如此说来,蝙蝠蛾幼虫被感染形成的"冬虫夏草"药材只是这庞大虫草"家族"中的一员。

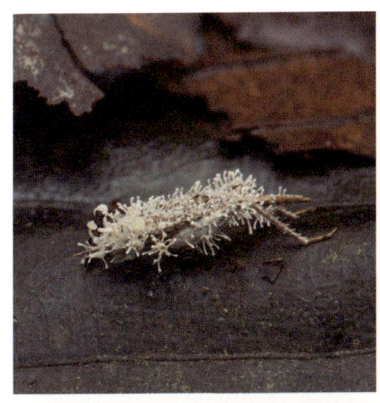
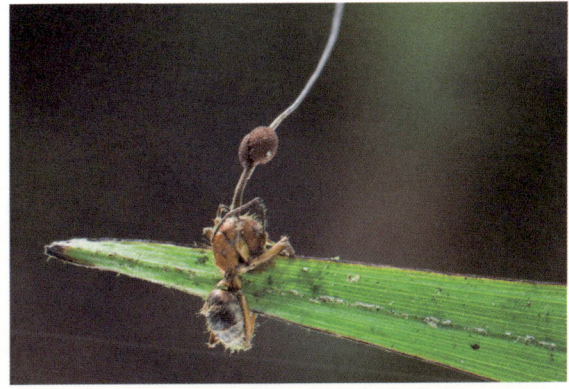
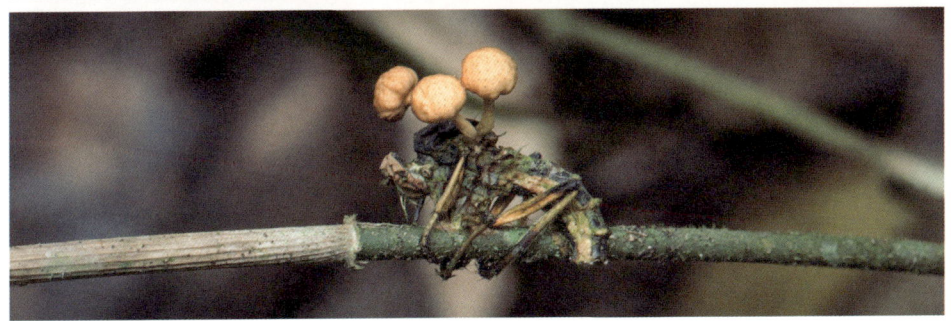

异形虫草

冬虫夏草对生长环境要求极高，只在高海拔的山地草甸生存。有传闻称在安徽大别山地区发现了"冬虫夏草"，一时间吸引了附近的人上山疯狂采挖。其实，在大别山发现的并不是"冬虫夏草"，而是虫草大"家族"的另一成员，叫亚香棒虫草。它是由蝙蝠蛾感染另一种真菌形成的，这种虫草广泛分布于我国南方山地、丘陵。有人把它当作冬虫夏草的代用品，但没有经过任何安全评价，不能在市场上流通，更不能随便作为中药使用，是目前市场上常见的冬虫夏草混淆品。

蛹虫草，又称北虫草，它是

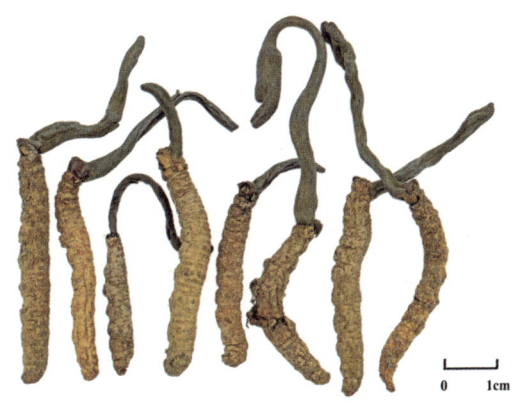

亚香棒虫草

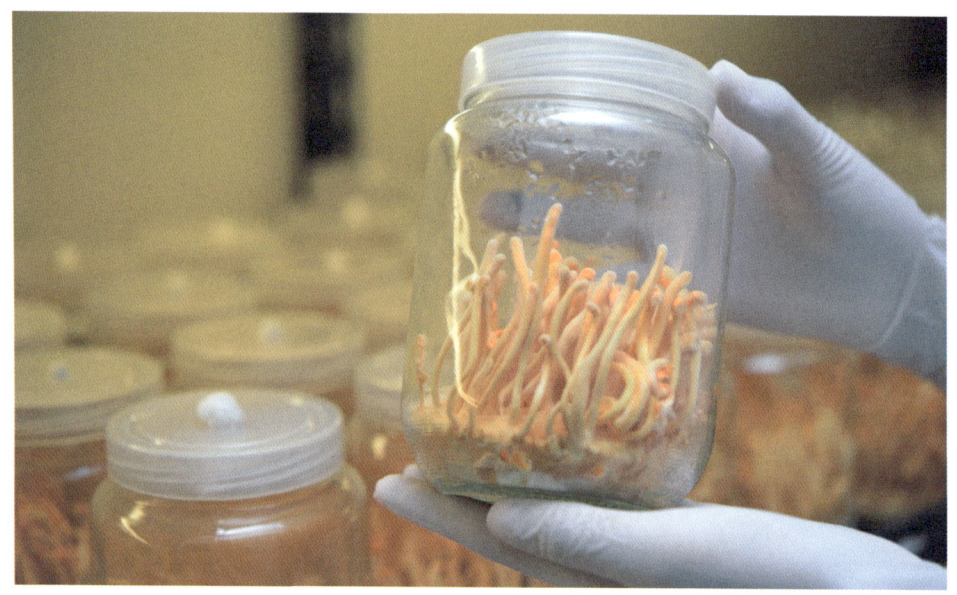

虫草花

由多种昆虫蛹感染蛹虫草真菌形成的。这种虫草于1958年在吉林被发现，特点是在昆虫化蛹时期感染，虫体部分已是蛹的形态，外观上不易与冬虫夏草混淆。现代研究发现，蛹虫草具有抗肿瘤、抗氧化、提高免疫力等多种药理活性，常被当作冬虫夏草的代用品，并于2009年被我国卫生部纳入新资源食品行列。目前早已实现利用大米、小麦等谷物人工栽培蛹虫草，其年产量超过几千吨。大家在各大超市里见到的金黄色、形态似金针菇的虫草花，便是蛹虫草人工栽培产品。

新疆虫草，以新疆阿尔泰山森林为主要产地，一般多是僵虫，带有子座者比较少，与冬虫夏草亲缘较接近，临床功用相似，具有提高免疫力、治疗血崩等功效，为当地哈萨克族人习用，1987版《新疆维吾尔自治区药品标准》曾收载。新疆虫草在药材市场流通较多，常与冬虫夏草药材混用，但新疆虫

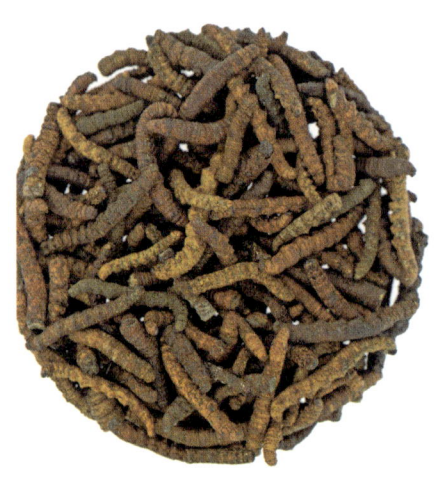

新疆虫草

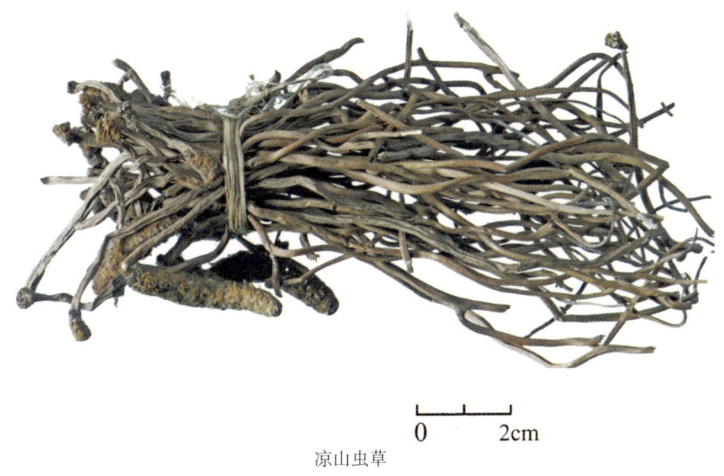
凉山虫草

草多无子座,僵虫虫体呈蚕状,两者外观性状、价格等完全不同,应注意区分。

凉山虫草,虫草"家族"的又一重要成员,多见于西南地区海拔1500m以下的竹林丛中,具有补肺益肾、止咳化痰的功效,用于治久咳虚喘、劳嗽咯血、阳痿遗精、腰膝酸痛,与冬虫夏草功效相似,最早见于《四川通志》,地方上已有较长的药用历史。目前,凉山虫草还未被《中国药典》收载,仅收载于《四川省中药材标准》。凉山虫草外观上最大的特征是"草"的部分特别长,可达30cm,大大超过虫体长度。

✤ 正确选购冬虫夏草

高额回报诱使很多不法商贩以伪充真、以次充好、掺杂使假,导致市面上冬虫夏草的品质参差不齐,严重影响冬虫夏草的用药质量,也为临床用药安全埋下了隐患。

常见的有用草石蚕等外形酷似冬虫夏草的植物块茎冒充;或直接用面粉、玉米粉等加工压模成冬虫夏草模样;或将与冬虫夏草相似的昆虫直接晾晒成虫干后,在其头部插上草秆冒充;或在冬虫夏草中加铅块、铁丝、水泥等增加重量;或以亚香棒虫草、蛹虫草、虫草花、凉山虫草等混淆品充当正品。其中,尤以各种混淆品冒充正品冬虫夏草时真假难辨。

要想避免上当受骗，选购到货真价实的冬虫夏草，至少要学会三项内容：看品相、闻气味、摸质地。

看品相

看品相是最直观、简便的选购方法。拿到冬虫夏草，首先，要看一看是否具有冬虫夏草的基本特征。正品冬虫夏草的"草头"应从虫体头部长出，通常只有1根且不分叉；虫体应有8对足，头部3对足，尾部1对足稍模糊，腹部的4对足非常明显，用肉眼可轻易观察到，这是冬虫夏草的一个典型特征；背部环纹清晰且呈3窄1宽的排列规律；红色眼睛明显。其次，要检查冬虫夏草是否完整，是否有拼接痕迹。最后，要看颜色是否正常，优质冬虫夏草的虫体颜色为金黄色，有光泽，"草头"为深棕色；如遇到颜色偏暗红，呈深棕色、深褐色的冬虫夏草，就不要购买了。

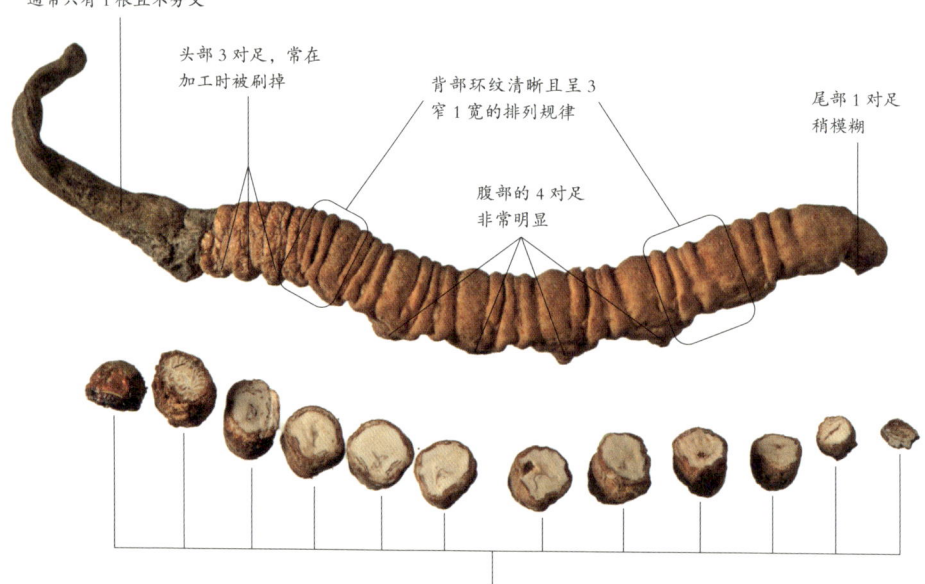

冬虫夏草的特征

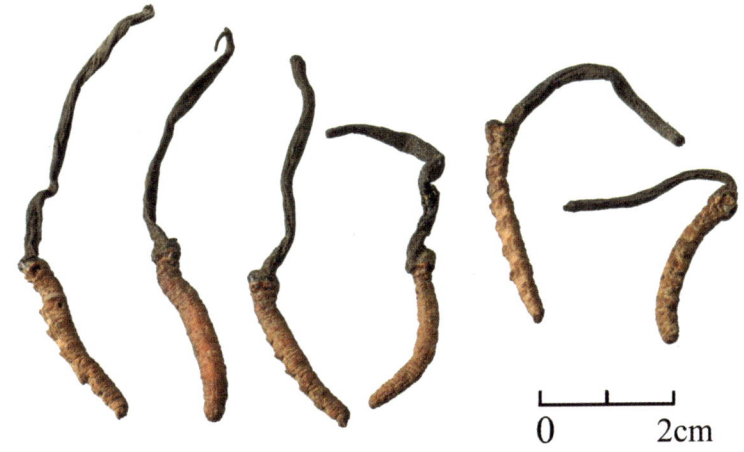

常见造假的冬虫夏草（拼接黄花菜作子座）

🟣 闻气味

正品冬虫夏草有独特的腥气，且混杂着浓郁的草菇香气，拿到鼻子前能轻易闻到。如果气味轻微，甚至闻不到气味，或闻到异味（霉味、硫黄味、化学药剂的气味），就不能购买了。

🟣 摸质地

通过摸一摸、捏一捏，判断干湿度和饱满度，但需要掌握好合适的力度。干度好的冬虫夏草，摸上去有坚硬感，轻轻用力捏也不会变形。干度不好，会感到有弹性，轻轻一捏就会被捏扁。此外，有一些外形看上去很饱满，但虫体内却是空的，只需捏一捏，就能检查出来。

市场上一般按每千克条数的多少把冬虫夏草分为若干等级，即条数越少，个头越大，价格也就越贵。但冬虫夏草的大小与功效是否有直接关联还有待研究，大家应根据自己的消费水平购买适合的冬虫夏草。建议大家到专业的虫草行购买，切勿让假冒伪劣产品给自己带来经济和健康的双重损伤。

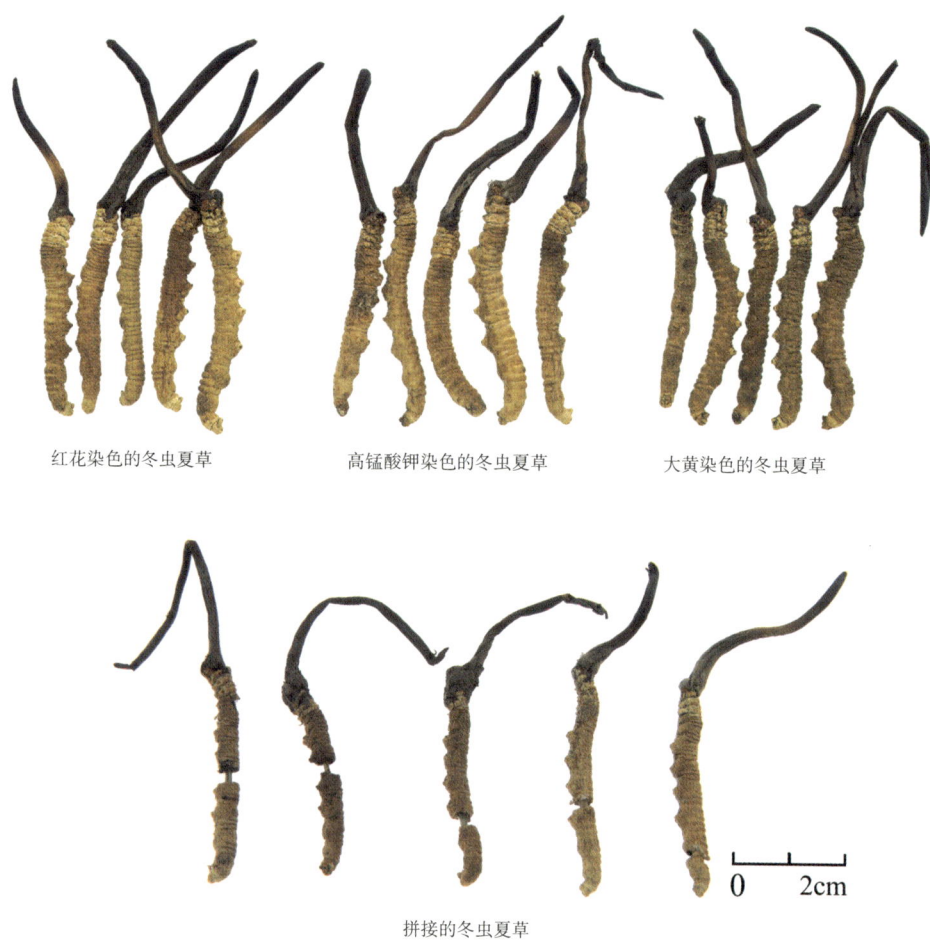

红花染色的冬虫夏草　　高锰酸钾染色的冬虫夏草　　大黄染色的冬虫夏草

拼接的冬虫夏草

品鉴百味烟火

❋ 补肺益肾调免疫

冬虫夏草特殊的药用功效很早以前已被人们认识和利用。在唐代《月王药诊》中,已有冬虫夏草"治肺部疾病"的记述。稍后的《藏本草》中记载,冬虫夏草具有润肺、补肾的功效。清代吴仪洛在《本草从新》中记载，冬虫夏草"保肺益肾、止血化痰、止劳嗽"。由此可见，人们早已认识了冬虫夏草补肺肾、益精血的功效。

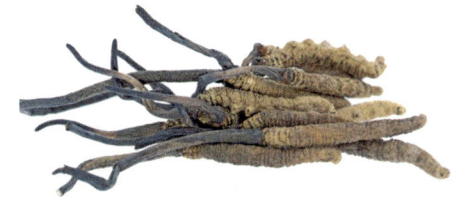

冬虫夏草（3）

新中国成立以来，历版《中国药典》均收载了冬虫夏草，称冬虫夏草有补肾益肺、止血化痰之功效。传统临床常用冬虫夏草治疗慢性支气管炎、哮喘、肺气肿等呼吸道疾病，结核病，肾阳虚证，体质虚弱，肝脏和肾脏疾病等，疗效确切，毒副作用少。

随着现代生物学、医药学、生态学等多个学科研究水平的不断提高，人们对冬虫夏草的研究越来越深入，其主要活性成分有氨基酸、核苷、麦角甾醇、虫草多糖、多肽等。目前研究已经证实冬虫夏草具有保肺、护肾、抗肿瘤、免疫调节、抗衰老、壮阳等多种药理作用。

冬虫夏草对各种因素引起的肾脏损伤，如肾纤维化、肾炎、糖尿病肾病、肾移植和急性肾功能衰竭等疾病均具有改善作用；也对多种呼吸道疾病具有显著疗效，如慢性阻塞性肺疾病、肺纤维化和支气管哮喘等；还对免疫功能具有双向调节作用，既能提升免疫力，也能发挥免疫抑制作用；还具有一定的抗肿瘤作用，可用于辅助治疗多种肿瘤疾病。

❋ 正确服用冬虫夏草

人们对冬虫夏草的关注与期待远超其本身的价值，五花八门的神奇疗效，给冬虫夏草附加了太多不切实际的光环。早在2010年年底，国家质检总局食品生产监管司就发布了《关于冬虫夏草不得作为普通食品原料的通知》，禁止企业以冬虫夏草为原料生产食品，冬虫夏草只有药品属性。2016年，国家食品药品监督管理总局组织开展了对冬虫夏草及其相关产品的监测检验，最后专家分析得出结论，长期食用冬虫夏草及其相关产品会造成砷摄取过量，存在较高的安全风险，同时再次强调冬虫夏草属于中药材，不可作为保健食品食用。目前市面上常见的与冬虫夏草相关的保健食品，其实都不含冬虫夏草，大多是以发酵虫草菌粉为原料的加工品，主要用于免疫调节。

冬虫夏草作为一种药材，必须根据体质辨证进补，有的放矢，不可乱用、滥用。婴幼儿生长发育旺盛，冬虫夏草具有与雄性激素相似的作用，可能诱发宝宝机体免疫紊乱，出现胃肠及其他疾患。儿童也不适合用冬虫夏草进补，可能会引起性早熟。青少年身体修复能力强，没有必要吃冬虫夏草。湿热体质者、孕后期及开始哺乳的妇女、正气尚未虚衰的实证患者、阴虚火旺者，均不宜服用。

冬虫夏草的服用方法很多，除了配伍中药作丸剂、研粉吞服以外，还可采用炖、煮、泡酒等方法服用，在日常生活中可根据自身情况选择不同的服用方法。

水煎服

取冬虫夏草 3~4 根，先用清水冲洗干净，加入适量饮用水，文火煮约 10 分钟，饮用后可再加水煮若干次，直至水煎液颜色变淡，可取出冬虫夏草咀嚼食用。

研粉

将冬虫夏草清洁、灭菌后研为细粉，装入密闭的玻璃容器备用，每次用温水冲服一小勺。也可以直接将冬虫夏草粉装入胶囊，更方便携带。冬虫夏草表面可能会残留杂质或细菌等，在研粉前一定要清洁、灭菌。

泡酒

将 5~10 根干净的冬虫夏草放入 500ml 优质白酒，密封浸泡 1 个月即可饮用。早晚各服 1 次，每次饮 10~20ml。还可根据自身情况适量加入枸杞子、雪莲、人参等滋补药材。

🍵 药膳

✱ 虫草粥

原料：冬虫夏草 6g，白及 6g，粳米 50g。

制法：将冬虫夏草、白及洗净，用纱布包好，与粳米共煮粥，待粥成时，取出药袋，加少许食盐。

功效：益肺滋阴，补肾助阳。

应用：适用于肺阴不足、虚喘劳嗽、咯血干咳、自汗盗汗、阳痿遗精、腰膝酸痛、病后体弱久虚者。（见《中华食物疗法大全》）

✱ 虫草炖甲鱼

原料：冬虫夏草 10g，甲鱼 1000g，红枣 20g，鸡肉清汤、调料适量。

制法：将宰杀和清理好的甲鱼放入炖锅中，摆上洗净的冬虫夏草、红枣，加料酒、盐、姜末、大蒜、鸡肉清汤，炖 4～5 小时，加适量调料。

功效：滋阴益气，补气固精。

应用：适用于病后、产后身体虚弱等。（见《家庭医生实用宝典》）

✱ 虫草全鸭

原料：冬虫夏草 10g，老雄鸭 1 只，绍酒 15g，生姜 5g，葱白 10g，胡椒粉 3g，食盐 3g，味精适量。

制法：将鸭头顺颈劈开，取 8～10 根冬虫夏草放入鸭头，再用棉线缠紧，余下的冬虫夏草同姜、葱一起装入鸭腹内。整只鸭放入炖盅，加入清汤、食盐、胡椒粉、绍酒，用湿绵纸封严盅口，上蒸笼蒸约 1.5 小时，出笼后去绵纸，拣去姜、葱，加味精即可。

功效：补肺肾，益精髓。

应用：适用于虚劳咳喘、自汗盗汗、遗精、腰膝软弱等。（见《冬虫夏草养生药膳》）

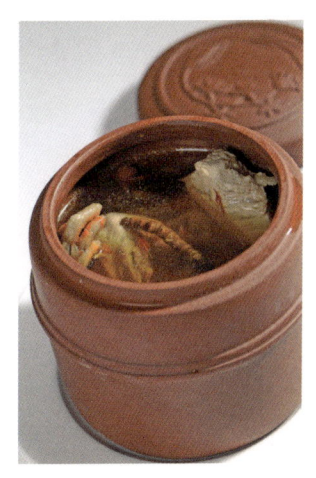

虫草药膳

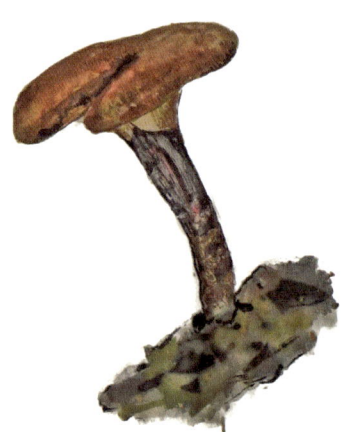
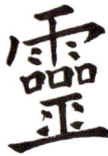
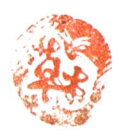

灵芝

仙草九芝迷，
多糖富品一。
食多强免疫，
赤紫药中局。

动物和菌类

灵芝

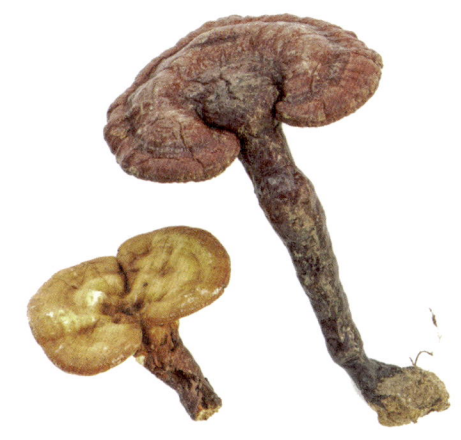

灵芝是大家日常生活中耳熟能详的名贵中药材之一,古人称为"瑞草",是美好、吉祥、富贵和长寿的象征,充满了神秘感,备受世人崇拜。道家尊之为"仙草",视之为神物,效用被不断神化。在中医学历史中,灵芝亦是药之上品,是防病治病、延年益寿的佳品。如今,灵芝早已实现人工种植,当年稀有的"神药"渐渐走入寻常百姓家,甚至还被端上餐桌,成为新一代舌尖上的美味。

探寻前世传说

❋ 传说中的"仙草"

灵芝不仅是一味中药,还寄托着人们对健康、长寿的向往。在众多神话传说中,它是集天地之正气、日月之精华的上古"灵物",食之能起死回生、长生不老、飞升成仙,不仅众多神仙、鬼怪为提升修行争夺灵芝,还流传着麻姑献寿灵芝酒、白素贞盗仙草救许仙等民间故事。

《山海经》中记载，炎帝之女瑶姬不幸早夭，葬于巫山之台，精魂化为瑶草，瑶草即灵芝，这便是灵芝仙化的源头。战国时期逐渐流行的神仙思想和成仙方术的兴起，将灵芝进一步推入"长生不老"的仙药行列。

据传秦代有一位医术精湛的仁义儒生名叫郭淮，在焚书坑儒事件中被杀害，上天怜悯，遂派神鸟衔来灵芝将其救活。秦始皇听说后，也想得到此仙草，便派徐福领着军队四处搜寻，但未找到。然而在汉武帝时，这深山中的精灵却从甘泉宫里长了出来，甘泉宫乃汉武帝祭天的场所，此处产出灵芝就意义非凡了，人们视之为天降吉兆，汉武帝还郑重其事地昭告天下以示自己的功德。此后，灵芝便被称为天下吉祥、太平的神草和祥瑞，后世皇帝纷纷效仿，逼迫百姓上贡灵芝来证明自己统治的成效。

神异故事中对灵芝的生长过程描述得更加离奇，说灵芝一日得天地灵气而生，十年始散枝，百年得展叶，千年赤鳞红，万年紫气生，吃了万年灵芝便可飞升成仙。

这些神话听起来很美好，也给灵芝增添了神秘的色彩，却误导人们将常见、常用的灵芝药材视为无所不能的神药。

❋ 走出神话显菌身

灵芝本名"芝"，"灵"字是后人强加的。芝古代写作"之"，即草生长于地面的模样。《礼记·内则》所载的皇帝宴会时食用的31种"庶馐"[1]中，芝即其一，疏云："今春夏生于木可用为菹者。"可见当时芝是一种食用菌类，并不神异。

"灵芝"作为一个特殊的名词最早出现于东汉张衡的《西京赋》："浸石菌于重涯，濯灵芝以朱柯[2]。"可见当时人们已经认识到灵芝不是普通植物，而是一种

---

[1] 庶馐：同"庶羞"，指多种美味。
[2] 朱柯：灵芝红色的"茎秆"（实为菌柄）。

菌类。

灵芝的菌盖形状似云朵，人们便把它和仙境联想在一起，还衍生出了"如意"这种代表吉祥的工艺品。随着道教的兴起，灵芝逐渐被捧上神坛，所言功效与实际相差较远。

受到道家思想影响，早期中医药学家在著作中对灵芝的功效描述也有夸

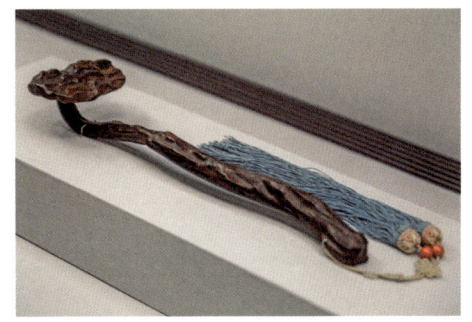

灵芝造型的如意

大。如在《神农本草经》中，与五行对应，将灵芝分成赤、黑、青、白、黄、紫六芝，且均列为上品，都"久食轻身不老，延年神仙"。

虽然之后的许多本草都在《神农本草经》基础上加以补充描述，但令人疑惑的是，在众多中医药药方中很难见到灵芝的踪影，这似乎也反映出中医药学家对其夸大功效的质疑，并经历了长远的求实存真的过程。

到了明代，李时珍直接质疑道："芝乃腐朽余气所生，正如人生瘤赘，而古今皆以为瑞草，又云服食可仙，诚为迂谬。"他批判了关于灵芝的宗教迷信观点，并将芝类按释名、集解、正误、修治、气味、主治、附方等项，详加注解。

审识现代沿革

✤ 古今灵芝内涵异

"灵芝"在古代是一个极为复杂的概念，可以说就是各种"芝类"的总称，它的含义远远超出现代意义的灵芝，清代陈淏子在《花镜》中说："芝原仙品，其形色变幻莫可端倪，故有灵芝之称。"他认为是由于芝形态各异、功能奇特、内涵美好，故古人称为"灵芝"。

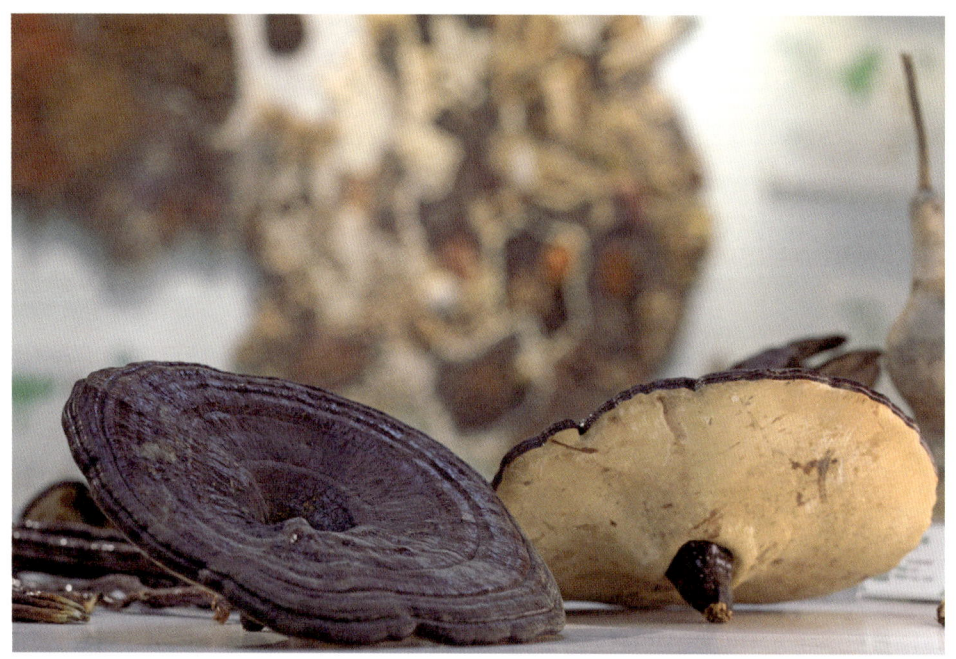

栽培的灵芝

在《神农本草经》中，灵芝按不同颜色被分为赤芝、黑芝、青芝、白芝、黄芝、紫芝六种。后又衍生出"五芝"分类，除去了"六芝"中的紫芝，宋代唐慎微的说法是"紫芝最多，非五芝类"，给人一种物以稀为贵的感觉。

东晋医药学家葛洪因崇尚道教长生文化，将灵芝描述得很神秘，并在其所著的《抱朴子》一书中，将灵芝按质地与生长环境，分为石芝、木芝、草芝、肉芝、菌芝五类，总共几百种。

道家著作中描绘的各种灵芝，其实是一大类形状各异的"仙草"总称，对灵芝的界定很宽泛，大多数在现实中根本找不到对应的东西。考古挖掘出的所谓"灵芝"，借助现代科学手段，发现大多为现代灵芝属中的树舌灵芝。

随着现代生物学的发展，人们对灵芝物种有了更加明确的认识。从现代生物学的分类角度看，广义的灵芝包括整个"灵芝菌科"；次广义的灵芝包括整个"灵芝菌属"，有近百种；狭义的灵芝特指药用的赤芝和紫芝。所以实际生活中所用的灵芝因语境不同，其内涵也有所不同。

❋ 化"腐朽"为"神奇"

灵芝又被古人称为灵芝草、芝草、仙草等，总与"草"有着密切关联。但事实上，灵芝可不是草。

很早以前，先贤们便认识到，灵芝和生活中常见的木耳、蘑菇等类似，属于高等真菌一类，在《列子·汤问》中就有"朽壤之上，有菌芝者"的记载。与植物不同，灵芝没有根茎叶，不能进行光合作用，无法自己制造营养物质，只能通过寄生或腐生的方式生存。

灵芝广受古人赞誉，大概便缘于这化"腐朽"为"神奇"的能力。

初期，灵芝以菌丝的形式分解利用朽木中的养分，在朽木中交织、生长，迅速蔓延伸展形成菌丝体。

当外界条件适宜时，灵芝的菌丝体就会扭结成白色的团状原基，之后逐渐长大，直立生长，成为圆柱状的菌柄，顶端幼嫩部分呈黄白色。之后幼嫩的顶端横向扩展，逐渐成为肾形或半圆形的菌盖，菌盖黄白色边缘很嫩，并不断扩大增厚，这便是我们常见的灵芝子实体。

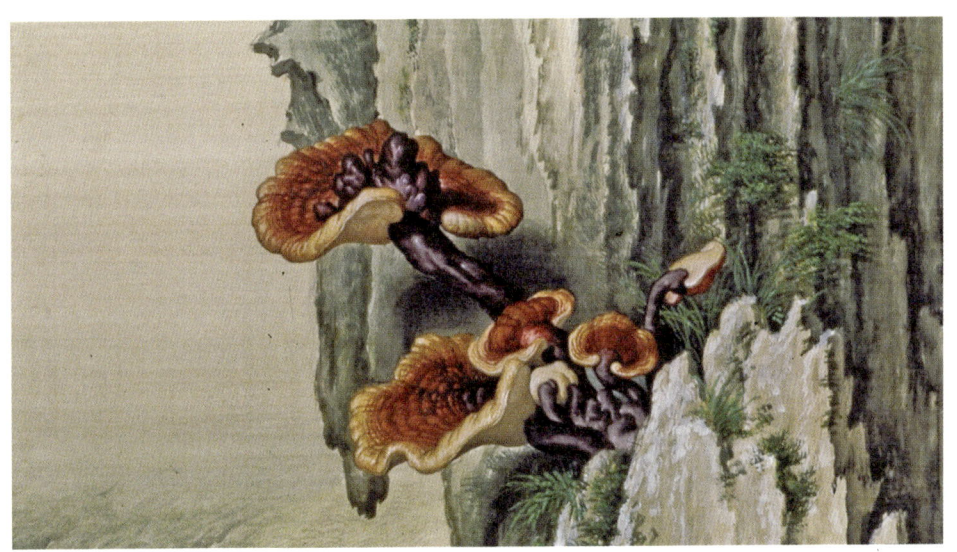

《嵩献英芝图》局部

当灵芝子实体成熟时，便会释放出一片如云似烟的粉末状"种子"，这就是孢子粉。孢子粉被释放出来后，可随风飘扬到很远的地方，当外界条件适宜时，就能萌发新的个体。

❋ 野生与栽培灵芝产地

野生灵芝常常生长于栎树及其他阔叶树的根部或枯干上。全世界总共有200多种灵芝，分布于世界各地，以亚洲、澳大利亚、非洲、美洲的热带和亚热带为主。我国地跨5个气候带，很多地方都有灵芝，分布广，种类多，有100多种。

古人很早就注意到野生灵芝的分布，在《神农本草经》《名医别录》《本草纲目》等书中都有记述。比如《名医别录》记载："青芝生泰山，赤芝生霍山，黄芝生嵩山，白芝生华山，黑芝生常山，紫芝生高夏山谷。"这些地方大致为长江、黄河流域古人重要的活动区。

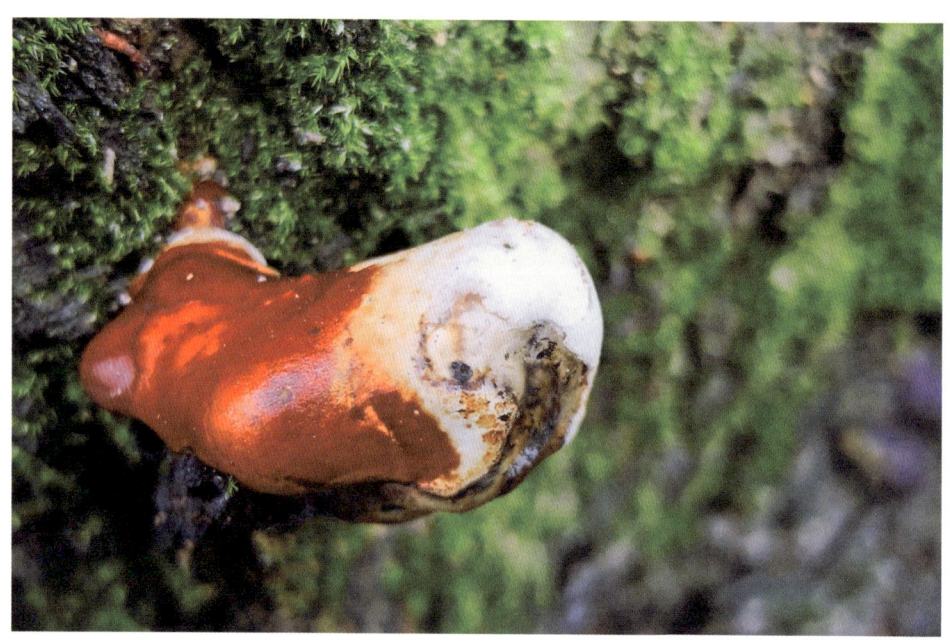

刚长出来的赤芝

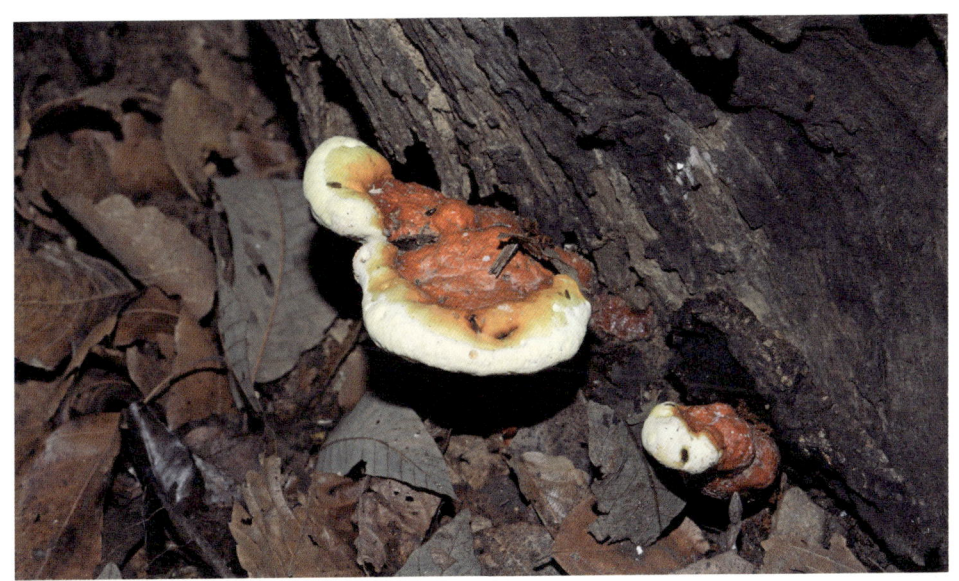
森林中的野生灵芝

如今，紫芝主要分布于浙江、福建、湖南、广东、广西、江西等地的山区；赤芝南北均产，但主要分布于北方山区。在灵芝的各产区中，海南岛全年高温，雨量充足，森林茂密，非常适合灵芝真菌生长发育，灵芝资源最为丰富，灵芝种类多达72种，占全国总种数的70%。由于野生灵芝资源有限，目前灵芝药材主要为人工栽培，主产于华东、西南等地。

明辨真伪优劣

✤ 环境变换形各异

古人记载的灵芝形态各异，变化多端，究其原因，一是灵芝种类确实丰富，且分布区域甚广；二是把许多非灵芝类的物种也归纳了进去。另外，灵芝的形态受营养、温度、湿度、空气、光照等诸多因素影响，生长发育差别极大，其大小、芝形、色泽都有明显差异，人工栽培时就常常出现一些畸形灵芝。

常见的畸形灵芝有：由于通气不良，二氧化碳积累引起的鹿角状灵芝；由于通气不良和湿度偏低，引起的柱状灵芝；由于光线不足，使菌柄长而弯曲；由于温度过高，使菌盖薄、大；由于温度忽高忽低，造成二度分化、母子芝、拳头芝和脑状芝等。

近几年，随着园艺产业的发展，畸形灵芝变身盆栽，色彩绚丽、造型奇特、一株一景，如同精美的艺术品，售价比单纯的药食用灵芝高得多。

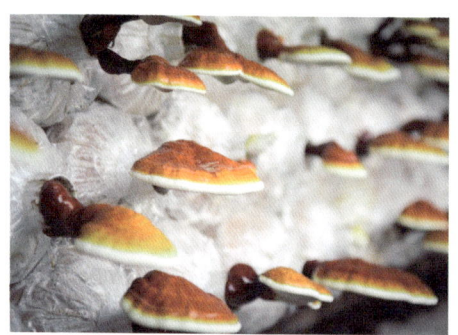
农场中的灵芝

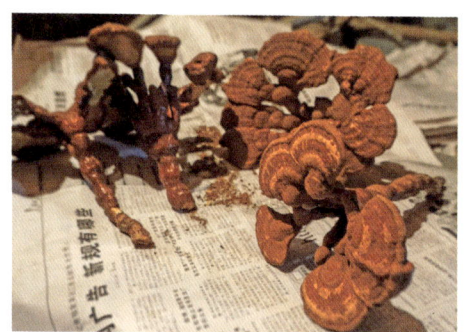
畸形灵芝

❋ 灵芝孢子粉

孢子粉是灵芝发育成熟后释放出来的种子，细如微尘。传统自然环境下难以收集，并未形成商品。如今灵芝栽培技术成熟，收集孢子粉相对容易得多，并形成了一定产量。

现代科学研究发现，灵芝孢子粉含有灵芝三萜、灵芝多糖、多肽等活性成分，还富含钾、钙、锌等微量元素，具有很好的调节神经、免疫、消化、呼吸、心血管系统等作用，其药效甚至远超灵芝子实体。

然而灵芝孢子粉如同山核桃一般，拥有双层坚硬的壁壳，很难溶于水、酸碱等，无法被人体消化吸收，必须进行破壁处理才行，灵芝孢子粉的品质就与"破壁

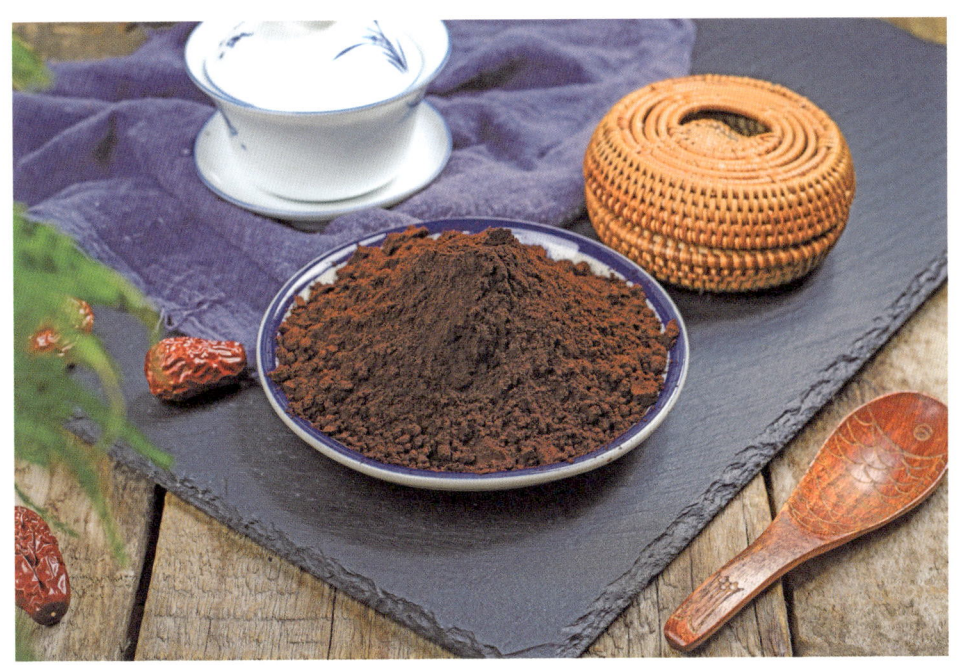

灵芝孢子粉

率"息息相关。

　　破壁前，灵芝孢子粉为淡褐色细粉末，手搓有明显滑腻感，较为松散，在白板上流动性较好；破壁后，颜色加深，稍有黏附性，易吸潮，不能飞散，味道更为苦涩，油腻感更强，在口腔中更润滑。但灵芝孢子粉破壁后受光照、温度等环境因素的影响，极易发生变质，要避光、抽真空低温冷冻储藏。

　　随着科技发展，灵芝孢子粉产业发展迅猛，目前还有从破壁的灵芝孢子粉中提取孢子油等新兴产品面世。一时间，灵芝孢子粉又被炒作为"抗癌神药"。尽管药理研究表明，灵芝孢子粉有一定抗癌功效，对提升人体免疫力有一定帮助，但其作用有限，不能代替医院里的正规治疗，只能作为辅助手段进行预防与保健，还应理性看待。

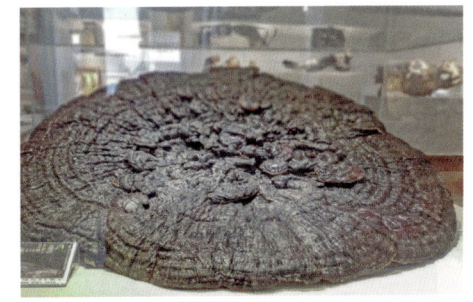

巨型灵芝

✤ 拨开迷雾选芝忙

市场上灵芝产品较多，价格、质量和效果均有不同程度的差异，一旦选错，不仅浪费大把金钱，还达不到预期的治疗效果，甚至还可能损害身体健康，得不偿失。很多人盲目地追求野生品，殊不知野生灵芝种类繁多，许多外形相似的非灵芝类也常常混杂其中，非专业人士难以识别，容易误食。

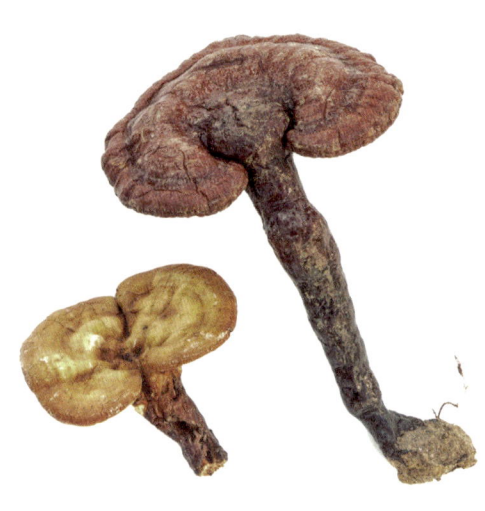

野生赤芝药材

野生灵芝的自然环境复杂，生长年限不定，常常不会在最佳采收期采得，又容易受到环境污染问题的影响，常有重金属及有害元素超标的风险，且容易虫蛀、霉变，质量差异较大。

人工栽培灵芝从品种筛选到生长条件，都能通过人为调控达到最佳，品质更稳定、安全。

判定灵芝的优劣可从色泽、形态及比重等方面进行。

优质灵芝一般柄短且多偏向一侧，肉厚，菌盖呈圆形或肾形，壳坚硬且有光泽，孢子粉尚未喷射，菌盖背面呈黄色。目前灵芝孢子粉市场火爆，常有喷完孢子粉的劣质灵芝充斥其间，其菌盖背面呈灰白色。另外，市场上很多灵芝产品强调"富锗"或"富硒"，其实并没有足够的证据说明此类产品功效更好，不必盲目跟风。

一般情况下，赤芝皮壳坚硬，呈黄褐色至红褐色，有光泽，具有环状棱纹和辐射状皱纹，边缘薄而平截，常稍内卷，菌肉为白色至淡棕色；紫芝皮壳呈紫黑色，有漆样光泽，菌肉为锈褐色。

灵芝常见的混淆品有树舌、云芝等。

树舌又称树舌灵芝或平盖灵芝，能生长多年，体形较大但无菌柄，呈半圆形扁平状，菌盖上有同心环纹棱（酷似年轮），颜色灰暗无光泽，是灵芝的"近亲"，也有一定药用价值，能清热止痛、消症散结、益气安神，但不能与灵芝混淆。

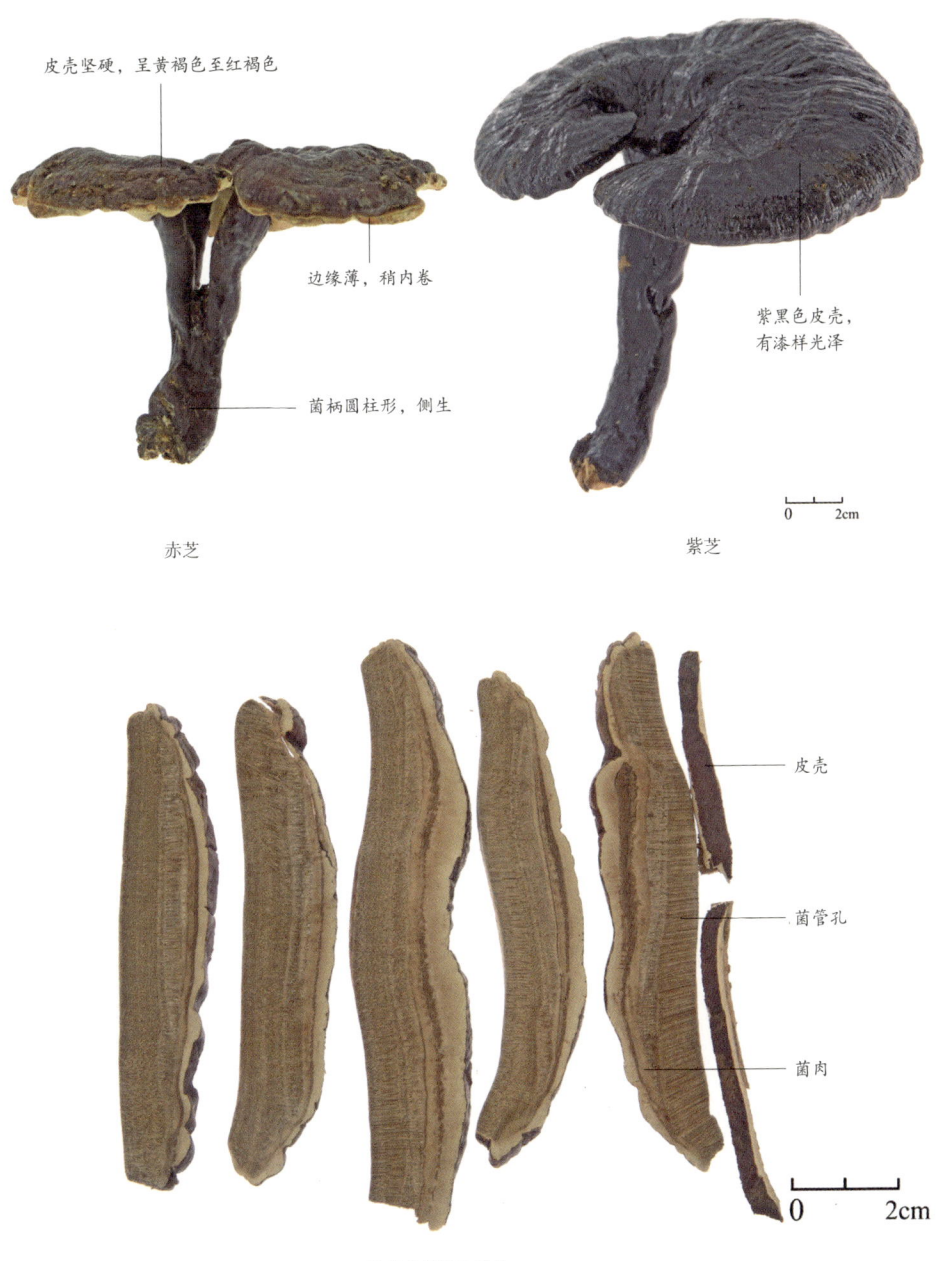

赤芝

紫芝

灵芝（赤芝）饮片

灵芝

云芝又称彩绒革盖菌、杂色云芝等，一年生，侧生无柄，质地似皮革，常簇生，菌盖呈贝壳状，密生茸毛，颜色多样，有明显的同心环纹。入药能健脾利湿、清热解毒，虽与灵芝只有一字之差，但两者药性、药效均有较大差别，亦不可混淆。

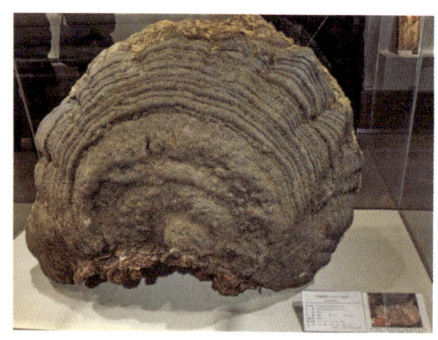
树舌

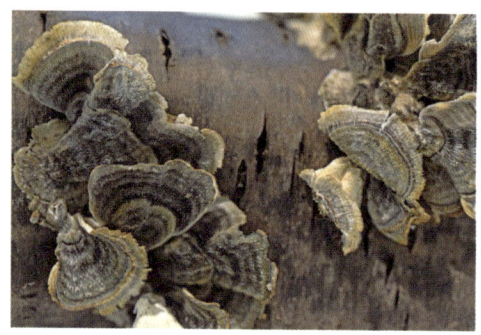
云芝

品鉴百味烟火

❈ 补气养血安心神

灵芝在历代本草中皆为补气强壮之品，但由于野生资源有限，实际临床应用较少。随着现代人工栽培技术的成熟，灵芝药材逐渐充足，应用逐渐增多。

传统中医认为，灵芝能补益心气、安心神，可治心神失养所致心神不宁、失眠、惊悸等；还能治咳嗽、平喘息，可治肺虚咳喘、虚劳短气等。现代药理学研究表明，灵芝具有镇静、抗癫痫、保护脑组织、增强免疫力、抗肿瘤、保肝、降血糖及抑制糖尿病并发症、抗衰老、降血脂、抗动脉粥样硬化、保护肾脏等作用。

现代多制备成灵芝制剂，用于慢性支气管炎、冠心病、肿瘤病人的辅助治疗，以及肝炎、高血脂、白细胞减少等疾病。

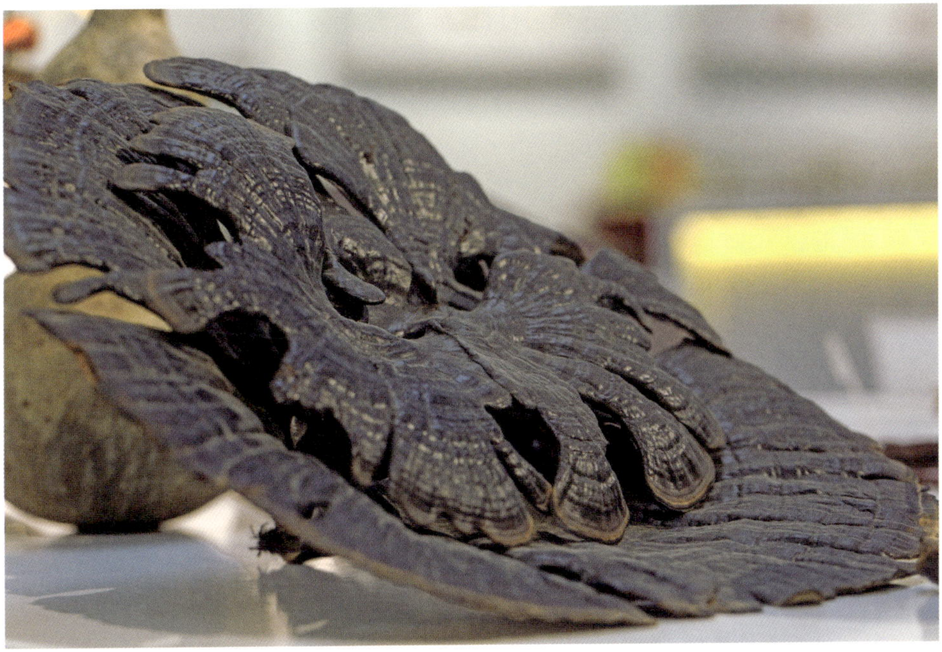

栽培的紫芝

除了临床治病，灵芝也可食用，可作为身体虚弱、免疫力低下、容易患病、精神不振、神经衰弱、失眠以及慢性病长期服药等人群的日常保健。

谨慎对症受益多

灵芝虽然补益疗效较好，是人们居家常备的中药材之一，但灵芝并不如传说中的那么神奇，也不可盲目使用。中老年人、肝病、肿瘤、癌症、高血压及失眠的患者宜服，但病人手术前、后一周内，正在大出血或感冒发热的病人不可服用，少数对灵芝过敏的人不宜食用。

服用灵芝期间，勿饮酒或食用辛辣刺激性食物。野生灵芝需经专业人士辨别品种后，方可食用。新鲜灵芝最好即买即食，干灵芝可以装入密封袋内，放于阴凉干燥处储存。灵芝服用方法有多种，可打粉、水煎、泡茶、泡酒，还可做成美味的药膳，好吃又滋补。

打粉

将灵芝除去杂质，切成薄片，再磨成细粉。用温开水冲服或嚼服，也可装入胶囊，每日 3 ~ 4g。适用于辅助治疗宫颈癌、子宫出血等。

泡茶

将灵芝切成薄片，沸水冲泡 30 分钟，代茶频饮。适用于肾虚气弱导致的耳聋、面色不华。

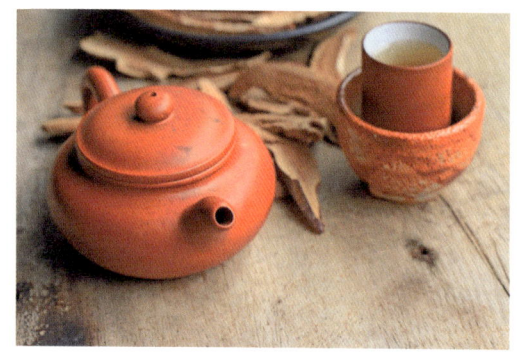

灵芝茶

泡酒

将 500g 灵芝切碎，加 10L 白酒浸泡 15 天以上。每次 1 小杯（约 0.01L），每日 1 ~ 2 次。用于治疗冠心病、心绞痛、神经衰弱、老年慢性支气管炎、肝炎等，体弱老人可久服。

药膳

✳ 灵芝粥

原料：粳米 100g，灵芝、核桃仁各 20g，精盐 2g。

制法：将粳米、灵芝、核桃仁放入砂锅，加 1000ml 清水，烧开后小火煮至米烂汤稠，表面浮有粥油时，放入精盐调味。

功效：补肺肾，止咳喘。

应用：适用于肺肾虚咳喘，动则咳喘加重，气短乏力，以及慢性支气管哮喘

等症。(见《家庭药膳》)

✱ 灵芝炖乳鸽

原料：灵芝 3g，乳鸽 1 只，调料适量。

制法：将食材放入炖盅，加适量水、绍酒、生姜片、葱、食盐、味精，隔水炖熟。

功效：补中益气。

应用：适用于中气虚弱、体倦乏力、表虚自汗、白细胞减少等症。(见《中国药膳大全》)

✱ 猪肝灵芝汤

原料：猪肝 150g，灵芝 30g，蛋清、食盐、鸡精、香油、葱花适量。

制法：将灵芝放入砂锅内煎煮 45 分钟，除渣留药液；猪肝切片，加入蛋清调匀。将药液转入锅内，加热待沸时，加入猪肝片，煮熟后加入食盐、鸡精、香油、葱花调味。

功效：养心明目，镇静安神。

应用：适用于心肝郁结、急躁、易怒、口苦、口干、便秘、尿赤、难以入睡等症。(见《中老年人养生药膳》)

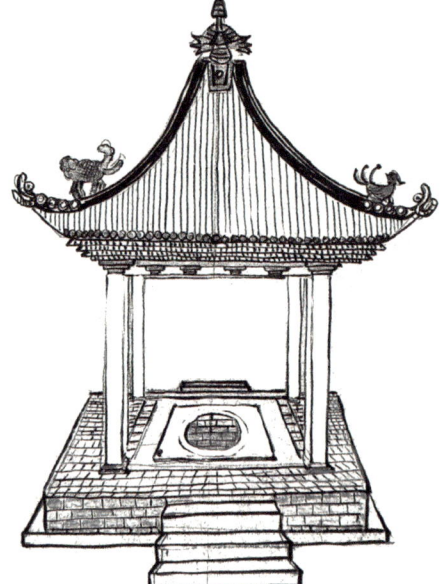

阿胶

阿胶制取好黑皮,
久细精熬漂炮怡。
药用宜烊化后饮,
滋阴润燥血盈虚。

动物和菌类

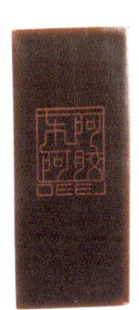

阿胶

阿胶作为"中药三宝"之一，是众多滋补养生品中的珍贵者。

自秦汉以来，阿胶被历代医家尊为滋补上品、补血圣药，抄写于秦汉之际的医书《五十二病方》中就有阿胶的应用记载。

阿胶药用历史悠久，制作工艺考究，临床疗效明确，一直深受人们青睐。近年来，阿胶的药效被商家过度炒作，甚至虚假宣传，把阿胶推崇为无所不能的滋补神药，价格也屡创新高。同时，也有一些人开始抨击阿胶为"水煮驴皮"，把它贬为"一堆蛋白质"。

如何正确、理智地看待阿胶，需要我们抛开偏见和争议，回归它的历史本源。

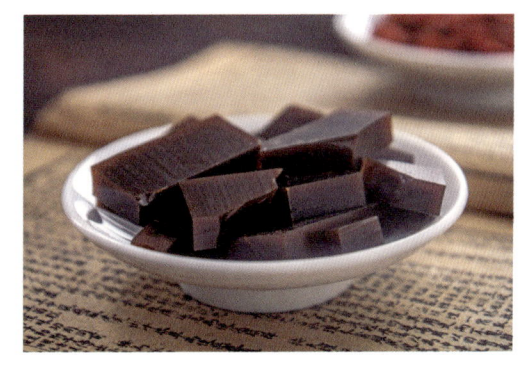

阿胶

探寻前世传说

❈ 阿胶的民间传说

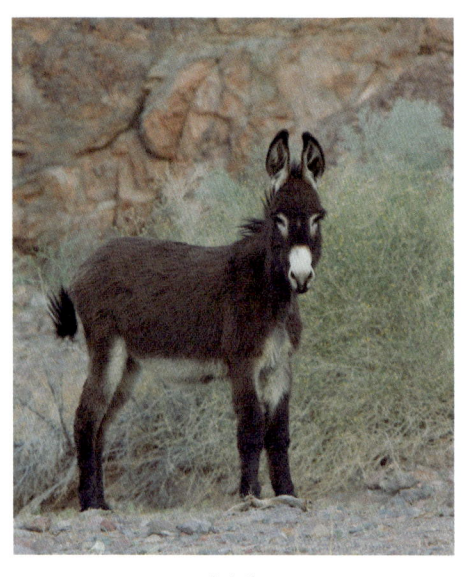

乌头驴

在阿胶的产地流传着一首民谣:"小黑驴,白肚皮,粉鼻子粉眼粉蹄子,狮耳山上来啃草,狼溪河里去喝水,永济桥上遛三遭,魏家场里打个滚,至冬宰杀取其皮,制胶还得阴阳水。"这首民谣既表明了制备阿胶的重要原料,也给阿胶增添了几分神奇的色彩。

阿胶还是重要的文化载体,许多相关经典民间故事代代流传。

传说在很久以前有一种怪病横行,患者人人面黄肌瘦、卧床不起、气喘咳嗽,最后咯血而死。当时无药可治,一时间,村落凋敝,万户萧疏。有一位名叫阿娇的善良姑娘,为了找到彻底医治这种顽疾的方法,她独自一人上高山、入深涧,觅求良药。后来,她在一位世外高人那里得知,要想医治这种怪病,必须用小黑驴的皮炼制灵药,但小黑驴并非一般凡物,实为神通广大、凶猛异常的蛟龙驹,一直无人敢去打搅。阿娇一心只为救人,也顾不得其他,即使豁出去性命也在所不惜。世外高人大为感动,遂解下随身宝剑赠给阿娇,并将自己的精湛剑法悉数传给阿娇。学成归来的阿娇径直来到狮子山,经过一番激烈的战斗后,成功将小黑驴制服。之后,阿娇按世外高人传授的秘法,剥取黑驴皮,炼得一锅药胶,病人服用后不久,就都奇迹般地康复了。人们为了感谢和纪念阿娇姑娘的恩德,就把用驴皮熬成的药胶称为"阿胶"。

❋ 国药阿胶的源头与出处

阿胶在起源初期至汉代都只称作"胶",主要用途并不是药用。据先秦文献记载,胶是制造弓弩的重要军事物资,是一种黏合物品,类似于现在的胶水。

先秦时期,胶有多种,且颜色各异,分别是鹿胶青白、马胶赤白、牛胶火赤、鼠胶黑、鱼胶饵、犀胶黄。可见当时人们对"胶"的品种、鉴别和制法已有相当多的经验。值得注意的是,当时中原地区尚有许多犀牛,古人也曾用犀牛皮制胶,这充分说明我国制胶历史相当久远。

"胶"的入药记载始见于《五十二病方》,书中记载时人已开始用醴酒的清液与胶同煮,涂于患处治病。今本《神农本草经》中已有"阿胶"之名,该书中将阿胶列为上品,"久服轻身益气"。

阿胶很早就成了贡品,《水经注》中记载:"大城北门内西侧皋上有大井,其巨若轮,深六七丈,岁尝煮胶,以贡天府,本草所谓阿胶也,故世俗有阿井之名。"《本草经集注》中记载:"出东阿,故曰阿胶也。"

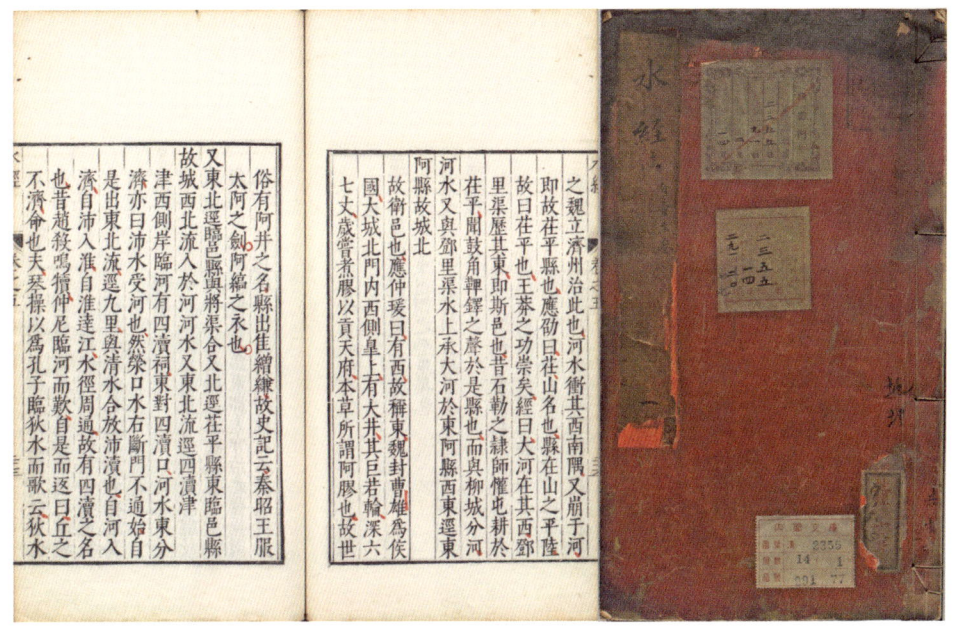

明万历时期吴琯校刊本《水经注》

❈ 历史传承中的别称

阿胶早期只称为"胶"，用途多样，后因东阿出产的药用疗效佳，遂将东阿出产的药用胶称作阿胶。另外，阿胶还有傅致胶、盆覆胶、驴皮胶等别称。其中，傅致胶这个名称的历史最悠久，《神农本草经》中就有记载，其得名与阿胶的起源传说有关。

传说古时战争频发，天灾人祸使中原大地民不聊生，哀鸿遍野。一位叫张傅的军吏于心不忍，遂将作为军备物资的牛皮浸泡后反复熬煮，试图将皮煮透煮软后给灾民充饥。令人意想不到的是，长时间熬煮的牛皮出锅后竟然凝固成胶状，灾民食用后不仅解除了饥饿，且人人面色红润、精力旺盛。张傅却因私自动用军备物资被问责诛杀，人们为了纪念其恩德，遂称此胶物为"傅致胶"。

盆覆胶之名与制胶工艺关系紧密，初见于《本草经集注》："厚而清者，名为盆覆胶，作药用之。"

驴皮胶之名相对通俗，一看就与制胶原料密切相关，《广济方》中已有记载。

❈ 阿胶与历史名人

阿胶之所以闻名，除了本身的临床功效外，也承载了厚重的历史文化。它与历史名人有着深厚的渊源，曹植成就了阿胶的"善良和淳朴"，唐太宗给予了阿胶"皇家的华贵"，杨贵妃则赋予了阿胶"风韵之美"。

世人皆知曹植才高八斗却一生坎坷，这位生于乱、长于军、南征北战的才子，先失宠于父亲曹操，后又受到继位的哥哥曹丕嫉妒，一生几乎都是在忧愤中度过的。曹植年近四十被贬到东阿，去东阿之时身心俱伤、形容憔悴，善良的东阿百姓爱戴这位苦命人，以上好的阿胶为其补养身体。不久后，曹植便面色红润，可健步如飞了，遂作《飞龙篇》赞扬阿胶如同仙药："授我仙药，神皇所造。教我服食，还精补脑。"

唐太宗时，东阿县令进贡阿胶。唐太宗赏赐给年迈体弱的大臣，大臣们吃后都称效果不错。唐太宗大喜，遂派大将尉迟恭封存阿井，由官方统一取水熬制后上供朝廷。至今，阿井旁的石碑上仍依稀可见"唐朝钦差大臣尉迟恭至此重修阿井"的字样。唐宋时期，阿井一直官禁，阿井水熬胶长期作为贡品，其他产地之胶则在民间流通。

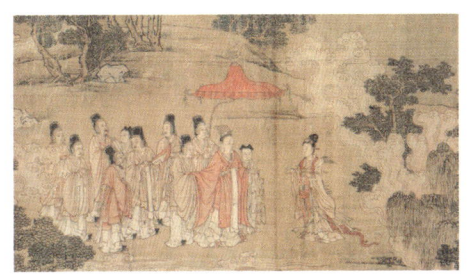

《洛神赋图》局部——东阿王

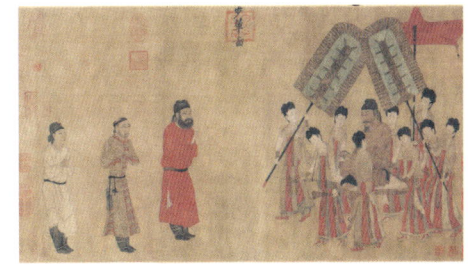

《步辇图》局部——唐太宗

传说四大美女之一——杨贵妃姿质丰艳，能歌善舞，使"六宫粉黛无颜色"，深受唐玄宗宠爱，大诗人白居易在《长恨歌》中称"春寒赐浴华清池，温泉水滑洗凝脂"。世人皆以为"美人乃天成"时，后宫却传出了她用阿胶养颜的方法："铅华洗尽依丰盈，雨落荷叶珠难停。暗服阿胶不肯道，却说生来为君容。"似乎此时，服用阿胶美容养颜在后宫中已不算秘密，因为杨贵妃的姐姐虢国夫人为取悦唐玄宗，也一天三盏地服用阿胶，《秋舫日记·莞尔唐史》中便有："虢国夫人蛾眉长，酥胸如兔裹衣裳。东莱阿胶日三盏，蓄足冶媚误君王。"爱美不仅是人类的天性，也造就了阿胶的"美丽"标签。

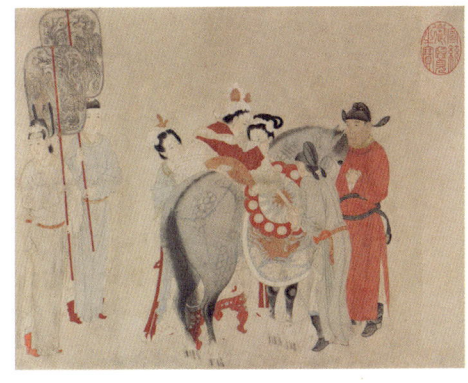

《杨贵妃上马图》局部

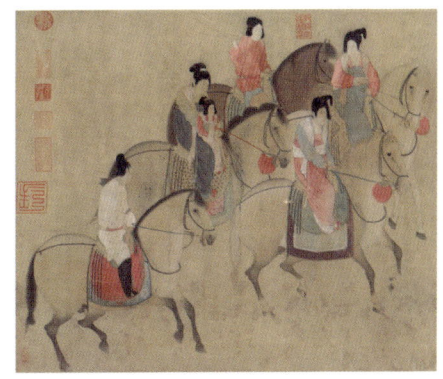

《虢国夫人游春图》局部

阿胶

审识现代沿革

❋ 千年阿井源水来

正所谓一方水土一方物,阿胶之神奇,就在于其只可用东阿"阿井"之水炼制。可以说,离开了东阿之水,就不会有堪称"国药瑰宝"的道地阿胶。

东阿地属山东,自古出产阿胶,该地特有的水质造就了阿胶的特定品质。《东阿县志》载:"昔有猛虎居西山,爪刨地得泉,饮之久,化为人。"后将此泉为井。因有神话传说,老东阿人遂用此井水制胶,所得之胶"经夏不软、油黑中带有琥珀色",被人誉为"贡胶""真胶"。

阿井水系泰山、太行山两大山脉的地下潜流沿着石缝不屈不挠地渗透,历经两亿年,聚万滴而成涓涓细流,两相交汇而成地下河。《管子》载:"其泉青白,其人坚劲,寡有疥瘙,终无痟醒。"水经地下岩石和沙砾层过滤,不但起到清洁作用,也带入钙、钾、镁、钠等矿物质,金属离子、阴离子、固形物含量都很高,故

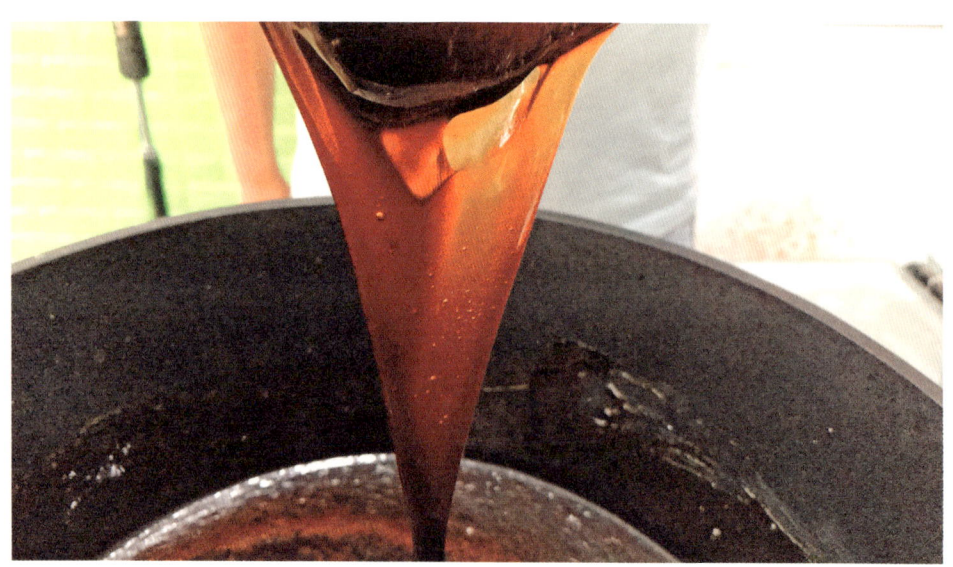

熬制阿胶

色绿且质重,每担阿井水比一般井水或河水重3~4斤,甚至传言铜钱也可浮于水面,东阿有民谣:"阿井水,太稀奇,水面浮钱太神奇。"

历代不少名人都殚精竭虑地考证研究,试图找到阿井水的秘密。宋代科学家沈括发现阿井水质"性趋下,清而重";明代医药学家李时珍发现东阿之水"亦济水所经,取井水煮胶……用搅浊水则清";清代医学家徐大椿总结东阿之水是"济水之伏流……伏见不常……泉虽流而不上泛,犹为伏脉中之静而沉者"。

现代科学调查发现,阿井水含有大量金属离子和多种益于人体的微量元素,制胶时易于去杂提纯,用质重的阿井水反复注入,可将对人体有益的小分子胶原蛋白沉积下来,无用的杂质则可上浮到水面,便可悉数除去,其原理类似于用卤水点豆腐。不过,阿井水实为这一带的地下水,而不仅仅是一井水。

✸ 驴牛之争

阿胶在早期并非特指驴皮胶,而是牛皮、驴皮等多种动物的杂皮胶。

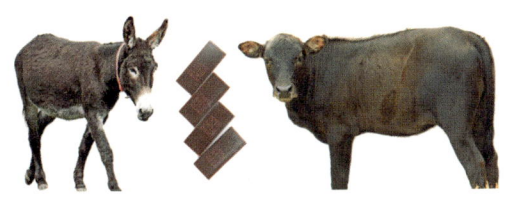

驴牛之争

《名医别录》中记载:"生东平郡,煮牛皮作之。"此后,以牛皮为原料熬制阿胶延续了几百年。

到了唐代,仍是以牛皮为主。本草名著《新修本草》《备急千金要方》等均记载,阿胶"煮牛皮作之"。同时,阿胶的原料也有了新变化,出现了驴皮胶,《广济方》《本草拾遗》中都有与驴皮胶相关的记载。

宋代,驴皮与牛皮分庭抗礼,均为阿胶的主流原料,而驴皮显然更具优势。《本草图经》记载:"所以胜诸胶者,大抵以驴皮得阿井水乃佳耳……今时方家用黄明胶,多是牛皮,《本经》阿胶亦用牛皮……然今牛皮胶制作不甚精,但以胶物者,不堪药用之。"

明代,驴皮胶的应用愈加广泛,《本草品汇精要》记载:"煮乌驴皮成之……

其余但可胶物，不堪药用。"关于阿胶究竟该用驴皮还是牛皮的争论也不断。

　　李时珍编写《本草纲目》时将牛皮胶单列为"黄明胶"，而阿胶只用驴皮。从此，驴皮就完全取代牛皮成为正品阿胶的原料。

✦ 驴皮阿胶的快速发展

　　驴皮能够在短时间内快速代替牛皮，成为阿胶的唯一来源，除了医家的推崇，还有当时的社会因素。

　　牛是我们祖先最早驯化的动物之一，它帮助农民耕作和运输，是古代重要的生产工具；牛还是古人心中有灵性的动物，在重大祭祀仪式上才选用牛作祭品；牛不能够随便宰杀，《礼记·王制》中有"诸侯无故不杀牛"，《淮南子·说山训》高诱注"王法禁杀牛，民犯禁，杀之者诛"；牛皮也是重要的军需物资，五代至宋代，政府实行"牛皮之禁"。因此，牛皮原料出现了供应紧张的情况。恰好在中原大地上还有另一群生物——驴，驴并非中原地区的原生物种，在张骞通西域后，它才作为交通运输工具大规模传入中原。由于它耐粗饲，好养活，饲养成本低，适合在山地行走，不论对普通农民、商贩，还是对潦倒文人来说，都是非常合适的坐骑，因此驴群很快发展壮大起来。而驴又不比战马，上不了战场，身份不那么尊贵，故牛皮缺乏之时，驴皮便被逐渐用以熬胶。

　　阿胶原料由牛皮变成驴皮，带动了制胶工艺的变化。从《本草图经》中"今牛皮胶制作不甚精，但以胶物者，不堪药用之"可以看出，由于长期缺乏上好的牛皮原料，牛皮胶的熬制技术停滞不前，导致市面上仅有的少量牛皮胶质量也参差不齐，不堪药用，不受人们欢迎。从"驴皮得阿井水乃佳耳"可知，受市场驱动，驴皮胶熬制工艺发展迅速，并逐步被公众认可。

　　明清时期，虽然牛皮原料已不再缺乏，人们依然坚持选用驴皮，说明驴皮能取代牛皮，最重要的还是医家对阿胶功效的认识已经发生了变化。《本草纲目》将阿胶与黄明胶分条而列，认为黄明胶活血止痛、润燥、利大小肠，而未提及补虚功效。清代诸多本草未言及黄明胶补虚，转而强调止血、活血、消肿之功。

随着临床经验的不断积累和丰富，驴皮胶和牛皮胶的功效区分日渐明显：驴皮胶专于补血、滋阴、养肺，常用于治疗虚劳咳嗽、血亏血虚、阴气不足等；牛皮胶则长于止血、活血、消肿，大多应用于治疗跌打损伤、疮肿痈疽。

✻ "水煮驴皮"就是阿胶？

曾有网络谣传"阿胶就是水煮驴皮""阿胶就是蛋白质"，引起一片哗然，一些人趁机假借"科学"之名，抨击、否定阿胶的传统药效。这些人显然不懂中医药基础理论，也不了解中药炮制的历史沿革，更缺乏中医药文化自信，他们用片面、零散的现代科学知识碎片，以煽情的语言，片面偏激地解读复杂的中医药体系，这样显然得不出客观的科学结论。

阿胶应用传承了千年之久，且留下了诸多治病疗疾的古方、名方，这些都充分证实阿胶的确切疗效。现代药理学研究表明，阿胶对治疗卵巢功能不全、β-地中海贫血、妊娠期贫血等病症有效，不仅可以增加原始卵泡的数量，修复卵巢功能，调节女性激素水平，延缓卵巢早衰，也能稳定红细胞膜的结构，延长红细胞的寿命。怀孕期间有阴血亏虚的孕妇少剂量多次服用阿胶，能有效改善睡眠，有利于孕期健康和产后恢复。

阿胶的炮制不是简单的水煮即可，炮制师傅需以上等驴皮为原料，经泡皮、刮毛、搓皮、化皮、靠汁、打沫、过滤、沉淀、出胶等90多道工序，历经数月精心提炼，挑精减废，方可炼制成形。中药炮制技术为国家非物质文化遗产，看似简单的操作，却是一门理论与实践相结合的综合性学问，它不仅是历代医药学家潜心研究和实践的结果，也是后人不断舍其糟粕、取其精华、不断改革、日臻完善的科研成果。

明辨真伪优劣

❈ 会识好胶受益多

由于阿胶近年来价格倍增，颇为走俏，一些贪利之徒趁机掺杂使假，牟取暴利。阿胶原料历经数次变革，大家一定要明确一点，阿胶只有一个来源——驴皮。

虽然其他动物的皮熬制成胶也可作为中药使用，如牛皮胶称黄明胶，猪皮胶称新阿胶，但它们不可与阿胶混用，更不能冒充阿胶使用。

阿胶表面光亮、平整，为棕褐色，对光照视呈棕色半透明状，质硬而脆，用力拍打即裂成数块，无油孔、气孔及明显刀纹，胶块印字清晰。将碎屑溶入沸水中，可闻到轻微的阿胶香味，无任何异味。以乌黑、断面光亮、质脆、味甘者为佳。

假劣伪品常大小不规则，表面粗糙，不平整；无光泽，有明显刀纹或气孔，印字不清晰；不易碎裂，闻之有较大异味或臭味；溶入沸水，胶汁混浊，有明显肉眼可见的颗粒状异物。

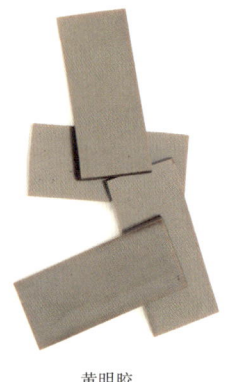
黄明胶

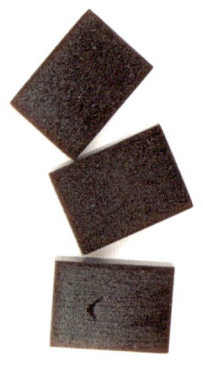
鹿角胶

优质阿胶

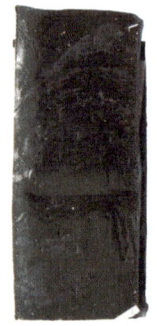
劣质阿胶

❋ 人参要新，阿胶要陈

传统中医认为，新制的阿胶有火气，服用容易上火，而储存多年后，阿胶的火性会逐渐消退，药效更好。因此，只要保管妥当，阿胶没有失效期，据说以前清代皇宫里的阿胶都是贮存50年以上的。

《中药大辞典》："真阿胶烊化后，气清香，有麻油气，汁色黄白色，稠而不黏腻，味甘微咸，其原块在五六十年以内者，苍翠色，质尚坚；五六十年以上者，色转黄而质松脆，更佳。肺痨服之，殊有奇功。"新制成的阿胶一般外观光亮，陈阿胶则外观呈暗色，无光泽。

古时，在夏季天气湿热时会将阿胶放于石灰缸内，或者埋入谷糠中密闭贮存，以石灰和谷糠吸收湿气，从而起到保护作用。现在可以在密闭容器底部放入适量干燥剂，将阿胶用纸包好放在上层，密封好，置于阴凉干燥处即可。长期保存的话，还需要在每层胶之间垫一张老油纸，以防粘连，并定期检查阿胶及干燥剂的状态，及时清理、更换。

陈阿胶虽好，但服用的前提是保存适当不变质。

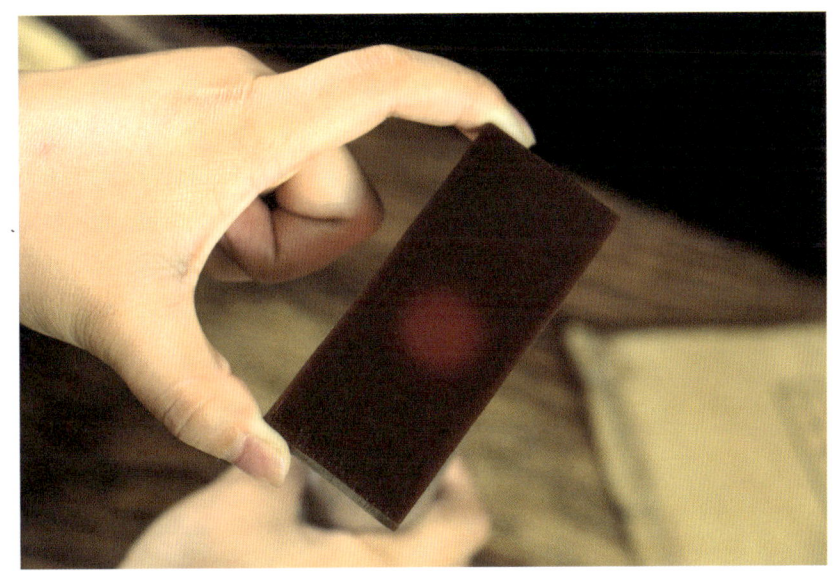

阿胶对光检视

品鉴百味烟火

❋ 补血良药数阿胶

在众多补血药中，补养阴血数阿胶为第一。

阿胶来源于动物，为血肉有情之物，味甘性平，质地滋润，可入肝补血，用于血虚诸证；可入肾滋阴，用于热邪伤阴、心烦不眠等；可入肺滋阴润燥，用于肺燥咳嗽，劳嗽咯血；还可凝血络而止血，用于吐血尿血，便血崩漏，妊娠胎漏。现代医学研究表明，阿胶可增强人体造血功能，也可促进凝血，提高人体免疫功能等，常用于治疗贫血、咯血、便血、失眠、崩漏等病症。

但是阿胶较黏腻，有碍消化，脾胃虚弱便溏者须慎用。

南方气候湿热，脾虚湿阻的人很多。对于这些人来说，吃滋腻的阿胶，无异于雪上加霜。很多人吃阿胶上火，就是因为体内素有湿热，吃了阿胶，则湿更重，湿生更恋热，热随着加重而见长痤疮等上火症状。故使用阿胶时，可适量用一些陈皮、苍术等燥湿运脾之药，否则不但补不了血，反而损伤脾胃。

❋ 正确服用很关键

🌼 烊化兑服

阿胶黏性很强，不宜与其他药一同煎煮，得另外烊化后，再兑入煎好的药汁里一起服用。烊化时要先把阿胶打碎，以增加接触热水的面积，倒入热水后还要不停地搅拌，加速溶解。除了热水，还可以用黄酒、热牛奶等，也可以采用隔水炖的烊化方式。

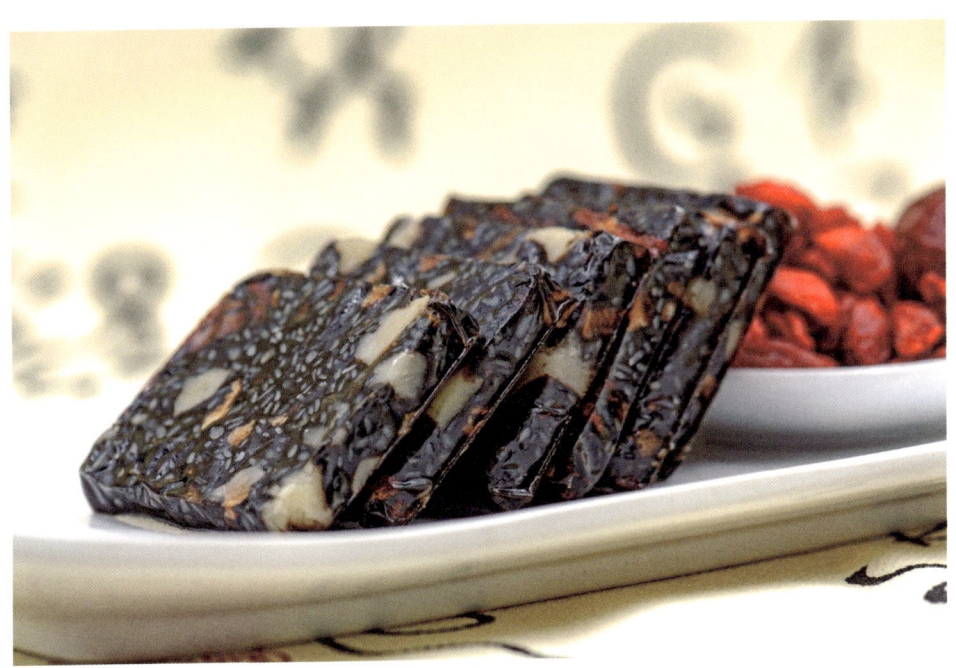

阿胶糕

🍚 药膳

＊糯米阿胶粥

原料：阿胶 30g，糯米 100g，红糖少许。

制法：先用糯米煮粥，待粥将熟时，放入捣碎的阿胶、红糖，边煮边搅匀，稍煮沸即可。

功效：滋阴补虚，养血止血，安胎益肺。

应用：适用于血虚、虚劳咳嗽，久咳咯血、吐血、衄血，大便出血，女子月经过少，漏下不止或崩中，孕妇胎动不安，胎漏等症。每日 1 剂。（见《中医食疗药膳学》）

＊人参阿胶炖乌骨鸡

原料：乌骨鸡 250g，高丽参 10g，阿胶 12g，调料适量。

制法：宰杀乌骨鸡，取鸡肉，洗净，切成粒；高丽参切片；阿胶打碎。把全部材料一起放入炖盅内，加适量开水，炖盅加盖，隔水文火炖约 3 小时，调味即可。

功效：补气摄血，固崩止漏。

应用：适用于脾虚型月经先后无定期，月经过多。（见《妇科疾病药膳治疗》）

✻ 阿胶蒸鹌鹑

原料：阿胶 5g，鹌鹑 2 只，料酒 6g，盐 3g，味精 2g，姜 3g，葱 6g，胡椒粉 2g。

制法：将阿胶、鹌鹑、姜、葱、料酒、盐、味精、胡椒粉放入蒸杯，加入适量清汤，蒸杯置于蒸笼内，武火蒸 35 分钟即可。

功效：补血止血，滋阴润肺。

应用：适用于贫血心悸、燥咳、咯血、崩漏、产后血虚、腰酸乏力等症。（见《中国药膳大典》）

阿胶诗词鉴赏

秋夜梧桐雨之锦上花
〔元〕白朴
阿胶一碗，芝麻一盏，白米红馅蜜饯。
粉腮似羞，杏花春雨带笑看。
润了青春，保了天年，有了本钱。

阿井胶泉
〔明〕谢肇淛（一作渐）
济水伏流三百里，迸出珠泉不盈咫。银床玉甃开苍苔，余沥争分青石髓。
人言此水重且甘，疏风止血仍祛痰。黑驴皮革山柘火，灵胶不胫走邮函。
屠儿封剥如山积，官司催取朝飞檄。驿骑红尘白日奔，天札疲癃竟何益。
我来珍重勤封闭，免造业钱充馈遗。任他自息仍自消，还却灵源与天地。

阿井胶泉
〔明〕吴铠
一派寒流开碧甃,九霄方物达蓬莱。灵源疑出蛟龙窟,淑气原从天地胎。九土所钟惟上品,千年制贡岂凡才?炼砂煮石终何事,丹井药炉亦可衰。

咏阿胶井
〔清〕赵培徽
阿井传来不记年,清流澈底一寒泉。溶溶玉液三霄露,点点丹砂九空渊。淑气间钟疑凤髓,灵源妙化想龙涎。仙胶炼就称良剂,寿世回生几万千。

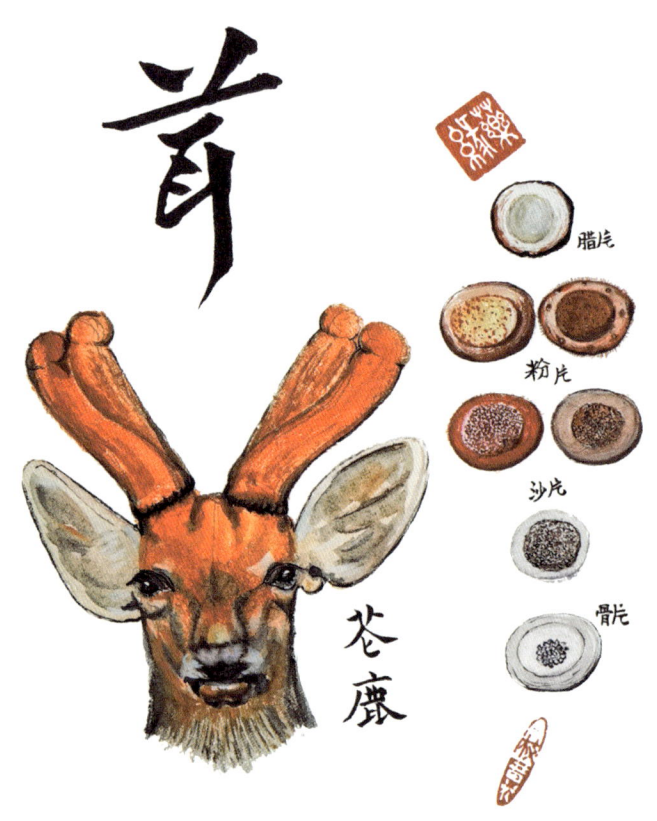

鹿茸

鹿呦呦，雄赳赳，
面色红润，毛色金黄稠。
茸顶嫩，底骨头，
面色黄红，平滑如芭脩。

动物和菌类

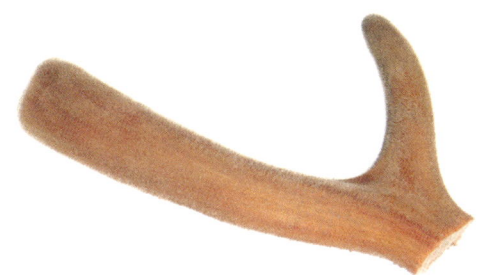

鹿茸

鹿茸是雄鹿的幼角,在它尚未长成坚硬的鹿角时,幼角的表皮会包裹着一层密生茸毛,里面流淌着丰富的血液,犹如草之嫩芽。由于鹿毛在冬季呈茶褐色,夏季变成栗色,有白斑,故得名"斑龙";而幼角犹如镶嵌在头顶上的两颗明珠,在一些古籍中,鹿茸又被称为"斑龙珠"。鹿茸药材古时与人参齐名,自古就是王公贵族、达官贵人的补益奢侈品。

探寻前世传说

✣ 鹿茸的神话

传说在很久以前,关东地区缺少水资源,每当干旱时节,生活在这里的动物便会受到干渴折磨,痛苦万分。王母娘娘听闻此事,指派七仙女降临凡间,凿开长白山天池,甘泉从云端直落而下形成瀑布,流成大河。大河之水日夜不停地向前奔涌，涌出了松花江，救活了万千生灵。

由于开砸天池的任务繁重，七仙女疲惫至极，精神不振，无法返回天宫复命。这时，从森林里走出一只梅花鹿，它泪眼婆娑地跪在七仙女身前舔舐着七仙女，以感激她拯救苍生。随后，梅花鹿站立起身，猛然撞向一旁的巨石，初生的鹿角撞断，鹿茸血随即流出。梅花鹿将鹿茸血喂给七仙女。得到了鹿茸的滋补，七仙女不一会儿就精神焕发。

虽然这个故事是虚构的神话，但也说明了鹿茸的奇妙功效。至今不少东北人仍然对鹿茸情有独钟，视它为瑰宝。

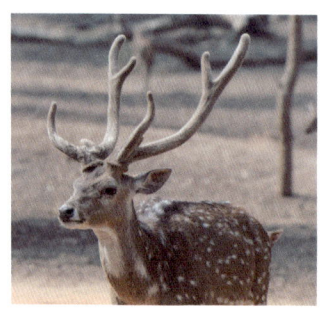
梅花鹿（1）

❋ 鹿的象征意义

在古代神话中，鹿是掌管不死神药的西王母的化身。葛洪在《抱朴子·内篇·登涉》中即有西王母为鹿的说法。《山海经》等古书也描绘了西王母的外在特征为"蓬发戴胜"，似鹿角交错之貌。

古人大多认为鹿是寿命极长的仙兽。志怪小说《述异记》中说鹿的颜色会随着寿命的增加而改变，千岁色苍，一千五百岁色白，三千岁色黑；神奇的是，鹿骨的颜色也会随之变黑。《蠕范》中绘声绘色地讲述了一段奇遇：相传明正统年间，在洋县横溪发现一只白鹿，颈项上挂着一块铜牌，由于年代久远，铜牌上刻的字迹已经模糊了，唯有一"唐"字可辨别，时人遂猜测此鹿已有几百岁。

传说中鹿千年不死，或是仙人坐骑，或是人们升仙的脚力。汉画像石《乘鹿飞升图》，仙人一手按在飞鹿身上，鹿四蹄奋起，整个画面给人以快速飞升的动感，颇有鹿跷升仙之意。这给鹿增加了长寿、长生的神秘色彩。

鹿与人们常说的"禄"谐音，象征着富裕，是人们心中福禄吉庆、伉俪和谐、祥瑞长寿的象征。

在古代天文学中，鹿是早期的天象，即四象之一，"北陆早期为鹿，乃危宿所

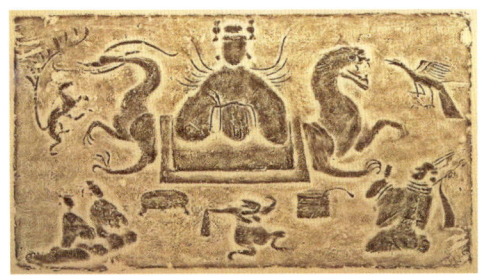
西王母（汉砖拓片）

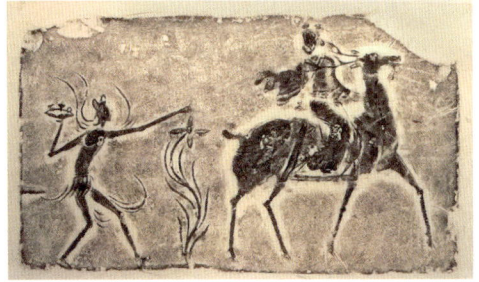
鹿（汉砖拓片）

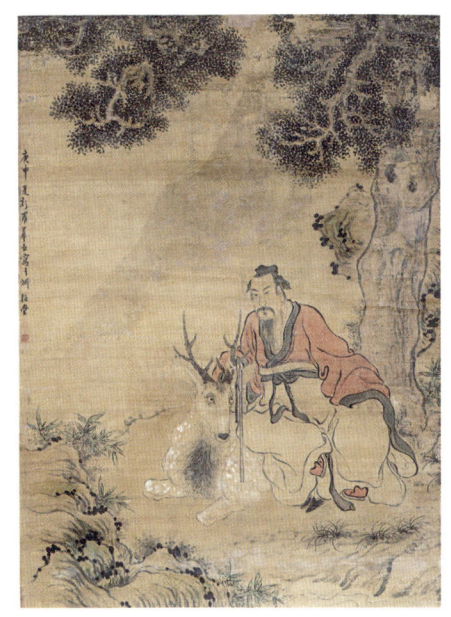
《柏下仙鹿图》

象，晚期演变为玄武"。后人又以罕见的白鹿为祥瑞，《三秦记》载："白鹿原，周平王东迁，有白鹿游于此原，以是得名，盖泰运之象。"及至宋代，《宋书·符瑞志》有"白鹿，王者明惠及下则至"的说法。

❋ 鹿茸的药用历史

鹿的全身均可入药，有"鹿身百宝"之说。李时珍在《本草纲目》中记载，鹿茸、鹿角、鹿角胶、鹿角霜、鹿血、鹿脑、鹿肾、鹿筋、鹿脂、鹿肉等都可入药，为治疗百病方剂中的重要组成部分。其中，鹿茸药用价值最高，与人参、阿胶并称"中药三件宝"。

传统中医药理论认为，鹿茸乃"血肉有情之品"，应用于人体容易产生"同气相求"（同类事物相互感应）之效，因此被列为传统补益中药之上品，为补阳药之首。

鹿茸

鹿茸入药历史悠久，我国自汉代开始便有药用记载。汉代《神农本草经》："味甘、酸，温、微温，无毒，主漏下恶血、寒热惊痫、益气强志、生齿不老。"《名医别录》："疗虚劳洒洒如疟，羸瘦，四肢酸疼，腰脊痛，小便利，泄精溺血，破留血在腹，散石淋，痈肿，骨中热疽。"此后历代本草均对鹿茸入药有所补充、发展。

唐代《药性论》："主补男子腰肾虚冷，脚膝无力，夜梦鬼交，精溢自出；女人崩中漏血……赤白带下。"《备急千金要方》中亦有鹿茸散治妇人漏下的应用。

宋代，人们对鹿茸品质的鉴别有了更加详细的记载。《本草图经》："四月角欲生时取其茸，阴干。以形如小紫茄子者为上，或云茄子茸太嫩，血气犹未具，不若分歧如马鞍形者有力。"《梦溪笔谈》："凡用茸，无乐大嫩。世谓之茄子茸，但珍其难得耳，其实少力。坚者又太老。唯长数寸，破之肌如朽木，茸端如玛瑙、红玉者，最善。又北方戎狄中有麋（麋鹿）、麈（马鹿）、䴥（驼鹿）。驼鹿极大而色苍，尻黄而无斑，亦鹿之类。角大而有文，莹莹如玉，其茸亦可用。"

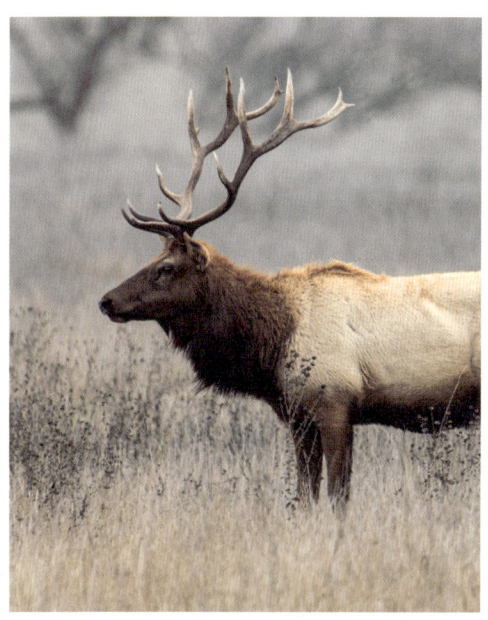

麋鹿

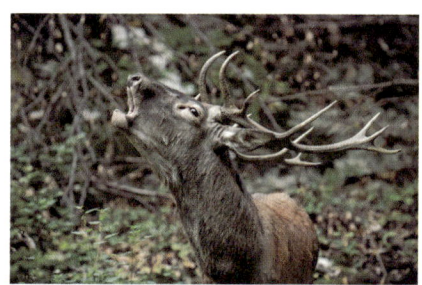

马鹿

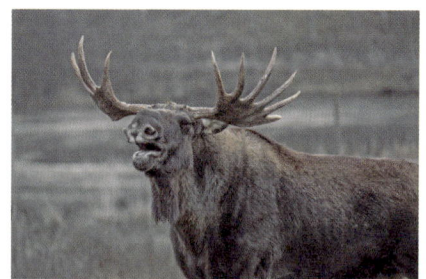

驼鹿

审识现代沿革

✺ 断角再生,神秘非凡

鹿茸是雄鹿的稚嫩幼角,尚未骨化,含有丰富的血管和神经。与牛角、羊角不同,鹿茸是温热的,类似于一个附属器官。鹿角骨化一般在性兴奋期,骨化成熟后,鹿角会瘙痒,雄鹿会用后腿灵巧地刮擦,使茸毛覆盖物脱落,只剩下骨头一样坚硬的角。雄鹿的鹿角不仅是值得炫耀的漂亮装饰品,还是威武雄壮的雄性特征,是"纯爷们"的标志。鹿角的大小和结构直接决定着雄鹿的性活力,拥有一对硕大且枝丫分明的角,就可以向雌鹿证明自己是值得信赖的"成熟猛男"。

巨大的鹿角对雄鹿来说是一种高成本、高能耗的"赌注",这个巨大的累赘会影响雄鹿行动的敏捷性,不利于它的生存。因此,当交配期结束,硕大的鹿角就会脱落以保存能量,只在头顶留下两个明显的圆疤,等待第二年春天,再换一对"当年新款"的鹿角。

在动物界,鹿是唯一能再生出完整身体零部件的哺乳动物。因此,古人很容易将其与死后再生、生生不息等概念联系起来,显得格外神秘。

鹿角再生的秘密源于鹿角基部的"干细胞"。干细胞是动物身体中一种特殊的"原始"细胞,具有长成各种组织器官的潜能,医学界称之为"万用细胞"。研究发现,鹿茸潜在发生区的骨膜细胞即促使鹿茸再生的干细胞,具有在离体情况下自然分化并形成软骨组织的能力,支持着鹿角再生的整个过程。而且这个过程还可以通过激素,如雌激素或睾酮等信号传

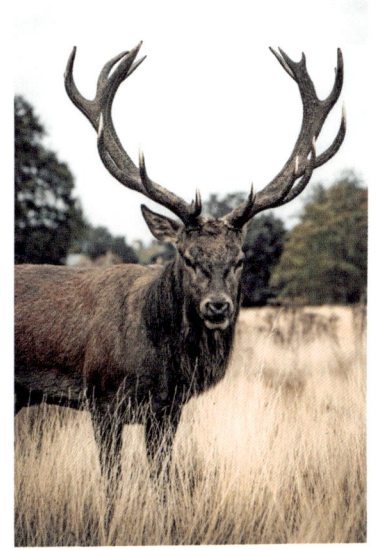

成熟的雄鹿

鹿茸

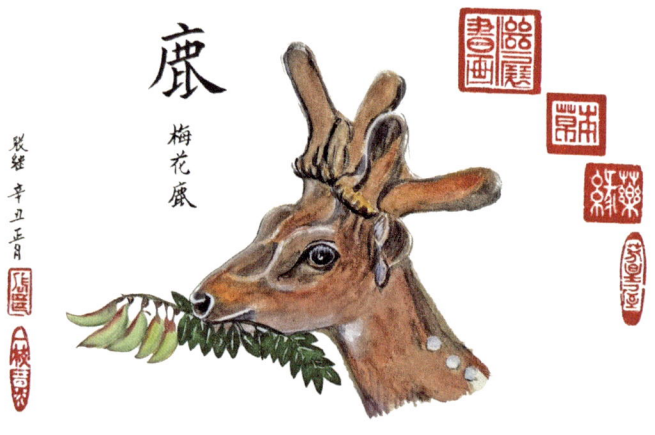

初生茸角

递进行精细调控。

鹿角的再生功能令人惊诧又羡慕,也许未来人类可以从中获得灵感,通过干细胞修复技术,使残缺的身体或病变的器官实现完美再生。

❋ 鹿鸣呦呦,饲之千年

我国是世界上驯养鹿最早的国家。自狩猎游牧时代起,饲养鹿就已兴起,只是不及其他畜类普遍。东北少数民族,如鄂伦春族和鄂温克族,很早就懂得驯养鹿,还用驼鹿、驯鹿运输货物。

据史料记载,西周时期,就在帝王的园囿中养鹿,供王亲大臣们观赏、游猎取乐,并取肉食用或入药。《礼记·内则》中有"鹿脯""鹿胃"等菜,东周时期用鹿角制胶。

隋唐时期建有上林苑作为皇家鹿苑。此时鹿类资源相当丰富,卢纶《早春归盩厔旧居却寄耿拾遗湋李校

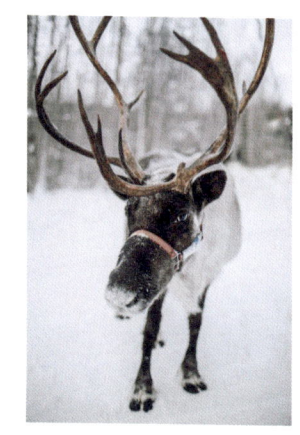

驯鹿

书端》一诗中就提到"野日初晴麦垄分,竹园相接鹿成群"的景象。唐代,皇帝常通过赐鹿肉以表示对大臣的褒宠;南诏王在今云南大理的团山也围起养鹿场,鹿群在山上啮草,呦呦的鹿鸣远近可闻。

北宋时期,相传徽宗的鹿苑,养鹿数千头,除了观赏,还供食用。后来一些佛堂寺院为了增加静穆的气氛,也养鹿。

历代帝王围场养鹿,一直延续到清代。清代皇族喜欢狩猎活动和食野味。人们在边远地带建围场,大量放养梅花鹿,不仅供皇帝祭祀用,而且成为民间定期向皇室敬奉的贡品。随着需求量的增加,猎杀野生鹿来获取鹿茸已不敷需求,一些猎户便开始捕鹿圈养。吉林东丰一带的旧围猎场是我国现代养鹿业的主要发源地。后来,随着人们对鹿产品需求量的增加,养鹿业得到进一步的发展,养殖地区从东丰一带逐渐扩展到龙潭山、双阳、抚松等地,辽宁西丰也开始养鹿。

明辨真伪优劣

❋ 正本清源,辨识鹿茸

不同鹿的鹿茸(鹿角)形态、大小和方向不同,是鹿科动物分类的重要依据:梅花鹿的角分成三叉或四叉,左右对称;体形硕大的马鹿,角大粗壮,分叉也多,有如茁壮的树丫;我国珍兽"四不像"(麋鹿)的角更是与众不同,前大后小,别具一格;驯鹿无论雌雄,皆能长角,角形独特,分支不多,但每支顶上又分出数叉,宛如掌状。

虽然在生物学上,所有鹿种的嫩角都可称为鹿茸;但作为中药,只有梅花鹿和马鹿的角才是正品。

在不同生长时期,鹿茸形态有较大差异。梅花鹿刚开始生长的茸芽仅寸许,色红如玛瑙,质幼嫩,称"茄苞",此时不宜割取鹿茸。等茸角长出一个分支,此

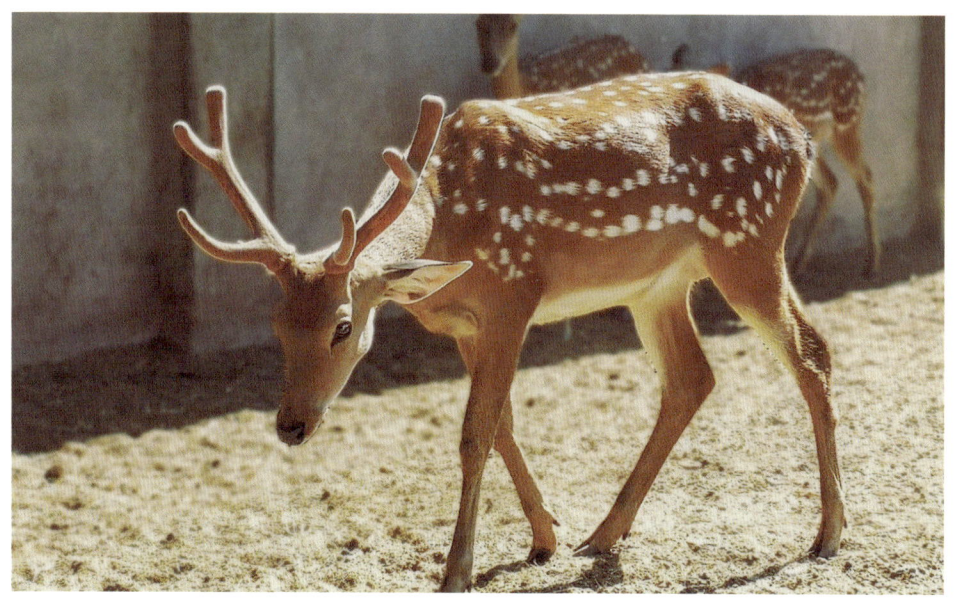

梅花鹿（2）

时称"二杠"，主体圆柱形并呈"八"字分叉，整体粗壮饱满，质地较嫩，黄色茸毛细腻光洁，药用价值最高。若未割取"二杠"鹿茸，便会长出第二个分支，此时称"三叉"，颜色较深，质地较老，黄色茸毛粗而稀，主干下部有棱、疙瘩，分支顶端无毛。

马鹿茸形状比梅花鹿茸粗大，分支亦较多，皮灰黑色，茸毛青灰色，细而光亮，质嫩，断面外皮较厚。有一个侧支者称"单门"，两个侧支者称"莲花"，三个侧支者称"三叉"，四个侧支者称"四叉"。

传统观念认为梅花鹿茸优于马鹿茸。在梅花鹿茸中，以质嫩的二杠茸最佳，三叉茸次之。马鹿茸也是分叉越多，质量越次。均以质嫩、油润者为佳。

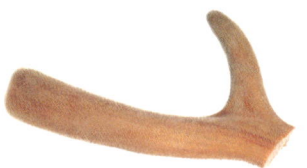

梅花鹿茸"二杠"

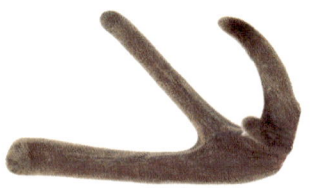

马鹿茸"莲花"

❋ 等级严明，按需购买

鹿茸的药性偏温，长于峻补元阳、益精血、强筋骨，具有振奋和提高机体功能的作用，因此在众多补肾品中，鹿茸最受青睐。随着社会、经济的发展，养鹿业也蓬勃发展起来，鹿茸及其他鹿产品逐渐走向大众。

按动物品种、生长期限、性状特征等情况，鹿茸药材被划分成若干等级。市场销售的鹿茸切片，也有严明的等级。

传统观念认为，鹿茸中的血液是精华所在，是鹿茸发挥补阳药效的关键所在，古人一直坚持"贵乎始生含血者"。本着这个观点，大家认为"带血茸"优于"排血茸"。二者相比，带血茸的皮色暗红，排血茸的皮色鲜红。

在割鹿茸时，为防止茸血流失，通常会将鹿茸倒置。此时整支鹿茸就成了一个盛茸血的"杯子"，鹿茸的含血量就从顶尖到基部依次递减。同一支鹿茸的切片部位不同，其性状、名称和质量差异也较大。

从顶尖往下依次为蜡片、血片、风片、骨片。整支鹿茸最顶端的切片为黄白色，半透明微有光泽，色如蜡油，质润如脂，是为蜡片，品质最佳，价格也最高。次层的鹿茸切片白中兼黄，血液灌注其中，故称血片，也称粉片。再次层的鹿茸切片有蜂窠，色紫黑透孔，称为风片，也称纱片。最底端的鹿茸切片与骨毗连，同角相仿，名为骨片，亦称老角片，效力更弱，品质最低，价格也最便宜。

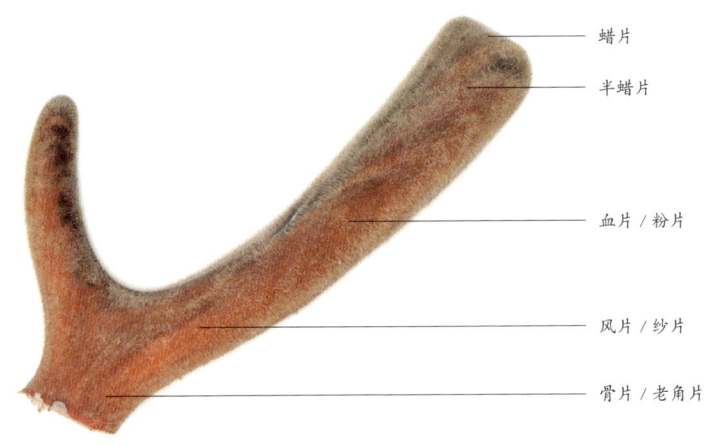

同一鹿茸不同等级的鹿茸片

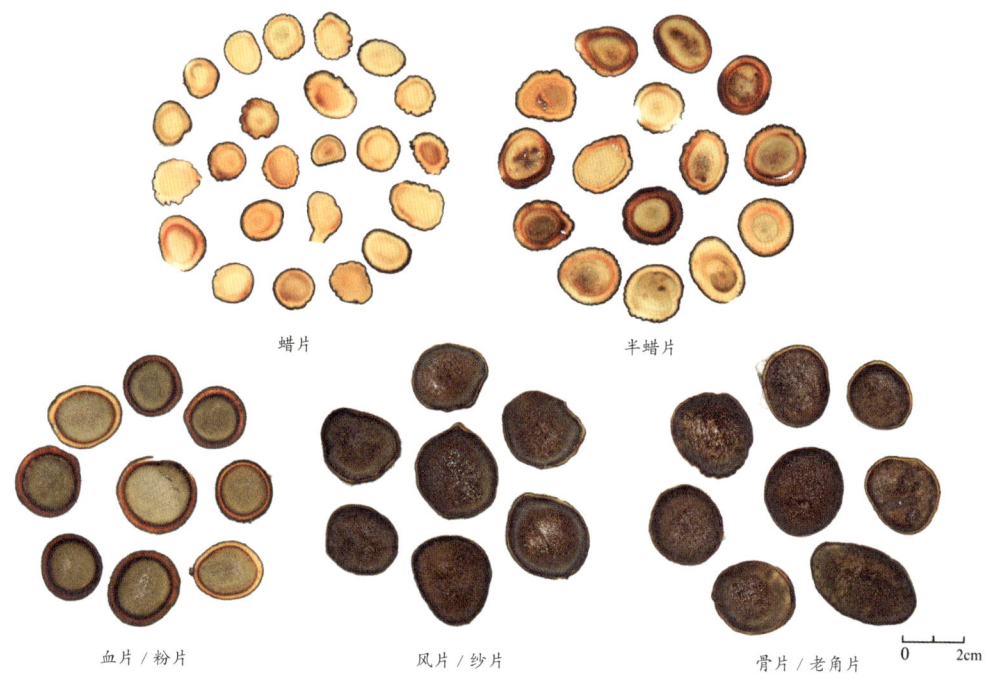

不同等级的鹿茸片

鹿茸饮片的价格高昂，市场上常有伪品，大多用动物皮（如鼠皮、羊皮、鹿皮等）包裹鹿角粉、猪血粉、蛋清等伪制，或用鹿角片、骨片冒充。

相比较而言，鹿茸伪品较重，质坚韧，不易折断，放于水中可使清水浑浊。正品的鹿茸相对较轻，质硬易脆，微有腥味，味道较咸，外皮红棕色，油润光泽，表面覆盖着不易剥离的红黄、棕黄色细茸毛。

大家在购买鹿茸时，应多询问鹿茸的基原动物、产地、具体规格等级等信息，尽量对所买鹿茸的品质情况大致做到心中有数，才不会被卖家忽悠，多花冤枉钱。

此外，鹿茸为动物类药材，内含丰富的蛋白质、糖分及其他营养成分，贮存不慎，极易生虫、霉烂变质，建议按需少量多次购买，未用完部分应单独妥善储存，切不可贪多或如普通药材般简单放置。保存时，可用细绒布把鹿茸包好，放进可密闭的干燥容器中贮存，最好在包好的鹿茸周围放适量花椒，不仅可以防止虫蛀、霉烂或过于风干破裂，而且能保持鹿茸表面的光泽。

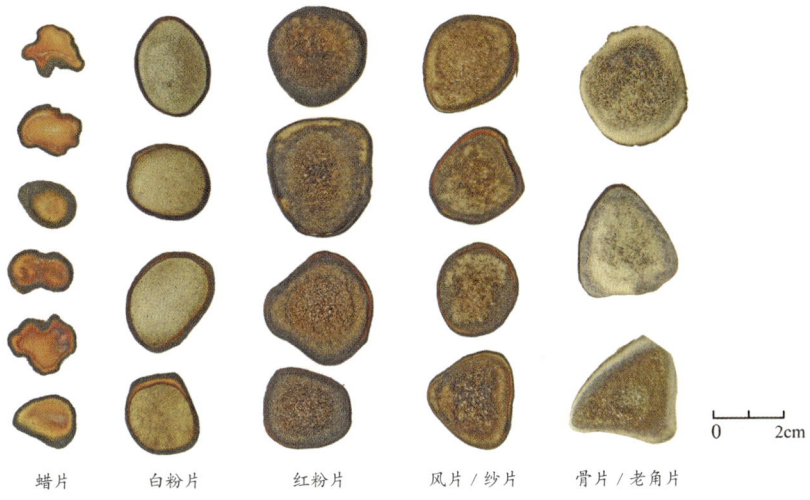

| 蜡片 | 白粉片 | 红粉片 | 凤片/纱片 | 骨片/老角片 |

伪品鹿茸片（驯鹿茸）

📖 品鉴百味烟火

❋ 温肾助阳之上品

"血肉有情""非金石草木比也""能栽培身肉之精血"，古往今来，鹿茸一直被视为益精填髓、温肾助阳的上乘之品，是壮阳、补肾、祛寒的要药。传言，清咸丰皇帝早年宠爱慈禧，又钟情丽妃，为使精力旺盛，冬春取鹿血饮，夏秋佐餐服鹿茸。又传袁世凯晚年也仿效咸丰之法，服用鹿茸。

古代医家认为鹿茸乃血肉有情之品，为鹿之督脉所发，精血充足，禀纯阳之性，具生发之气，能补人身之督脉，又能养冲脉，督冲双补，气血兼顾。清代名医徐大椿的《神农本草经百种录》记载："鹿茸之中，惟一点胚血，不数日而即成角，此血中有真阳一点，通督脉，贯肾水，乃至灵至旺之物也，故入于人身，为峻补阳血之要药。"

鹿茸

传统中医常用鹿茸组方治疗阳痿、遗精、早泄等肾阳虚患者的性功能障碍；或用治肝肾不足，筋骨痿软或小儿"五迟"（立迟、行迟、语迟、发迟、齿迟）等；抑或用鹿茸温补精血，外托疮毒，治疗疮疡久溃不敛，阴疽疮肿内陷不起。

现代医学认为，鹿茸具有性激素样作用，既能增加血浆睾酮浓度，又能使促黄体生成素浓度增加，有调节骨代谢、抗疲劳、提高免疫力等作用。因此，鹿茸对治疗青春期的性功能障碍、壮老年期的前列腺萎缩症均有效；对治疗女性更年期障碍效果良好；还能治疗某些妇女病，如内分泌失调造成的月经紊乱、月经大出血或产后大出血等。此外，鹿茸还是良好的全身强壮药，具有振奋和提高机体功能，对全身虚弱、久病之后的患者，有较好的保健作用。

鹿角

鹿茸成长至茸毛脱落，硬化为骨质后就被称为鹿角，也能补肾壮阳、强健筋骨，可作为鹿茸的代用品，但功效弱，且与鹿茸的作用偏重不同。《神农本草经百种录》记载："鹿茸气体全而未发泄，故补阳益血之功多；鹿角则透发已尽，故拓毒消散之功胜。先后迟速之间，功效辄异。"临床上鹿角多用于肾阳不足，阳痿遗精，腰脊冷痛，阴疽疮疡，乳痈初起，瘀血肿痛。现代医学研究发现，鹿角有强心、提高心肌细胞耐受力、影响体内性激素含量、抗骨质疏松等多种药理活性，常用于乳房疾病、心脏疾病、脊椎骨质增生、颈椎病、盆腔炎症等。

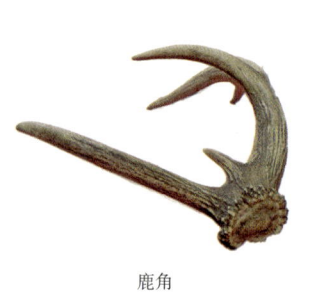

鹿角

✽ 胡乱进补必受苦

虽然诸多本草均明确指出鹿茸"无毒"，但鹿茸是温热性药物，不能妄施滥投，而必须因人、因症施用，最好是在医生的指导下服用。鹿茸服用量（0.5～1g）虽小，但吸收较好，其壮阳作用极为显著，故服用鹿茸宜从小剂量开始，缓缓增加，不宜突然大量进补，以免阳升风动，头晕目赤，或助火动血，以致流鼻血。《续名医类案》中就记载四少年服全鹿丸而毙命的病案，明确指出其为"无病而喜服温补药之害也",并于文末警醒世人"不必好补而服药"。我国近代著名医学家曹炳章也提出:"服食(鹿茸)不善,往往易发生吐血、衄血、尿血、目赤、头晕、中风昏厥等症。"并告诫进补者应当辨证施补,合理用药,才能收效。

服用鹿茸还应注意以下事项:有出血症状的人(如经常流鼻血,或女子月经量多,血色鲜红)忌服;阴虚阳亢者忌服;内有实热,如咽干口苦,高热烦渴,口舌生疮,牙龈肿痛,大便秘结、小便短赤者忌服;痰热壅肺,咯黄稠痰或痰中带血、呼吸迫促者忌服;外感发热者忌服。上述患者若强行以鹿茸进补,只能是抱薪救火,适得其反,轻者症状加剧,重者险证迭起。

此外,服用鹿茸时不喝茶、吃萝卜,不用莱菔子、谷芽、麦芽和山楂等中药,以免削弱鹿茸的药力。还应注意,如服用鹿茸时引起头胀、胸闷或流鼻血等反应,须立即停药观察,不可强行续用。因鹿茸含有糖皮质激素样成分,还不宜与水杨酸类及降糖类西药同用。

✵ 巧食鹿茸助健康

秋末冬初是食用鹿茸的最佳时节,这时气候由热转凉,人体气血开始收敛,代谢速度也随之减慢,此时进补鹿茸效果最好,也有利于人体为入冬后抗御严寒做好准备。

研末冲服

将鹿茸燎去茸毛,刮净,劈成碎块,研成细粉,每日 1～3g,分 3 次用淡盐汤或温酒送服。

含服

取鹿茸 1～2 片,直接放入口中,让唾液将其润湿后再慢慢咽下溶有鹿茸的唾液，最后将余渣嚼碎吞下，这种服法适用于年老阳虚、腰膝酸软和手足不温的患者。

泡酒

将40g鹿茸浸泡于1000ml白酒中，2周左右后即可饮服。每次20ml，每天两次。

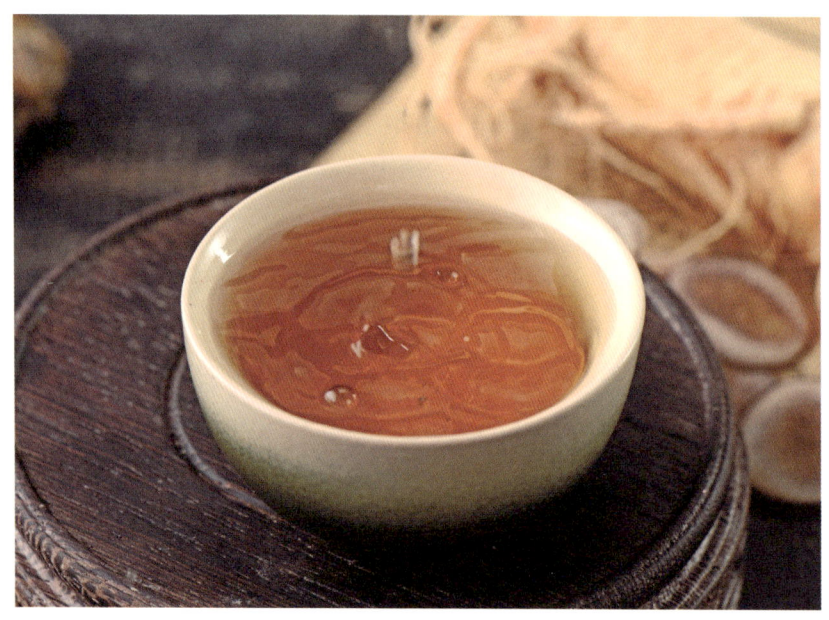

鹿茸酒

药膳

＊鹿茸炖乌鸡

原料：乌鸡250g，鹿茸10g，盐适量。

制法：乌鸡洗净切块，入沸水余烫，冲净沥干。将乌鸡与鹿茸放入炖盅内，加适量开水，以小火隔水炖熟，加盐调味。

功效：补肾养血，壮阳益精。

应用：可调理肾阳不足、精血亏虚所致的畏寒肢冷、阳痿早泄、宫冷不孕、小便频数、腰膝酸软、筋骨无力等症状。（见《食物功效与食疗全典》）

＊ 鹿茸羹

原料：鹿茸6g，鸡肉150g，水发海参25g，水发口蘑、水烫青菜各15g，鸡蛋1个，猪肉膘50g，料酒、鸡油、食盐、湿淀粉、鸡汤适量。

制法：将鹿茸磨成细面状，海参、口蘑、青菜切成小片。把猪肉膘和鸡肉剁成细末，加鸡蛋清、鸡汤、食盐、料酒，搅成糊状，再加入鹿茸搅匀，用油纸漏斗挤成珍珠状放入煮开的鸡汤内，再放入海参、口蘑、青菜，煮开后用湿淀粉勾芡，淋上鸡油，盛在汤盆内即可。

功效：补气血，壮元阳，益肾精。

应用：适用于调治肾虚阳痿、遗精、早泄、虚寒带下等。（见《药膳汤膳粥膳》）

＊ 鹿茸鱼肚汤

原料：鹿茸2g，鱼肚15g，料酒、红糖适量。

制法：鱼肚处理干净，切成条，放入锅中，加入鹿茸、料酒和适量清水，大火煮沸后转小火煮1小时，加红糖调味即可。

功效：温肾壮阳。

应用：适用于肾阳虚或肾精不足引起的腰膝酸软、夜尿频多、阳痿、遗精、早泄等症。（见《养肾吃什么宜忌速查》）

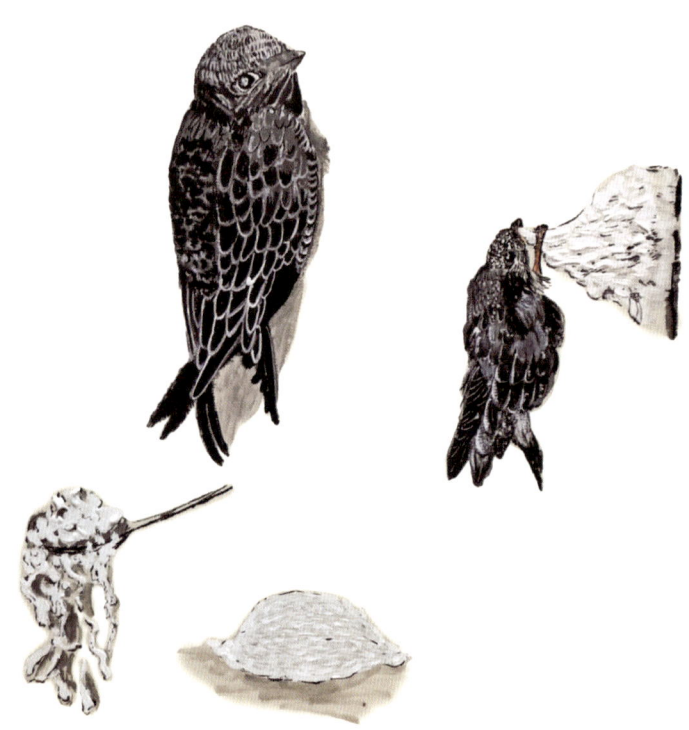

调笑令·燕窝

燕盏,燕盏,美人食之容艳。
玉颜美丽多年,孰付无用闲钱?
钱闲,钱闲,美女高兴不见。

动物和菌类

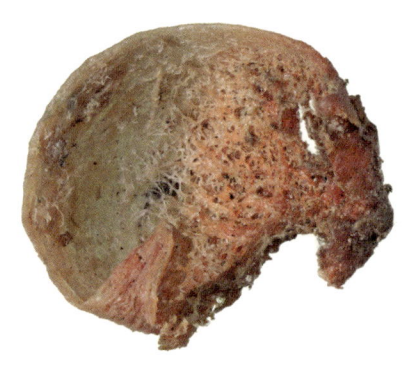

燕窝

常言道："冬令进补，滋润为主；润燥之品，燕窝为首。"

燕窝即金丝燕筑于崖壁之巢，富含蛋白质、氨基酸等，可润肺养阴，素有"稀世名药""东方珍品"之美称，本草亦赞之为"调理虚损劳疾之圣药"。然而这种以燕子唾沫营造的巢穴，独有中国人视为奇珍，竞相抢购，令无数围观的外国人啧啧称奇。

探寻前世传说

❋ 燕窝的民间传说

相传，古时中爪哇[①]有个成天异想天开的人，一日，他见许多燕子飞到海边高

---

① 中爪哇：位于印度尼西亚。

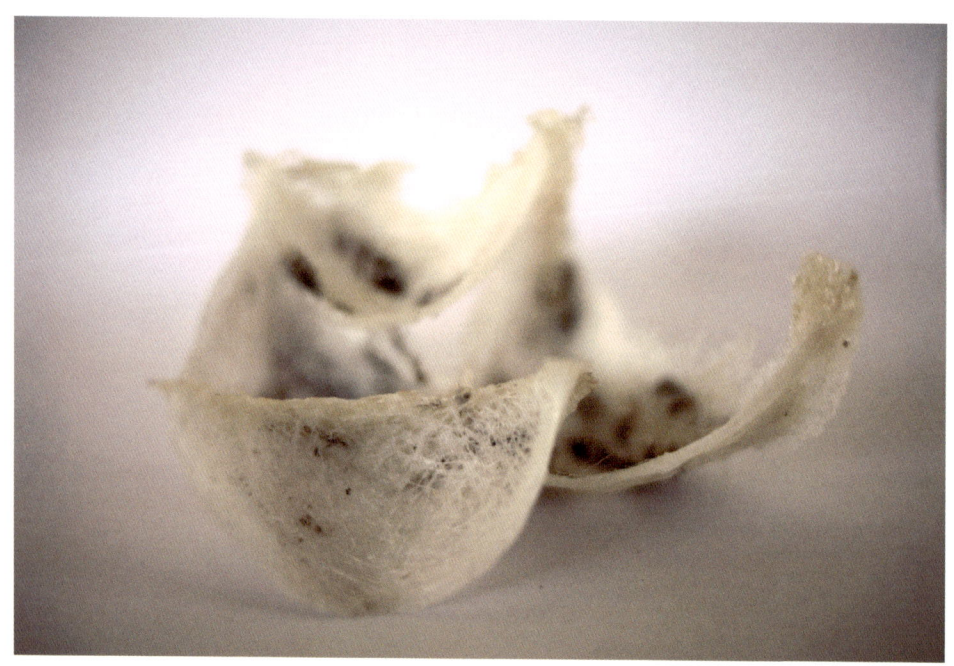

燕窝（1）

山的岩洞里去，便想：洞中肯定有什么好东西吸引着燕子争相飞入。于是，他满怀好奇心艰难地攀上山崖，钻进洞中，却只见无数燕窝挂在山洞顶，除此别无他物。他有些丧气，却又心有不甘，见燕窝细腻滑润，十分可爱，便敲下一些带回家。看着透亮的燕窝，他又冒出了试吃的念头，便煮了些品尝，竟发现味道不错。消息传开后，当地人纷纷去岩洞里敲燕窝食用。此后，燕窝就这样渐渐流传下来。

在另一个民间传说中，第一个吃燕窝的人是明代七下西洋的三保太监郑和。据说，郑和远洋时，船队在海上遭遇了风暴，被迫停靠马来群岛的一个荒岛，食物断绝。他无意中发现峭壁上的燕窝细腻如粮，便命随员采摘洗净，用清水炖煮充饥。数日后，船员们竟个个脸色红润，中气颇足，大家认为此燕窝有补益的疗效。回国后，郑和便将采摘来的燕窝进献给明成祖，明成祖甚是喜欢。从此，燕窝便被视为珍馐补品，一举成名。

古之燕窝，多为南洋地区进献的贡品，身价不菲，普通百姓难得一见，许多记载多基于民间传说，说法颇为离奇。

明代文学家王世懋撰有《闽部疏》一书，多记闽地特色风物，其中便有一个关于燕窝的有趣记载。书中称每当燕子要飞渡辽阔的海面时，会自行用吐出物编织"小船"，飞翔时衔于口中，当体力不支时，便将此"小船"置于水面，燕子便可在其上小憩，体力恢复了，又衔起飞翔，以至顺利渡过大海。这的确算是一个巧妙的设想，充分展现了古人对神秘燕窝的无限遐想。

✱ 由食用到药用的转变

贾铭出生于南宋末年，经元代至明初，是一个高寿之人，曾在《饮食须知》一书中提到食用燕窝。

有史料记载，在北婆罗洲①西北部一个产燕窝的山洞附近曾发现唐代瓷器，有专家猜测早在唐代，此处的燕窝便已传入我国，可能当时进口的燕窝数量稀少，不为大众所用。南宋以后，中原人大量南迁，很多人开始转向海洋谋生，南海贸易发展迅速。到了明代，郑和七下西洋后海上贸易增多，许多南洋物产得以源源不断地流入，助推了燕窝在我国的快速传播。

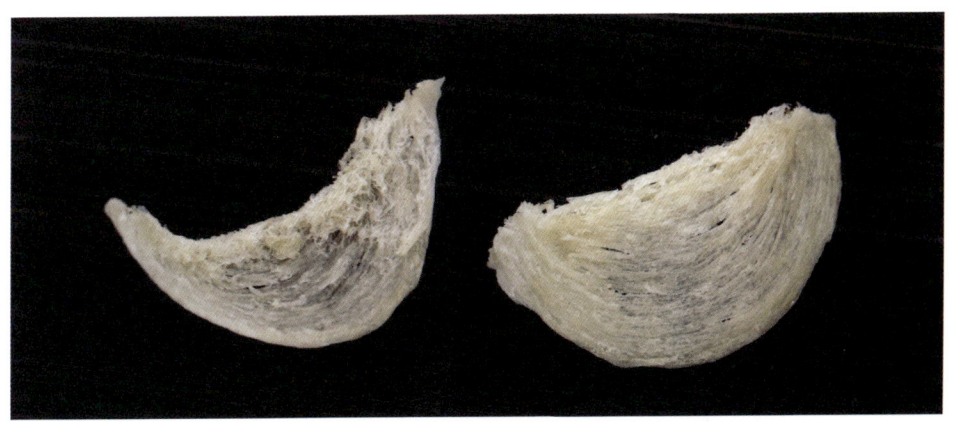

燕窝（2）

---

① 北婆罗洲：今马来西亚沙巴州。

燕窝初入我国时，是以稀有山珍的姿态，作为上层贵族们才能享受的美味佳肴。岁月如斯，随着食用燕窝的浪潮不断向前翻涌，燕窝开始逐渐进入中医的视野。清代汪昂的《本草备要》收载了燕窝的药用情况，称燕窝"甘淡平，大养肺阴，化痰止嗽，补而能清。为调理虚劳之圣药。一切病，由于肺虚，不能肃清下行者，用此皆可治之"。《本经逢原》也记载："今人以之调补虚劳，咳吐红痰，每兼冰糖煮食，往往获效。"此后，燕窝名声大振，并荣升为滋补品，广受达官显贵们青睐。

✿ 文人笔下的豪门"宠儿"

历史记载里的燕窝语言晦涩，往往缺乏代入感，要想深入了解燕窝与社会人文的关联，还得从文人雅士的只言片语中窥寻。最早涉及燕窝的文学作品为《金瓶梅词话》，书中有"都是珍羞美味，燕窝、鱼翅绝好下饭"，把燕窝视为高档珍馐。

《红楼梦》为描写燕窝最多的名著，仅"燕窝"二字便出现了17次之多。秦可卿病危，吃半盏燕窝汤；黛玉体弱咳嗽，宝钗就送燕窝，熬粥滋阴补气；凤姐生病也只用燕窝粥进行调养；连宝玉哀思过度，袭人也要吩咐厨房做燕窝汤吃。在当时，燕窝可是皇亲国戚的专属，曹雪芹巧妙地通过燕窝反映贾府煊赫一时的气势，将"白玉为堂金作马"的豪华排场和"珍珠如土金如铁"的奢侈生活表现得淋漓尽致。

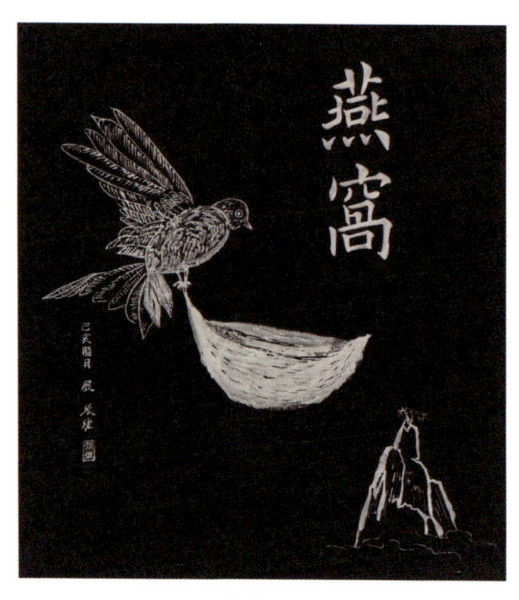

燕窝（3）

在清代文人李汝珍创作的长篇小说《镜花缘》中，也借燕窝批判奢华虚荣的不良社会风气。书中言贵族宴客，往往珍馐罗列，穷极奢华,但菜肴却从不辨味之好丑,惟以价贵者为尊。只因燕窝价贵,一可抵十,故成了宴会首选,既不恶其形似粉条,亦不厌其味同嚼蜡。往往主人花了大价钱,而客人依旧不得美食享用。

不少诗文中也提到燕窝,如明末清初的著名诗人吴伟业就写了一首《燕窝》诗:"海燕无家苦,争衔小白鱼。却供人采食,未卜汝安居。味入金齑[①]美,巢营玉垒虚。大官求远物,早献林上书。"诗中亦言燕窝珍贵,吃者都是达官贵人。

审识现代沿革

❋ 燕窝是怎样形成的

虽然食用燕窝逐渐成为明清时期达官贵人的身份象征,但这种昂贵的国外舶来品究竟是怎样形成的,一直没有定论。于是,古代游记中对燕窝的记载便多是基于民间传闻,并借鉴中原地区燕子筑巢的情形进行的猜想与重构。

一种观点认为燕窝是海燕以小鱼为原料筑成的,如《闽小记》:"余在漳南,询之海上人,皆云燕衔小鱼粘之于石,久而成窝。"然而人们并未在燕窝上观察到任何鱼眼、鱼鳞等痕迹,故此说便浸微浸消。

另一种观点认为燕窝是海燕吞食了某些难以消化的食物,再吐出营造而成,如《粤录》中有"海滨石上有海粉,积结如苔,燕啄食之,吐出为窝",《本草便读》中有"啄食纸鱼螺蛳等物食之,复连津液呕出,粘于石上,作成小窝",《泉南杂志》中的记述更奇特,说海边沙洲上有一种蚕螺,背上有两筋,如枫蚕丝,坚洁而白,海燕临卵育子时才会啄食,螺肉可消化,但筋却不能,便呕出结为小窝。

---

① 金齑:jīn jī,指切成细末的精美食物。

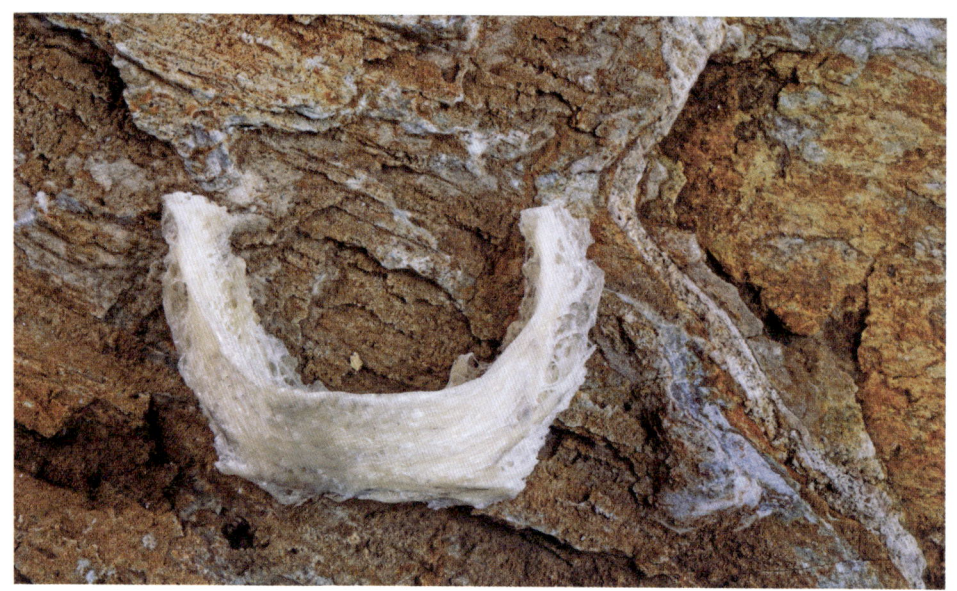

山崖上的燕窝

近代以来，人们通过化学分析手段，否定了上述两种观点，认为燕窝应是"纤细之黏液凝合而成"，且拥有这项特殊技能的仅有少数几种金丝燕，它们的喉部有发达的黏液腺，所分泌的胶黏性唾液可在空气中凝成固体，这便是它们筑巢的主要材料。

金丝燕在营巢期间，消化机能非常强，吃下藻类等食物数十分钟后便可转化为唾液，然后把唾液吐到岩石上，吐出的唾液遇空气便干涸成丝状，经过一层一层地涂抹，大约一个月时间方能筑成一个燕窝。

✲ 金丝燕"泣血筑窝"的真相

在传统观念中，金丝燕有三筑巢穴的说法。人们认为，当金丝燕首次筑巢时，喉部的黏液腺最发达，筑巢时纯用分泌的唾液堆积，品质上乘，被称为"官燕"，意为赠送达官贵人的燕窝。若巢穴被人摘，金丝燕只能被迫再次筑巢。但由于产期日趋接近，筑巢的工期紧张，且金丝燕的唾液不充足，就只得用杂草或者啄下自己的绒毛混入其中，匆忙完工，此时的燕窝被称为"草燕"或"毛燕"。若二次筑好的巢穴再被人摘，此时已到临产期，只得在唾液不丰的窘境下吐血筑巢，大家将这种燕窝称为"血燕"。

这些传闻没有科学依据，只是人们的臆想。因讲述和传播的人多了，不少人也就信以为真，甚至还有不少环保人士借此来批评和拒绝食用血燕。

实际上，不同燕窝的巨大差异并非金丝燕赶工的结果，它们是不同种类的金丝燕的杰作。由于不同品种的金丝燕混杂在一个洞穴中生活，不明真相的人误以为是金丝燕巢穴被偷摘后，仓促赶工所致。

经科学家研究，金丝燕每年筑三次巢穴的现象是真实存在的。这是因为金丝燕的食物供应充足，一年会繁殖3～4次，可谓"繁育标兵"。同时金丝燕还是值得称赞的"模范夫妻"，成年的金丝燕会成对结成夫妇，终生不离不弃。但夫妻俩辛辛苦苦耗时耗力编织的燕窝，却只使用一次，每次繁殖后就会另寻合适的栖息点再次筑巢。对于这种现象，有人说是它们喜新厌旧的筑巢天性，也有人说是它们唾液分泌旺盛的生理因素，无论哪种说法，最终受益的都是对燕窝奉若珍宝的食客。

金丝燕用血筑成的"血燕"这个说法非常符合中国人的传统观念，因此"血燕"一度被包装成营养价值极高的奢侈品，很多人都为这个商业谎言交了所谓的"智商税"。历史上确实有"血燕"的记载，但产量极少，而且古人认为"血燕"品质稍逊，香气和疗效均不及"白燕"，因此"血燕"过去并未受到广泛关注。

对于"血燕"形成的原因，科学家们给出了很多解释，但没有一种科学结论是金丝燕吐血筑巢。目前的研究发现，金丝燕筑巢的洞壁富含矿物质，经过长时间的矿物质渗透及燕窝本身的氧化过程，使燕窝颜色逐渐变深。但这种变化并不是燕窝整体颜色均匀加深，而是颜色深浅不一，这是由山洞矿物质的组成差异、时间的长短等因素造成的。

随着全球经济的快速增长，"物以稀为贵"的观念被大肆宣扬，"血燕"这种稀罕物就被各大商家炒作成了稀世珍品，价格扶摇直上，也受到不明真相之人的追捧。但天然"血燕"产量稀少，市场上难觅，人造"血燕"便横空出世。由于天然"血燕"出自潮湿闷热的洞穴深处，不良商家便仿效潮湿闷热的环境，将白燕窝放在大箱子里，四周铺上金丝燕的湿粪便，打开加热器对整个环境进行加热，如此熏蒸一周后，"血燕"便出炉了。这种熏蒸的"血燕"不仅卫生状况极差，而且鸟粪中含有氨，长时间在高温高湿的环境下会产生强致癌物亚硝酸盐，严重威胁人的生命健康。

2011年，"毒血燕事件"被曝光后，燕窝行业经集体整改，现在"毒血燕"已成历史，在正规市场上销声匿迹了。

✺ 走遍四方寻燕窝

燕窝是金丝燕精心编织的爱巢，拥有这项特殊技能的金丝燕种类较少，主要有白腹金丝燕、褐腰金丝燕、灰腰金丝燕、南海金丝燕、爪哇金丝燕、单色金丝燕。由于它们多分布于热带沿海地区，燕窝便主要集中于东南亚国家，有名的产地有印度尼西亚、马来西亚、泰国、越南、菲律宾等。

首先是印度尼西亚，它有"千岛之国"的美誉，终年高温多雨，是金丝燕生活的"天堂"，燕窝产量世界第一，占全球燕窝产量的80%以上。其次是马来西亚，出产的多是直接从陡峭的悬崖洞穴中摘取的天然燕窝，尼亚石洞、砂州山洞、沙巴及西马等都是马来西亚著名的燕窝产地。再次是泰国，该国南部海岸线很长，地理形势复杂，不少岛屿都出产燕窝，其中罗兰岩山、康士山、宋卡山等地更是以出产"血燕"闻名。最后，越南、菲律宾也出产少量燕窝。

我国广东怀集县燕岩、云南建水县燕子洞及海南大洲岛也出产燕窝。怀集是典型的喀斯特地貌，溶洞较多，是我国内陆大规模的金丝燕聚集地，有"岭南燕都"之称，但出产的燕窝呈深黑色，有较多羽毛、枯草和竹叶等杂物，卖相不佳。建水燕子洞是我国西南地区保存完好、景观丰富、容量最大的溶洞群，号称"洞幽燕奇，南天一绝"，每年有数十万雨燕会聚于此，十分壮观，但出产的燕窝杂物也较多，品质不佳。大洲岛是海南沿海最大的岛屿，唐宋以来，一直是航海的标志之地，这里也是我国唯一长期栖息金丝燕的岛屿，出产的燕窝窝层肥厚，色泽透明，营养丰富，乃燕窝之魁，在古代曾是贡品。但由于利益的诱惑，燕窝被大量偷采滥采，生态也遭到严重破坏，金丝燕数量急速减少。为了保护当地生态系统，从1990年开始，海南大洲岛成为自然保护区，长期封岛保护金丝燕，至今仍禁止采摘燕窝。

❋ 从洞穴争夺到"金屋藏娇"

金丝燕选择在悬崖峭壁间筑巢，虽然有效地避开天敌的侵扰，却无法逃离垂涎燕窝的采燕人。

在悬崖峭壁上攀缘，不仅艰辛，也十分危险。采集者常常身背一囊，如猿猴一般踏着岩石，扒着缝隙，整个过程可谓惊心动魄，堪称搏命。历史上有不少关于采摘燕窝的记述，如《粤录》："岛人俟其秋去，以修竿接铲取之。"《崖州志》的记载更为惊险："土人皮衣皮帽秉炬探之，燕惊扑人，年老力弱或致坠崖而死，故有多获者，有空手而返者。"

为了顺利采摘到珍贵的燕窝，前人亦煞费苦心，在清代阮葵生的《茶余客话》中，人们绞尽脑汁地训练猴子为其采燕窝。人们在经过训练的猴子身上系个小布袋，并放满食物，让猴子向峭壁上攀岩。训练有素的聪明猴子会先将猴粮取出，将采摘的燕窝放入口袋，回来后就是大丰收；有些笨拙的猴子会直接将燕窝往包里塞，由于口袋空间有限，常常只有数片燕窝。

人们对传统天然燕窝的无序滥采，给金丝燕的繁衍生息造成了极大的破坏，曾经的美丽家园成了地狱般的存在，山崖洞穴成梦魇。金丝燕纷纷弃洞而走，开始飞向友好的居民家中筑巢。

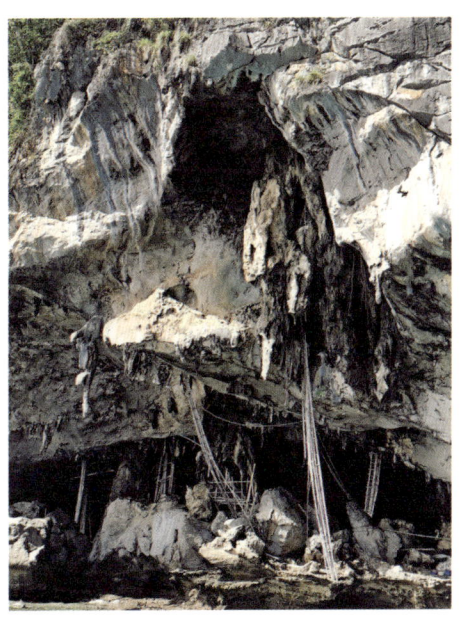

产燕窝的洞穴

据记载，19世纪80年代，在东爪哇便发现有金丝燕飞入百姓家的现象，于是人们开始模拟洞穴的环境在海边山崖上盖起燕屋，以吸引金丝燕去建巢，等金丝燕飞走后，就摘取燕窝作为"房租"。"建屋请燕"的方式投资少、风险小，采集也方便，有了安全舒适的繁殖环境，金丝燕种群数量也得以扩大，燕窝产业迅速发展。

> **燕屋**
>
> 燕屋多为混凝土建造的多层建筑，每层高约3m，出口有烟囱型和窗口型，为防止天敌入侵，出口处墙面平滑；中间设过渡室，将室外的光线、温度、湿度与巢室隔离，保证巢室无光，温度、湿度适宜；巢室是金丝燕的筑巢区域，室内墙面多涂成黑色，在顶部搭出框架，作为筑巢的支架；除了控温、控湿、增加居住舒适度以外，还会设置高频喇叭，配合超声波喇叭播放能够吸引金丝燕前来的音频。另外，人们还常用燕粪提取物涂抹墙壁矫正巢室气味，以增加金丝燕对燕屋的好感。

明辨真伪优劣

❈ 五花八门的燕窝种类

燕窝作为有名的滋补珍品，历来价格高昂，然而市面上的燕窝种类五花八门，分辨出燕窝的种类是有效"避坑"的第一步。

根据金丝燕筑巢的环境不同，燕窝可分为"洞燕"和"屋燕"。顾名思义，"洞燕"即金丝燕在野外山洞、峭壁上的巢穴，"屋燕"即人为建造的燕屋里的巢穴。有说法认为"洞燕"就是野生的，而"屋燕"就是家养的，其实不然，从"洞燕"到"屋燕"，金丝燕的生活习惯并没有发生改变，只是筑巢的环境由山洞变成了燕屋，所以"洞燕"和"屋燕"的品质差异不大。由于"洞燕"采摘困难，所以价格才会远高于"屋燕"的价格。

从品质上来分，燕窝可分为"官燕""毛燕"和"草燕"。"官燕"是真正金

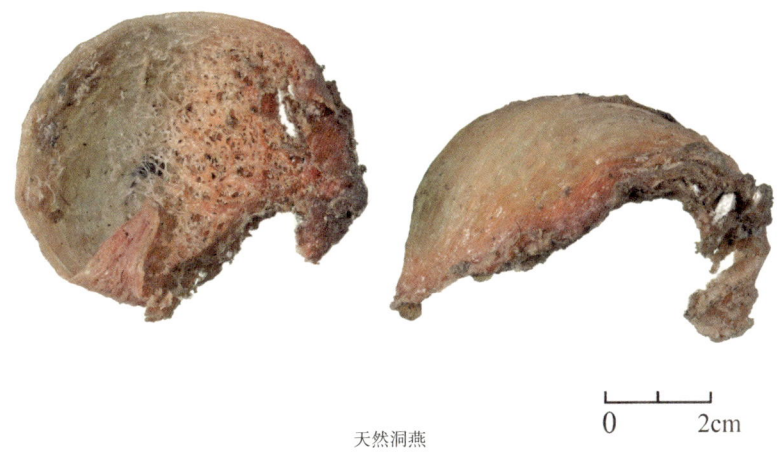

天然洞燕

丝燕的巢穴，清洁后的燕窝杂质很少，干净完整，质量上等，是古代进贡宫廷的上品，根据盏形、色泽等又分若干等级。"毛燕"含义广泛，通常与"净"相对，泛指未经加工的燕窝，有不同程度的燕毛。"草燕"多是雨燕用草屑和唾液所筑的巢穴，质地较差，价格便宜，多加工成燕碎、燕饼售卖。

从外观色泽方面，燕窝分为"白燕""黄燕""血燕"。

从外观形状方面，燕窝分为"燕盏""燕角""燕饼""燕条""燕碎"等。

此外，近些年还流行一种燕窝制品——即食燕窝，由于食用简便，深受人们喜爱，但这种燕窝属于滋补保健品，无法作为药品使用。

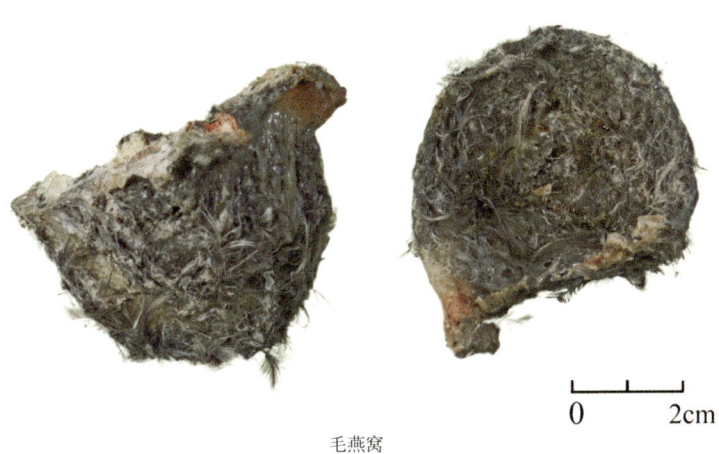

毛燕窝

燕窝

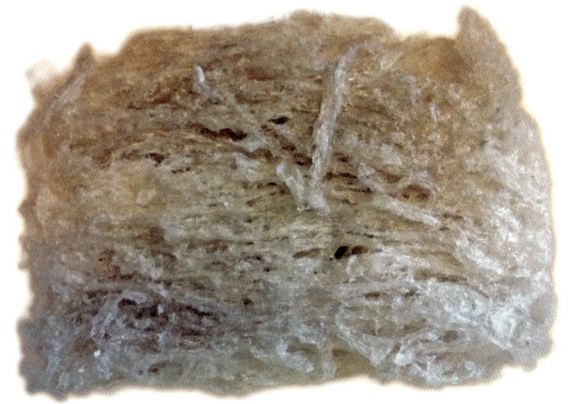

草燕窝

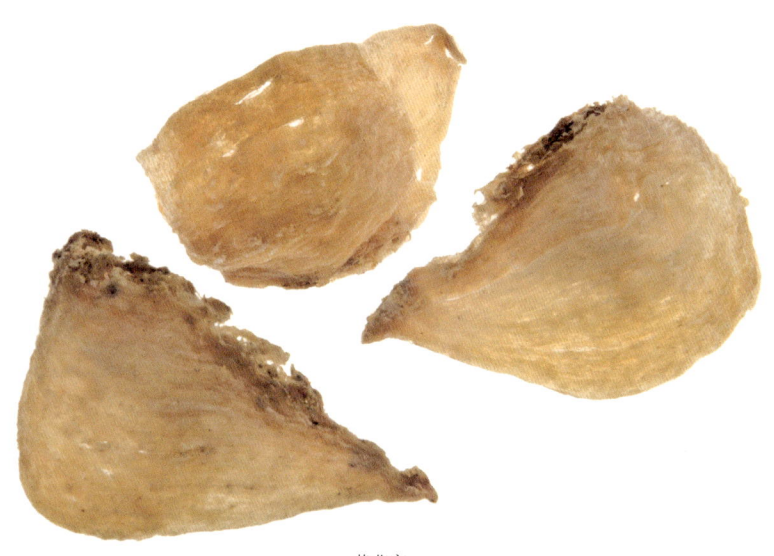

黄燕窝

❋ 优质燕窝巧选购

　　传统的中药鉴定方式认为,燕窝以盏形完整、厚大,干净、杂质少,色洁白,质光洁的"官燕"为佳。

　　正品燕窝为丝状结构,分层排列,呈半透明的窝形,内部粗糙,半透明丝状物相互交错构成网状。干燥者质硬而脆，断面细腻，呈角质样光泽，浸水后柔软膨胀，白亮透明，有弹性。气微腥，味微咸，嚼之有黏滑感。

在选购燕窝时，应先看外观是否有丝状结构，是否为半透明状；再闻是否有燕窝特有的淡淡馨香（气味浓烈，有鱼腥或油腻味的多是假货）；再取一小块泡水，松软后取丝条拉扯，弹性好的为佳，一拉就断或用手一搓就成糨糊的是伪品。还可用火试，正品燕窝会轻微迸裂、起泡、微有焦味；而伪品燕窝常产生剧烈声响并飞溅火星，不起泡，烟多。此外，正品燕窝炖后口感细腻爽滑，富有弹性；而伪品燕窝多口感干涩，没弹性或弹性异常，或成烂糊状。

保存燕窝最重要的便是防潮，常规环境下，燕窝易吸湿发霉、变色。应先将燕窝风干（但不可直接曝晒），密封后置于阴凉干燥处保存，也可置于干燥箱内贮存，以防受潮。若燕窝不慎沾上湿气，需及时取出风干。若发现燕窝已经发霉且能看到黑色的霉点时，就不能食用了。

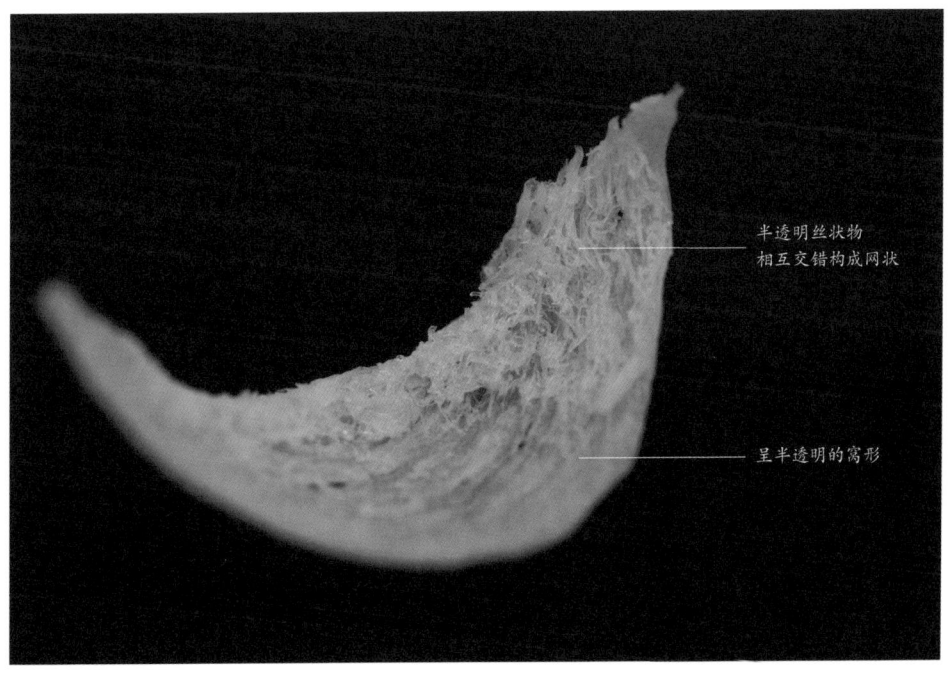

燕窝的特征

✲ 燕窝的是非纷争

燕窝本是古人的一个偶然发现，自从被贴上高昂的价码，就变得扑朔迷离。为了获得更多的利益，商家们可谓是搜肠刮肚、绞尽脑汁，将燕窝推上了“神坛”，引发了一系列问题与争执。

首先是滥采偷采问题。人们只图眼前利益，在金丝燕幼鸟羽翼未丰时便开始抢摘，严重破坏金丝燕的繁衍生态，导致许多著名燕洞如今空空如也。

其次是走私问题。燕窝附着的自然环境复杂，容易携带微生物、病毒等。走私燕窝来源不明，未经严格的海关检验检疫，存在诸多安全隐患，可能对人的健康造成危害。

最后是虚假宣传问题。燕窝是药食同源类中药材，作为保健食品，商家公然将各种糖水当作即食燕窝售卖，还将燕窝的各种营养价值吹得天花乱坠，神乎其神。结果，舆论开始倒向质疑燕窝功效、贬低燕窝药用价值的另一个极端。

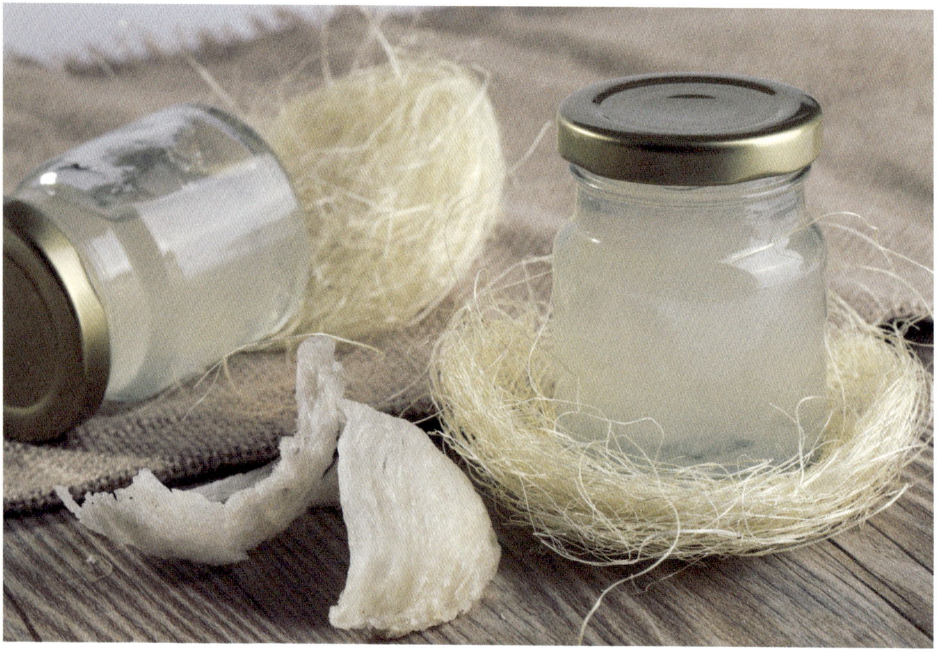

即食燕窝

品鉴百味烟火

❋ 燕窝功效有几多

燕窝自传入我国以来,逐渐从单一的美食升级成为一种药食同源的滋补佳品,明清时期就被用于疾病治疗。传统中医认为,燕窝味甘、性平,主要功效为益气化痰、滋肾养肺、补脾和胃、调补虚劳,主要运用于肺气虚兼痰湿;或肾阴虚为本,肺阴虚为标;或脾气虚,胃气不和;或体虚年老者未病先防,既病防变等。现代临床也用于哮喘、痤疮、内火、甲亢、阴虚、中风、水痘、便秘及更年期综合征等。

随着现代生物学、医药学以及生态学等多个学科研究水平的不断提高,人们对燕窝的关注度越来越高,研究也越来越深入。结果表明,燕窝富含蛋白质、氨基酸、唾液酸和无机元素等,主要有抗病毒、促细胞分裂、免疫促进三方面的作用,能增强身体的抵御能力,有助于人体组织生长发育、病后复原等。

❋ 谨慎对症巧食用

虽然燕窝有一定的补益作用,但也并非人人皆宜,大家切勿跟风盲从。如身体太虚弱的病人不适合吃燕窝,因为燕窝含有的蛋白质不易消化;肾功能严重损害的患者食用燕窝,则会增加肾脏负担;青少年更无服食燕窝的必要。

燕窝的烹制比较精致,要求较高,烹制前须先将燕窝泡发,常见的为冷水泡发,一般用纯净水浸泡两小时,拣去杂质,然后放入沸水锅中,加盖焖至发透、柔软,但不宜发过,取出泡入凉水待用;如果时间不够充裕,也可用热水泡发或直接上蒸锅用蒸汽蒸发,达到断生、半熟的程度即可,但不易控制,无经验者慎用。

燕窝最常见的烹调方法为隔水炖,将发好的燕窝放入炖盅,中火炖 30 分钟左右,出锅前 5 分钟加入冰糖,或食用前加鲜奶、椰汁调味。如是燕角,可适当延长时间,但切记不能使用大火,以免高温导致燕窝融化。注意应单独炖煮,加水以盖过燕窝为宜,并非炖得越久越好,要根据燕窝的状态控制时间。

此外,燕窝食用讲究"以清配清,以柔配柔",一般食用燕窝期间,少吃辛辣、油腻食物,不抽或少抽烟。

✱ 蛤蟆油燕窝

原料:蛤蟆油 5g,燕窝 5g,冰糖 15g。

制法:将蛤蟆油、燕窝泡发,洗净,与冰糖一起放入碗内,加少许水,隔水蒸 30 分钟即可。

功效:补肾益精,强筋安神。

应用:肾阳不足、心肾不交所致的畏寒肢冷、腰膝酸软、耳聋耳鸣、阳痿遗精、滑泄、尿频、失眠多梦等病症。(见《补益中药与临床验方》)

✱ 雪蛤银耳炖燕窝

原料:燕窝 3g,雪蛤 3g,银耳 3g,冰糖 30g。

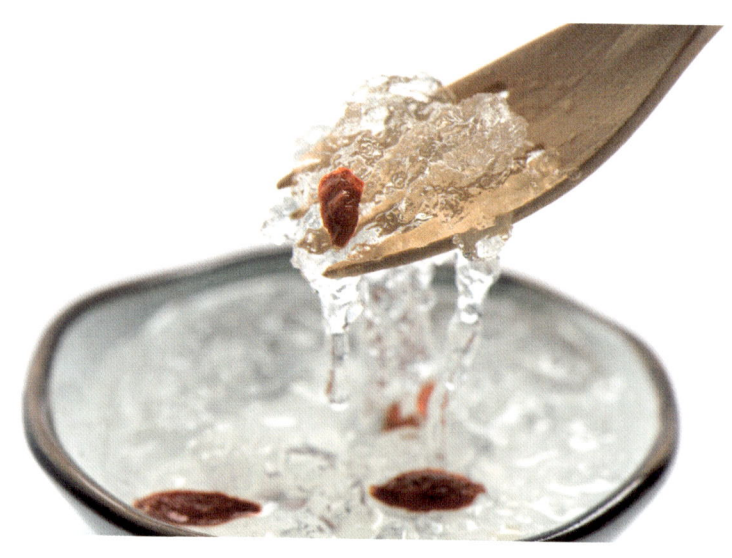

炖燕窝

制法：用温水浸透燕窝、雪蛤、银耳；镊去燕窝的燕毛，撕成条状；雪蛤洗净，刮去黑色杂质，切成小块；银耳撕成瓣状。将燕窝、雪蛤、银耳放入炖盅，加一碗沸水，隔水炖，先用大火炖30分钟，再用中火炖1小时，加入冰糖后再用小火炖30分钟即可。

功效：补肺养颜，补虚去损。

应用：适用于气喘干咳、阴虚盗汗的患者。（见《名贵中药如何进补》）

✱ 木瓜炖燕窝

原料：木瓜70g，燕窝20g，冰糖30g。

制法：将燕窝泡发，木瓜切丁备用。锅中加入适量清水，将冰糖倒入锅中，用小火煮2分钟，直至冰糖完全溶化，倒入汤碗中。再将木瓜丁、燕窝放入汤碗，放在蒸锅中小火蒸2小时。

功效：清肺养阴，美容通乳。

应用：适用于高血压、心悸、失眠、肤质暗沉、有色斑的患者。（见《餐桌上的中药：燕窝》）

绝美竹燕窝

说到燕窝，很多人并不陌生，但仅一字之差的竹燕窝，估计就鲜为人知了。竹燕窝也是一种珍贵的食材，生长于竹林深处，是一种蚜虫吸吮了嫩竹笋的汁液后，在竹笋下面留下一堆代谢残渣，这些残渣在适宜的温度和水分条件下孕育出来的真菌，是竹子、菌丝与昆虫互动、互存、互惠的结果。竹燕窝形态呈胶质珊瑚状，口感润滑，清香，鲜、嫩、脆、爽，营养价值甚高。因形与味均如燕窝，故得名竹燕窝。竹燕窝有较高的药用价值，具有抑菌、抗肿瘤、抗氧化等作用，正逐步受到研究人员的重视，其研究、开发前景十分广阔。

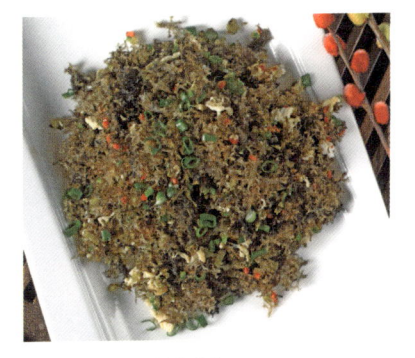

炒竹燕窝

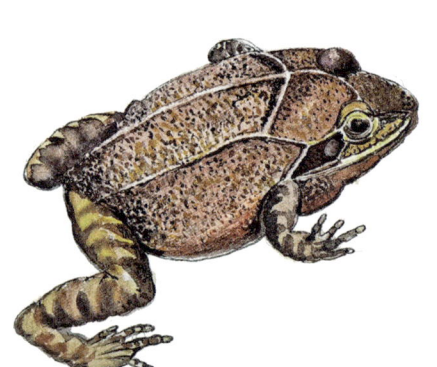

中國林蠹

蛤蟆油

蛤油出东北，辽吉主产优。
中国林蛙特，腹红腿长尤。
输卵管为材，干扒红块头。
蟾蜍常作伪，肠形已见久。
膨胀倍数小，腺体细胞究。
蛤油高养品，常与木瓜粥。

动物和菌类

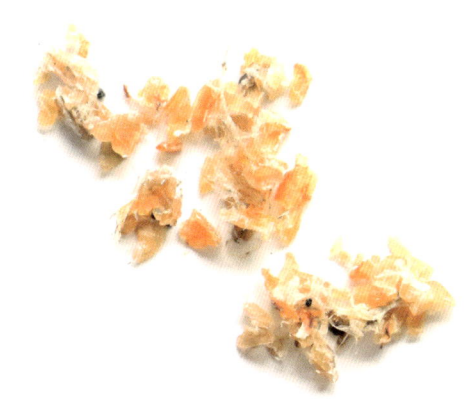

蛤蟆油

"长相守,到白头。"东北长白山不仅是中国历史文化名山,还是天然的中药材资源宝库。这里不仅出产久负盛名的人参、鹿茸,还有另一味独家名贵中药材——蛤蟆油。蛤蟆油既可入药扶正固本,又营养丰富,味道鲜美,深受人们喜爱。

探寻前世传说

✽ 蛤蟆油不是蛤蟆的油

日本导演黑泽明有一本自传名为《蛤蟆的油》,书中讲述了日本流传的一个故事:传说在深山里有一种外表丑陋、畸形且胆小的蛤蟆,每当人们将其放在镜子面前,蛤蟆看到自己的丑陋模样,就会吓出一身油,这种油是人们用来治疗烧伤、烫伤的珍贵药材。

以上只是艺术化的杜撰，说的并不是传统中药蛤蟆油。我们常说的中药蛤蟆油是中国林蛙（*Rana temporaria chensinensis* David）的干燥输卵管。满语中将蛤蟆称为"哈士蟆"，它的干燥输卵管滑腻有光泽，似油脂，因此蛤蟆油又被称为哈士蟆油，后简化为蛤蟆油。中国林蛙在冰天雪地中会冬眠长达5个月之久，香港人、广东人称其为雪蛤。因此，蛤蟆油又有林蛙油、雪蛤油等别称。

✤ 清代"八珍"之一——哈士蟆

由于哈士蟆是满语名称，历代本草中均无记载，较类似的记载是《本草图经》《本草纲目》中所记载的山蛤，书中称山蛤藏伏在山石中，形似蛤蟆而体形较大，呈黄色，能吞气，饮风露，不吃杂虫。到了清代，才有明确记载哈士蟆的文献资料，比如乾隆年间的《四库全书·盛京通志》。1936年集资刊行的《辽海丛书》中出现具体使用记载："哈士蟆形似田鸡，腹有油如粉条，有子如鲜蟹黄，取以作羹，味极肥美。"

满族人认为哈士蟆油是圣洁的食物，常用于祭祀先祖。清军入关后，关外的哈士蟆不断被进贡，后逐渐被汉人熟知。这种关外传来的稀罕物逐渐成为饮食界关注的焦点，并跻身于中华美食的至高领域，被列为"上八珍"之一，作为上等宫廷贡品，供达官贵族们享用，据说慈禧太后就特别喜欢食用哈士蟆。

清代早期，用哈士蟆做菜可是京城皇族的专利。至清代末年，全国各地便都得以推广了，如四川著名的"四糖碗""冰糖哈士蟆"；在广州，又与当地的饮食文化融合出有名的"清汤雪蛤""红莲炖雪蛤"等。这一时期，哈士蟆主要混迹饮食圈，作为舌尖上的美味迅速征服了挑剔的美食家们。

在美食推广使用的过程中，人们发现蛤蟆油还具有明显的滋补强壮功效，于是它逐渐进入医药圈。民国时期出版的《饮片新参》就记载哈士蟆有养肺肾阴的功效，用于治疗虚劳咳嗽，并在用法中明确提到"取腹中物炖食"，"腹中物"即蛤蟆油。此后，《药材资料汇编》《中药志》等专业著作均有蛤蟆油药用记载，1985年版《中国药典》开始将蛤蟆油正式收入国家药典。

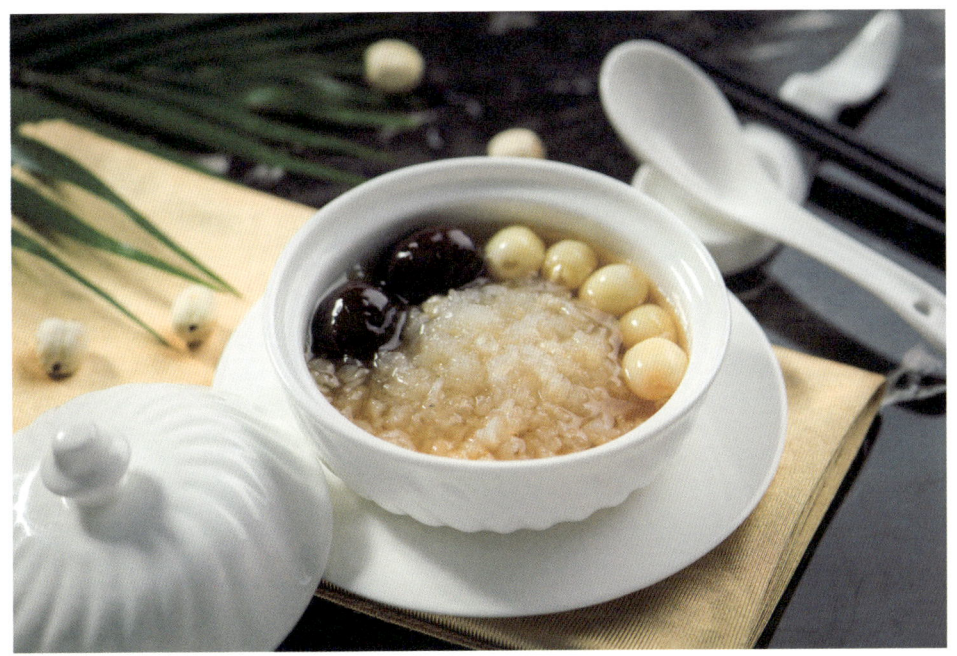

红莲炖雪蛤

审识现代沿革

✤ 生长乐土——长白山

哈士蟆是典型的两栖类动物，是从水生向陆生过渡的类群。它们一方面保持着水生祖先的原始特征，繁殖和发育都在水中进行，幼体蝌蚪像鱼类一样生活。另一方面，当它们发育成为蛙形后，又可脱离水的束缚，上岸在陆地生活，但它们仍怕强光，怕干燥，只能在湿润、繁茂的大森林中跳跃。

人们曾经以为，哈士蟆这种林蛙广泛分布于中国、蒙古、俄罗斯、日本和朝鲜半岛等地。但经过动物分类学家、中药本草考证专家的多年研究，发现这些地方

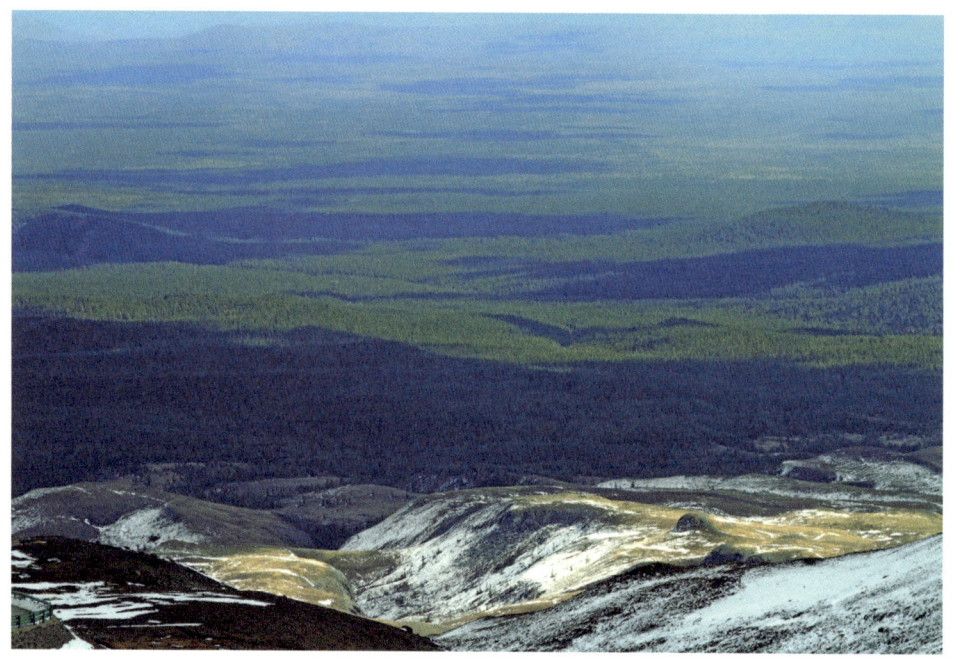

长白山北坡苔原带森林

出产的林蛙并非同一种类型,只有生活在长白山一带的林蛙才能算是真正的哈士蟆,它们是我国特有的蛙类。

长白山莽莽苍苍,绵延千里,阴凉湿润,是哈士蟆最为青睐的舒适家园。尤其是在山之阴的长白山东北麓,山深林密,清泉遍布,气候湿润,土地肥沃,富含营养的枯枝落叶层春夏腐烂,能自然滋生和繁衍无数小虫供其觅食,是名副其实的巨型天然养蛙场,无数哈士蟆在此饮清泉甘露、食百种昆虫、历数载霜雪,终成绝美山珍以供养世间"饕餮"。

✤ 危机四伏的蜕变

哈士蟆的生存能力较弱,对生态环境的依赖度极高,很多人难以想象它从卵到蛙要经历什么。

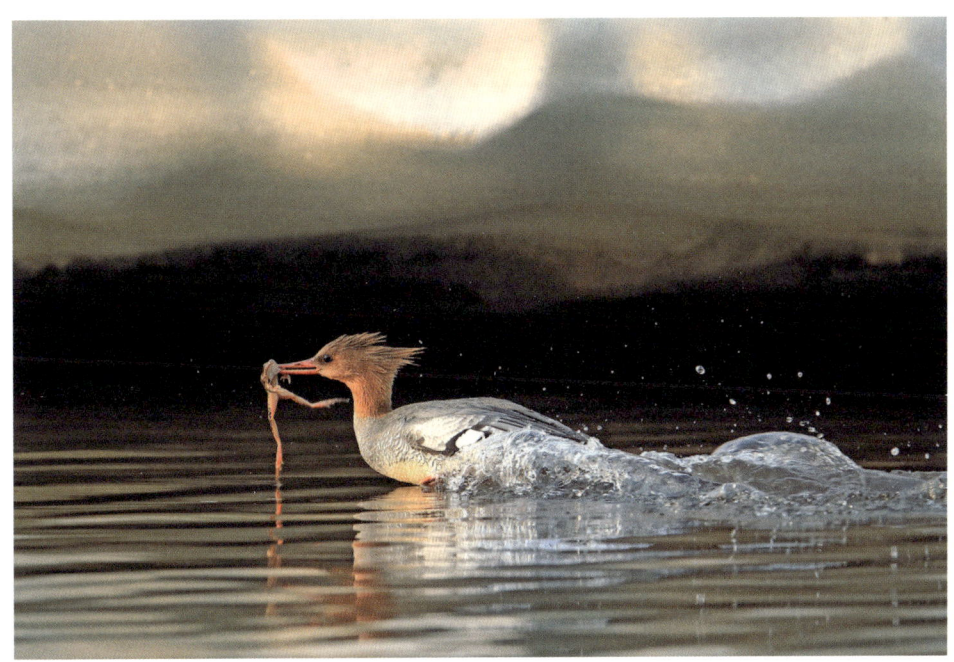

被捕食的中国林蛙

　　暖春四月，山林中的积雪才渐渐开始消融，潜伏于冰层下近半年的哈士蟆从饥肠辘辘中苏醒，它们来不及填饱肚子，便急匆匆顺着溪流来到低洼沼泽地。雄蛙会率先赶到繁殖区，声嘶力竭地鸣叫，雌蛙循声赶到繁殖地，经过一番鸣叫追逐后，便开始抱对产卵。由于此时春寒料峭，可食用的昆虫还没开始活动，产完卵后，哈士蟆只能逆流而上，再次钻进松软的土壤里短暂休眠，待到天气暖和，昆虫渐多时，再钻出地面觅食。

　　哈士蟆的卵在水的助力下完成受精，成团漂在水面，液态的卵膜包裹成一个个小小的育儿所，小蝌蚪就安静地躺在里面生长，几天后即可成熟，挣脱束缚进入水中。但此时也是它们最脆弱的时候，一旦遇到天敌或是意外情况，就不会有小蝌蚪诞生。刚诞生的小蝌蚪也没有保护自己的能力，周遭天敌四伏，野鸭、鱼类，甚至甲虫和水虿（蜻蜓幼虫）都将蝌蚪视为美味的点心。在一个月的生长期中，超过一半的蝌蚪会成为捕食者的营养品。倘若沼泽中水枯竭，蝌蚪过多时，它们还会自相残杀，因此只有极少数的幸运儿才能长大蜕变成哈士蟆。

蛤蟆油

❋ 通体可用的"宝蟾"

经过长期的使用和研究，人们惊喜地发现哈士蟆的确是令人惊叹的神奇之物，小小的蛙体内竟蕴藏着深不可测的能量，在药用、食用方面开发潜力巨大，在保健品、化妆品等领域也有较大的开发空间。除了以输卵管制成中药蛤蟆油外，哈士蟆的卵、肉、皮等均有开发利用价值。

哈士蟆的卵富含不饱和脂肪酸、磷脂类、微量元素、游离氨基酸等营养物质，还具有抑制血小板聚集、降血脂的作用，是一种天然优质的保健食品原料，人们有时用哈士蟆的卵治疗肺虚咳嗽。

哈士蟆的肉香嫩、味美，含有高蛋白质、低胆固醇，是上好的营养佳品。

哈士蟆的皮肤中含有抗菌肽，因而损伤后不易感染，能很快修复自愈，东北人就曾用哈士蟆的皮贴在创口上，数日便可愈合。大量研究表明，哈士蟆皮中的抗菌肽具有广谱抗菌作用，对真菌、细菌、病毒甚至癌细胞均有抑杀作用；皮中所含的透明质酸是天然的保湿因子，是高级化妆品中必备的营养成分。

❋ 一蛙难求的窘境

哈士蟆在春季集中产卵后离开水域上山活动，待到秋季霜降前沿原路返回到冬眠水域。利用哈士蟆这一迁徙特征，人们在春秋两季时，在哈士蟆迁徙的沿途早早布置陷阱"守株待蛙"，就可以轻松地将附近的哈士蟆一网打尽。虽然捕获方式既轻松又高效，但这种"一锅端"的做法使原本就很脆弱的哈士蟆族群数量在短短几十年间断崖式减少。

20世纪50年代，哈士蟆的野生资源蕴藏量在我国，特别是东北地区，是十分丰富的。据统计，东北三省在70年代前，平均年产雌蛙3264万只，最高达7200万只。到了80年代，夜入山林，便很难再听到蛙声了。然而每到春秋时节，人们仍旧漫山遍野拉起塑料长城，等待如黄金般值钱的哈士蟆自投罗网，使野生哈士蟆资源接近枯竭。哈士蟆一度被列为易危物种、国家二级保护动物，并被列入《中国濒危动物红皮书》。

针对这种情况，当地政府部门及时出手，采取了一系列保护措施，并加大对人工养殖技术的研究，随着高密度、集约化全人工养殖技术的逐渐推广，一蛙难求的局面才逐步缓解。

明辨真伪优劣

❈ 中国林蛙的分类

蛤蟆油最初是满族人使用的地方特色药材，由于满族发祥于长白山地区，故长期以来，人们把长白山盛产的林蛙统称哈士蟆。

19世纪，现代分类科学兴起。1875年，法国传教士戴维将我国东北、华北、西南和西北大片地区分布的具有背侧褶弯曲特征的林蛙都归类为中国林蛙，此后人们便习惯性地把中国林蛙当作哈士蟆。

中国林蛙虽然能在陆地生活，却难以摆脱水源的限制，因此各地的中国林蛙其实都被彼此隔离开来，自成独立类群，它们尽管外形相似，但体色、色斑仍有较大差异。随着分子技术的兴起，中国林蛙又被划分成5个亚种，东北地区的中国林蛙长白山亚种逐渐被划归为独立的有效种，即东北林蛙。因此，一些学者认为蛤蟆油的基原动物哈士蟆应该是指东北林蛙（*R. dybowskii* Günther）。

❈ 真伪优劣巧辨识

近年来，蛤蟆油市场需求量逐渐增大，价格急剧上涨，堪称中药界又一"软黄金"，由于利润空间广阔，目前市场上充斥着源于各种各样其他蛙类输卵管的混

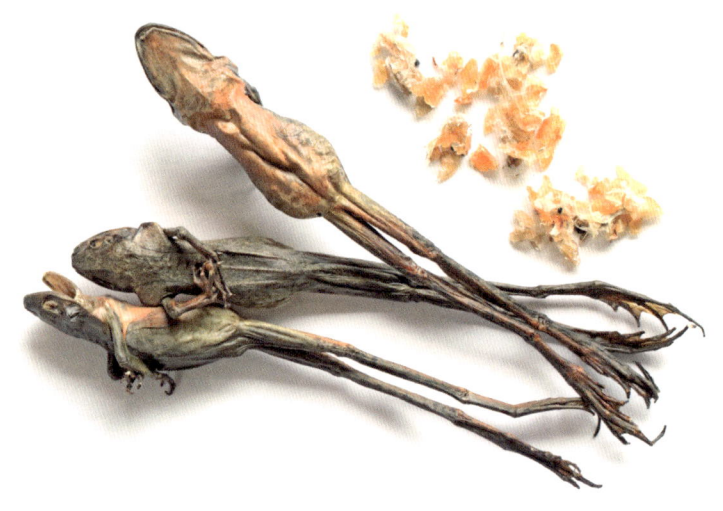

中国林蛙及蛤蟆油

伪品，它们外观性状极为相似，很难以简单、轻松的方式进行准确区分。

正品蛤蟆油的输卵管较粗长，弯曲重叠成不规则块状，大的可如拇指大小，小的仅似米粒大小。色黄白，微透明，有脂肪样光泽，摸之有滑腻感。质硬而脆，用指甲即可掐出白色裂痕或碎块。温水浸泡，体积可膨胀 10～15 倍，膨胀后呈棉团状，有腥味，嚼之有黏滑感，加热煮沸不溶化，手捏不粘手。干品遇火易燃，离火自熄，燃烧时发泡，并伴有噼啪声响，无烟，有焦煳气但不刺鼻。传统上以块大、肥厚、黄白色、有光泽、不带皮膜、无血筋和卵子者为佳。

在东北的繁茂林区里，还生活着另一种林蛙——黑龙江林蛙，在东北当地被称为草蛤蟆，又因人们往往在坑底的臭泥中抓到它，故称其为"臭迷子"。黑龙江林蛙常被误作哈士蟆用，但它的体形相对较小，皮肤粗糙，蛙体不难区分。黑龙江林蛙的输卵管与蛤蟆油外形相似，不易区别。但若用温水浸后，黑龙江林蛙的输卵管易散碎为不规则的扁片状，水易混浊不清，存在絮状物，能被勺子整块捞起。

青蛙的输卵管也与蛤蟆油非常相似，虽然同样具有油脂样光泽，水浸后体积膨大亦与正品相当，但它常左右不对称，且味辛辣，麻口，粘牙。

以蟾蜍的输卵管制成的伪品，形如鸡肠或盘卷成串，常为相连的碎段；表面

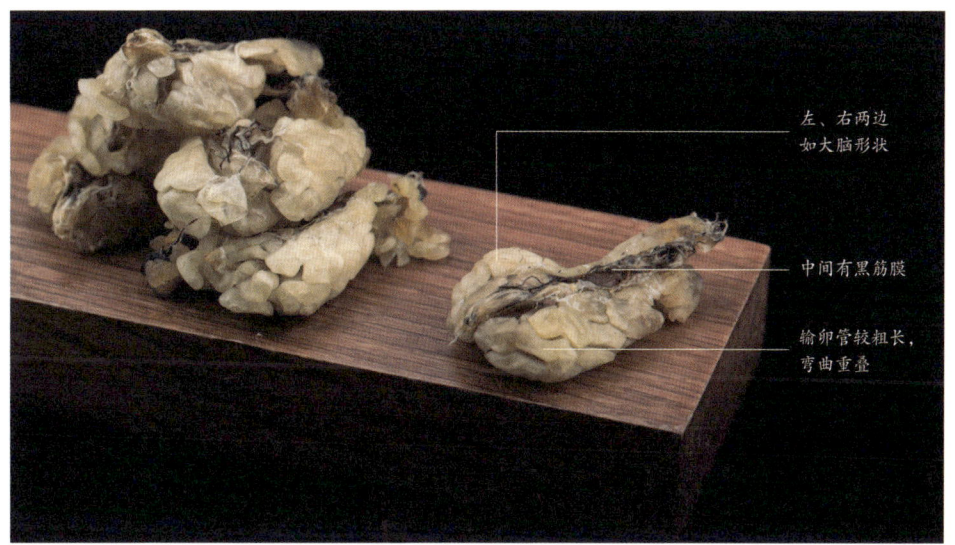

蛤蟆油的特征

黄褐无光泽，不透明，质硬脆，难折断，手摸亦无滑腻感；用温水浸泡，体积仅膨大 3～4 倍，输卵管不破裂，而是呈粉条状加粗，嚼之有脆感。

蟾蜍和蛙分不清？

我们常说的蛤蟆其实是一个大概念，它是可以追溯到远古时代的两栖动物，有"动物活化石"之称，种类很多。根据外观与生活习惯的差异，蛤蟆可分为蟾蜍和蛙两大类。一般来说，生活在靠近水源处，脚趾间有蹼，皮肤比较光滑，身体较瘦，后腿较长，善于跳跃的，称为蛙；离水源远一些，脚趾间无蹼，皮肤比较粗糙，身体比较臃肿，后腿较短，不善跳跃的，称为蟾蜍。

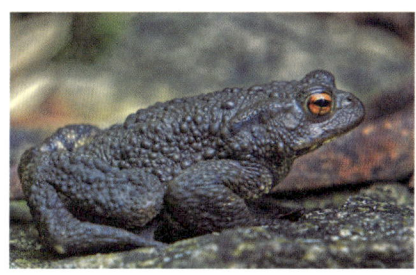

蟾蜍

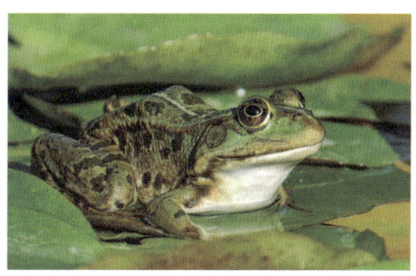

蛙

品鉴百味烟火

❋ 蛤蟆油的药用价值

蛤蟆油作为药食两用的滋补佳品,很早便被满族人使用,在满族萨满《百草歌诀》中就有"蛤蟆油半碗女中仙,丰乳肥臀似上船"。传统中医认为,蛤蟆油甘平补益,咸以入血,善补肺肾精血,能强壮体魄,补虚扶羸,适用于病后体弱、神疲乏力、心悸失眠、痨嗽咳血者等。

现代研究发现,蛤蟆油的主要成分是蛋白质,氨基酸种类齐全,是人类理想的营养蛋白源,还含雌二醇、睾酮和孕酮三种性激素,以及脂肪酸和多种维生素等成分,具有抗衰老、抗氧化、抗疲劳、调血脂、提高机体免疫功能、增强应激性等

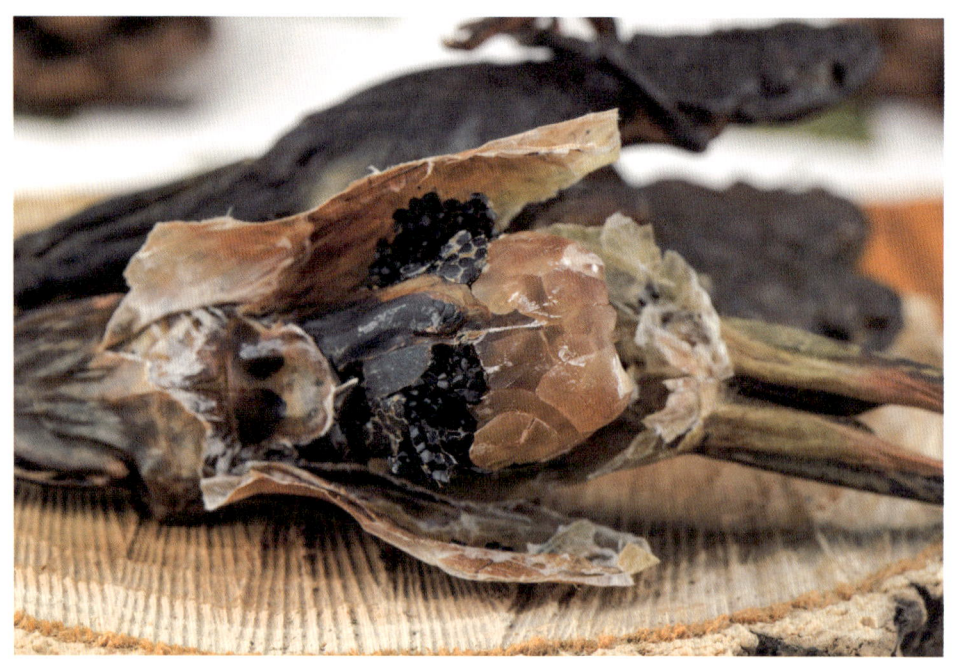

蛤蟆油

作用。现代临床常用于治疗慢性肾炎、功能性阳痿、良性前列腺增生、顽固性剥苔、冠心病和骨质疏松等。

✽ 谨慎对症受益多

蛤蟆油补益效果良好，有"动物人参"的美誉，但网上谣传的"女人的美容院、男人的加油站"这个说法却是言过其实。

现代研究表明，蛤蟆油具有激素样作用，因此患有子宫肌瘤、功能性子宫出血、乳腺增生、乳腺癌等病的人是禁止食用的。此外，感冒、糖尿病、肺胃虚寒、腹泻等实证患者，以及青壮年、正常体质的儿童均不宜服用。

蛤蟆油在潮湿的环境中极易吸潮泛油、发霉，因此储存蛤蟆油的关键就在于防潮，可用纸袋盛装，外套塑料袋密封，也可直接将干品放入可密闭的干净玻璃容器中，有干燥器的可以放入干燥器中，再放于通风干燥处。过去多用缸、坛盛装，较干燥的可喷适量酒，或用大碗装70%的乙醇放于下层，任其挥发，将蛤蟆油码在铺有衬纸的竹匾上，再进行密封，这样既可防霉，又可保持色泽。现在短期存放大多用保鲜袋密封好后放在冰箱冷藏，长期存放大多抽真空后冷冻。

市售的蛤蟆油通常较干燥，临用前需要泡发后去杂质，除去腥味。可冲洗干净后用凉水（纯净水）泡发一夜至发胀，挑出杂质、血丝，放在沸水中氽一下，沥干。也可用温水泡发，2小时后换水，泡1小时后再换一次，反复漂洗去杂，沥干。蛤蟆油通常烹调成各种药膳，也可泡酒饮用。

◉ 泡酒

将40g蛤蟆油泡开后放入干净的容器内，倒入1000ml白酒，密封，浸泡1周即可。每次15ml，每日两次。具有补肾益精的功效，可用于肾精亏虚所致的阳痿、遗精、女子不孕、男子不育、腰膝酸软、耳聋耳鸣、遗尿、尿频等。

制丸

取蛤蟆油 50g、生白术 100g、党参 100g、阿胶 120g。先将前 3 味各研为细末后混匀，另将阿胶烊化，放温后加药末调匀，和成梧桐子大小的药丸。每日两三次，每次用 9g。适用于脏腑衰惫，气血亏损，或妇女产后调摄失宜所致的盗汗，夜不能寐等。

药膳

✱ 冰糖雪蛤

原料：蛤蟆油 10g，红枣 10 颗，冰糖 30g。

制法：温水泡发蛤蟆油，去杂；红枣去核；冰糖打碎。将上述材料一起放入炖锅内，加 300ml 水，中火烧沸，再用文火炖煮 30 分钟。

功效：滋阴补血。

应用：用于妇女保健。每日 1 次，早餐食用。（见《中国药膳大典》）

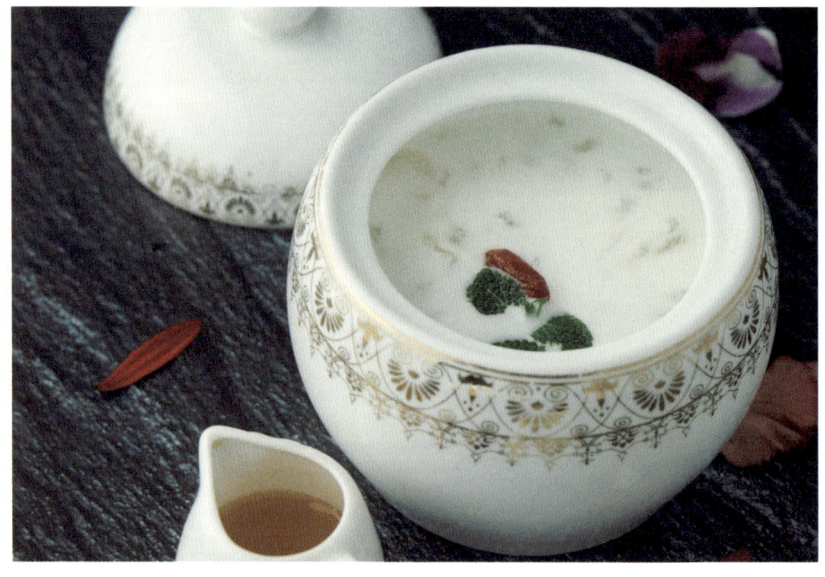

雪蛤药膳

✶ 蛤蟆油燕窝

原料：蛤蟆油 5g，燕窝 5g，冰糖 15g。

制法：将蛤蟆油、燕窝泡发，洗净，与冰糖一起放入碗内，加少许水，隔水蒸 30 分钟即可。

功效：补肾益精，强筋安神。

应用：适用于肾阳不足、心肾不交所致的畏寒肢冷、腰膝酸软、耳聋耳鸣、阳痿遗精、滑泄、尿频、失眠多梦等病症。（见《补益中药与临床验方》）

✶ 蛤蟆油银耳羹

原料：蛤蟆油 12g，银耳 15g，冰糖适量。

制法：用蛤蟆油、银耳、冰糖熬羹。

功效：滋阴润肺。

应用：适用于阴虚潮热咳血。（见《中国药膳学》）

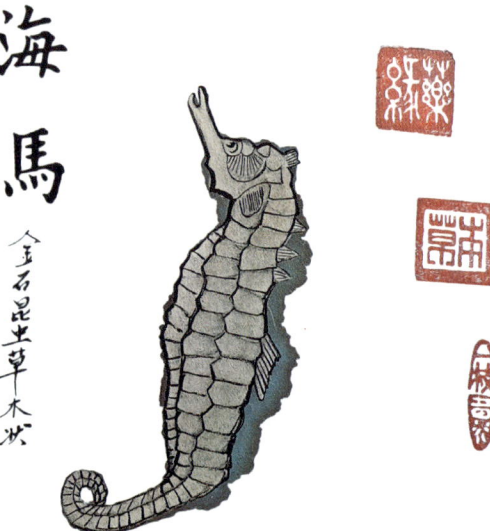

海马

似鱼类马海中泅,
管嘴楞身扇鳞周。
躬身点头恭敬子,
无日壮阳君好逑。

动物和菌类

海马

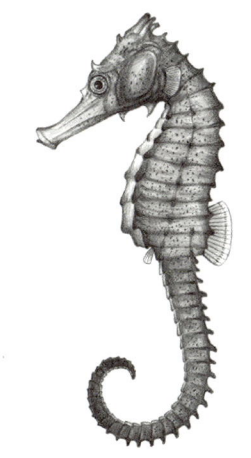

　　海马不是马，这种呆萌、奇特的海洋小生物其实是一种鱼，与我们常吃的草鱼、鲤鱼同属一类。象鼻、马头、虾身、蛇尾，俨然一副海中"四不像"的模样，很多人在水族馆中见过它们生活的样子。

　　虽然海马体形较小，从古至今的知名度却很高，它不仅具有极高的观赏价值，也是人类文明的重要载体，更是一味应用千年的名贵滋补药材，有"海洋人参"的美誉。

探寻前世传说

❋ 腾跃中西神话的神奇魅力

　　在各种神话传说中，海马都是一种拥有海洋魔法的马形异兽。在我国上古神话中，海马被称为落龙子，是龙的儿子之一，性情凶猛，可食虎豹，身上往往带有火焰,能入海临渊,逢凶化吉,是驱除邪恶和展现吉祥的象征,被认为是一种瑞兽。

在古代建筑上,常常会根据殿宇的等级差别,在屋脊上摆放一排神兽雕塑,其中便偶有海马的身影,故宫太和殿垂脊上就有。海马的形象最早出现于《山海经·海外北经》:"北海内有兽,其状如马,名曰騊駼①。"唐代的铜镜、元明清的瓷器上,都常见到海马纹。

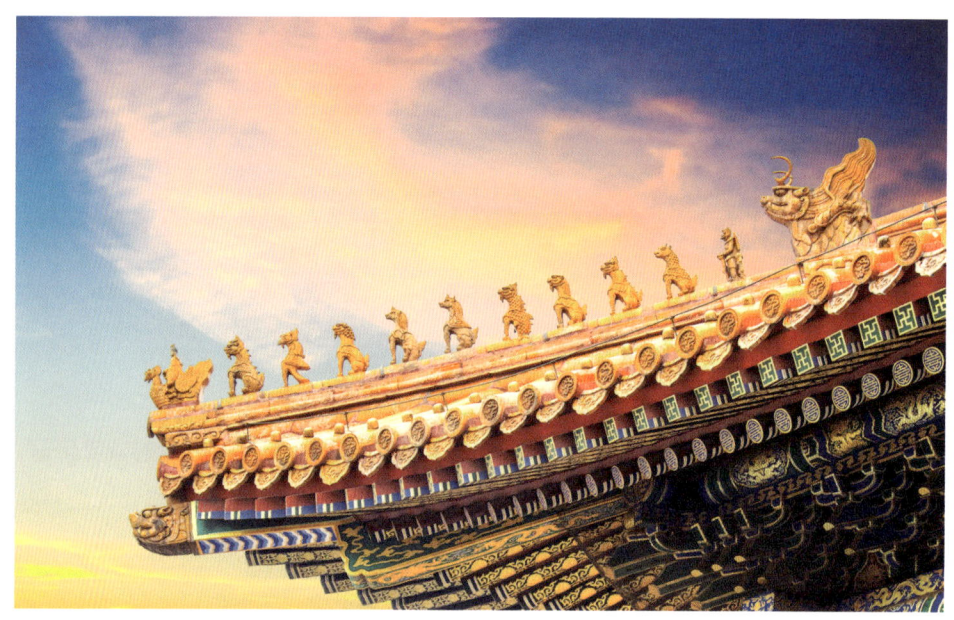

故宫太和殿的屋脊兽

在古代欧洲文化中,海马被描绘成了马身鱼尾的海怪,这种形象广泛出现于希腊、罗马、小亚细亚、伊特鲁里亚的装饰图画和器物上。海马这一形象的快速传播主要得益于古希腊神话的盛行。在神话故事中,海马是各种海洋神灵的坐骑,海马最著名的主人便是奥林匹斯十二主神之一——海神波塞冬。传说波塞冬骄横跋扈,野心勃勃,常常手持三叉戟,驾着海马拉的战车在海上炫技。

---

① 騊駼:táo tú,良马名。

神话中的神异海怪常常是文学、艺术作品的基础，人们痴迷于海马的各种神奇事迹，纷纷试图在自己的作品中展现这些不同寻常之物的优雅之美。无人知道古希腊神话是如何被逐字记录并延续传承的，但渔夫和水手们为确保不冒犯海神、海怪，他们为海神建庙，甚至把马匹推进大海中孝敬海神，以求平安出海、归来。渔夫们坚信，偶尔出现在他们渔网中的真正海马，一定是海神战马的小徒孙，常常毕恭毕敬地放归大海。

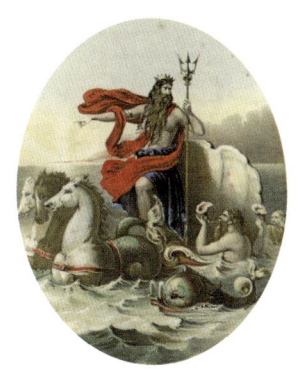

西方神话中的海马

✤ 历史深处的海马身影

在中国，海马历来就是一味补肾壮阳的良药，应用历史最早可追溯至三国时期，当时海马被称为"水马"，在《南州异物志》中即有："交趾海中有虫，状如马形，因名曰水马，妇人难产者，手握此虫，或烧作屑服之，则更易如羊之产也。"

《本草经集注》记载："又有水马，生海中，是鱼虾类，状如马形，亦主易产。"

海马之名始见于唐代《本草拾遗》："谨按《异志》云，海马，生西海，大小如守宫虫，形若马形，其色黄褐。性温、平，无毒。主妇人难产，带之于身，神验。"

以后历代本草均沿用"海马"这一名称，但历代本草对海马的大小描述不一，

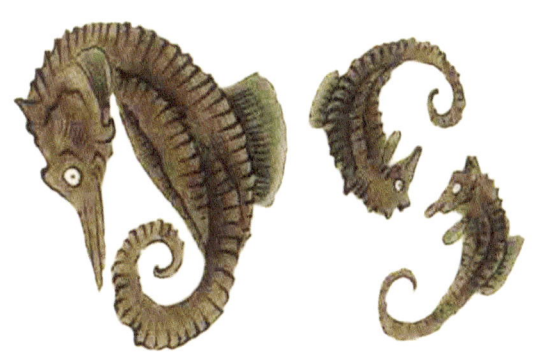

《海错图》中的海马

药物海马赞
四海一水万物一马
因物立名何真何假

海马

一两寸、两三寸、五六寸都有，说明历史上不同种类的海马均可入药使用。

海马药材不仅风靡于中国，也伴随着中医文化传播到世界各地。在日本，海马也是传统汉方药，常用作壮阳；在美洲，海马用于治疗哮喘；在印度尼西亚，海马用于治疗阳痿、记忆丧失和风湿病；在印度，海马用于治疗小儿百日咳等。

在欧洲，海马入药也流行过很长一段时间。罗马帝国时期，受宗教思想影响，人们认为海马具有恢复健康或置人死地的神秘力量。在罗马军队随行军医佩丹尼乌斯·迪奥科里斯用希腊文写成的第一本系统的药典文集《药物论》(De Materia Medica)中，焙干的海马被调和成膏，涂抹在头皮的秃疮处以恢复头发。罗马博物学家普林尼也用海马壮阳，治疗尿失禁，还用海马治疗各种皮肤疾患，预防寒战和发热等。19世纪后，因现代化学研究的快速发展，传统草药被欧洲遗弃，西药店里就没有海马了。

审识现代沿革

✻ 海马是条鱼

长久以来，外表奇特、神秘而又充满传奇色彩的海马一直令人着迷，它高昂着如战马般雄赳赳的脑袋，顶着一顶别致的"王冠"，身披铠甲，腆着便便大腹，转着哨塔般扫射四方的大眼，摇曳着一根如猴般灵巧的尾巴，直挺挺地在海底"巡视"。

在很长一段时间里，人们一直认为海马是与虾、蟹等类似的节肢动物，直到人们发现它还拥有一对鳃，而且体内有类似鱼鳔的气囊控制浮力，这些特征都无可争辩地昭示着海马其实是一种特殊的鱼类。

海马怪趣、可爱的外貌并不是造物主一时调皮随意捏造的结果，相反，它身上每种特殊形态的部分都发挥着关键作用，都是它适应生存所必需的：管状尖嘴用于吸食食物，哨塔般的眼睛可全面观察敌情，灵活的尾巴可紧紧地抓握，有效地在

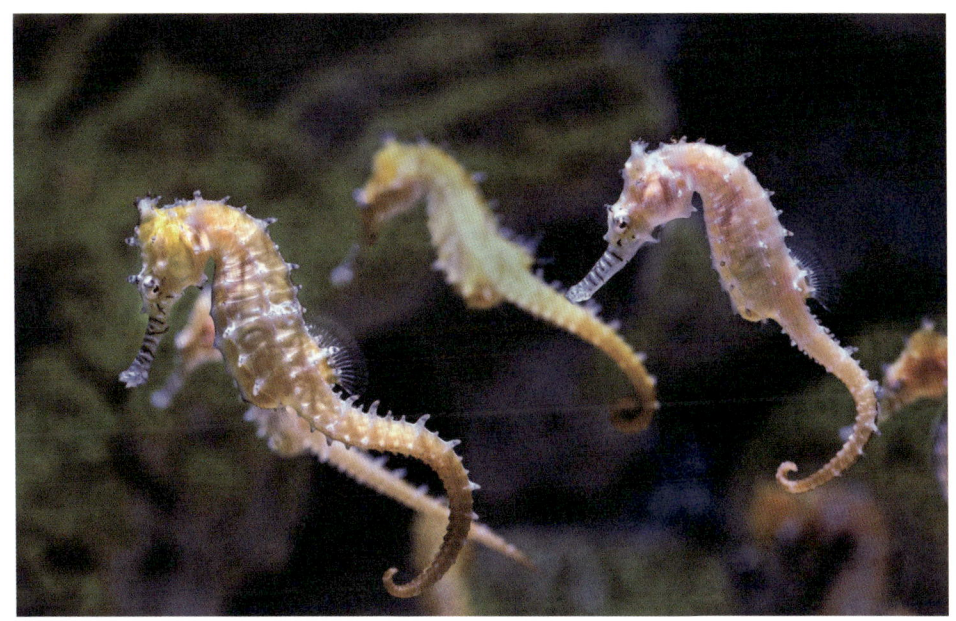

深海里雄赳赳的海马

海底急流中稳如泰山。

　　海马是海鱼,不能忍受淡水,它们一般栖息在浅海珊瑚礁、碧绿青翠的海草床及热带海岸线边上的红林树根间,主要分布于南纬30度和北纬30度之间的浅海,大多数种类集中在大西洋西部、中南半岛附近太平洋地区,我国主要分布于南海和东海。

❋ 小身材有大智慧

　　海马体形较小,体长一般只有10～30cm,在波涛汹涌的海底世界,海马显得格外脆弱,而且因鳍不发达,它们的游泳速度很慢,难以躲避大型动物追击。不过为了适应生存,聪明的海马练就了一身真本领。

　　首先是泳姿方面。由于没有强劲的尾鳍,海马将自己直立起来,拍打其他几个小鳍,再用灵活的尾巴作辅助,这样就能像海底直升机一样灵活地向任何方向优雅地游动了。虽然速度被限制，但机动性得到很大提升，游累了还可以用尾巴抓住珊瑚等静物休息。此外，不同于普通鱼类，海马拥有哨塔般突出的眼睛，不仅能360度无死角、全景式观察周围的一切，而且它的左右两只眼睛还能像变色龙那样独立活动，可以用一只眼睛搜寻猎物，用另一只眼睛提防着周围的天敌，可谓相当机警。

为了适应它们慢节奏的生存方式，海马还练就了强大的伪装技能。当一个饥饿的"猎手"接近时，海马不能快速游泳逃离，只好用障眼法把自己隐藏起来，使自己不被"猎手"发现。海马没有鳞片，而是进化出了一层可以变色的皮肤，它们可以不停地根据周围的环境进行调整。如果生活的区域足够宽广，它们还会想方设法寻找可能的藏身之处。不仅如此，它们身上还长出尖角和斑纹，帮助它们最大限度地与环境融为一体。

海马并非只会东躲西藏的卑微弱者，相对更微小的生物而言，海马也是恐怖的水中怪兽。海马是唯一拥有颈部的鱼类，这使它那管状大长嘴可以灵活地转动。与普通猎食者不同，海马常常静静地坐在那里等待食物自己送上门来，当一只小虾进入自己的猎食范围内，海马会以极快的速度将长嘴向上翘起，然后猛地吸一口，倒霉的小虾就被吸进狭窄、无牙的口中。整个捕食过程极其迅速，时间不超过0.01秒，瞬时速度可达5m/s。海马的头部结构非常巧妙，即使如此快速的水流

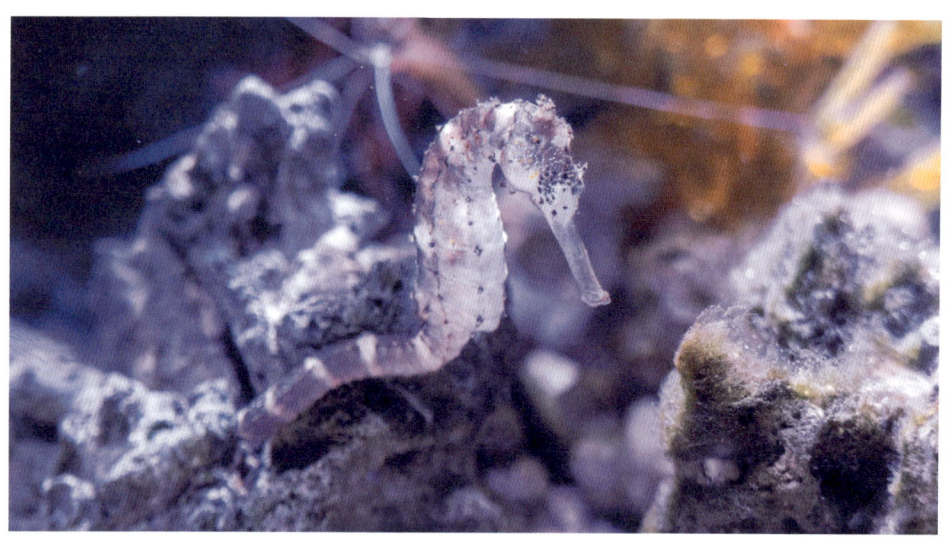

海马与环境融为一体

冲击，也不会伤害到脑部，还可以将水流从顶部鳃孔排出体外。另外，海马没有胃，会不停地进食，一天能吃掉上千只小虾。不过，"守株待兔"的结果也可能是没有食物送上门，因此海马还练就了强悍的耐饥能力，成年海马的耐饥时间可长达132天。

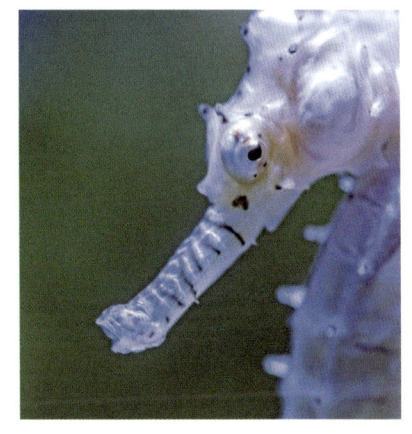

海马哨塔般的大眼睛和管状长嘴

❋ 另类"奶爸"，全心带娃

在自然界，雌性动物孕育产仔仿佛已成金科玉律，海马这种生物却一反常态，是由雄性（海马爸爸）承担起怀孕并生产幼仔的重任。

在雄性海马腹部有一个肉质囊袋，这里便是海马爸爸的"子宫"，一个能为海马宝宝提供庇护所和营养物质的神奇存在。雌性海马并没有这个囊袋。

春夏之交是海马寻找配偶的季节，找到心仪对象的海马会通过"跳舞"来建立好感，并在接下来的一周里，每天都在老地方浪漫约会。关系升华后，雌、雄海马就会把彼此的尾巴缠在一起交配，此时雌海马会把数百枚卵小心翼翼地排进雄海马的育儿袋。完成授精后，海马爸爸就开始孕育幼仔了，至此，两只海马便开始过上稳定的"夫妻"生活。

一般经过几周的怀孕期，海马爸爸才会把宝宝生出来。产仔时，雄海马会用尾巴抓住附着物，然后摆动身体，将小海马从育儿袋中喷出来。虽然海马爸爸能生孩子，充满了母性的温柔，但它们依然是海马社会的"男子汉"，也会为争夺地盘或配偶而拼命打斗。

在动物世界，海马"夫妻"忠贞不贰的爱情实属罕见，一直为人们所称道。其实，这主要还是为它们自身生存考虑的。海马行动迟缓，再加上"地广人稀"，要寻找新的配偶，会消耗更多时间和精力。事实上，只要时间和空间允许，它们仍然倾向于做个"花花公子"。

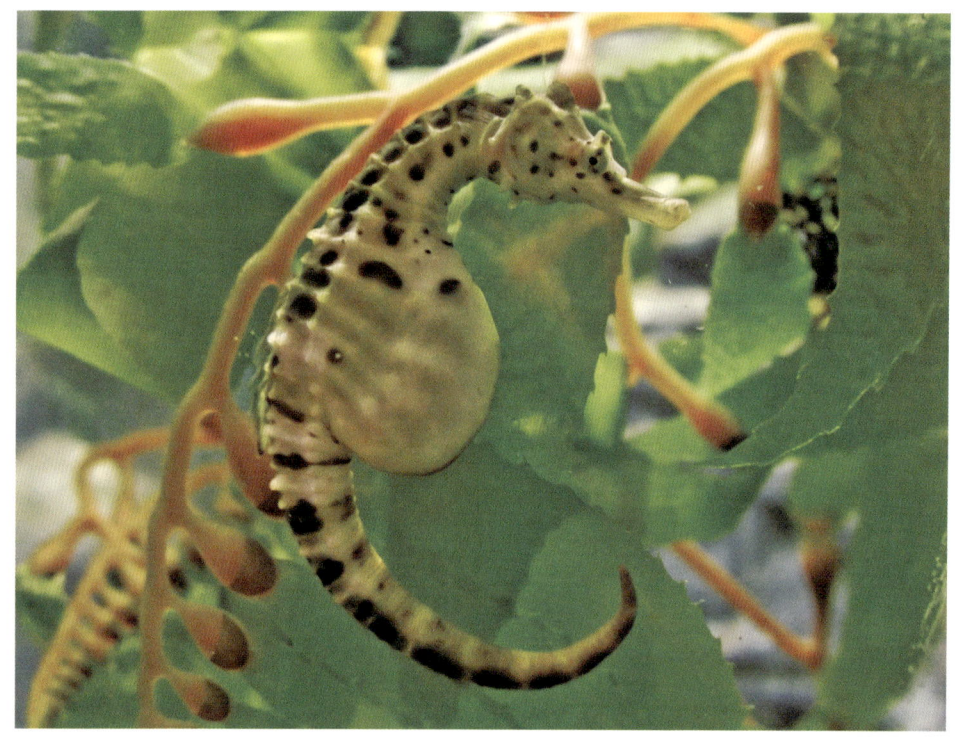

即将生产的海马爸爸

✻ 生存窘迫，危机四伏

海马对环境质量的要求非常高，通常只生活在水质较好，栖息地相对复杂、健康的海域。然而，随着工业的发展，海底疏浚、海洋污染等使适合海马生活的区域越来越小。另外，无节制地超负荷捕捞、拖底式破坏性捕捞使海马数量锐减，海马"家族"面临着极大的生存危机，一些海马种群的数量已经接近灭绝的边缘。

值得庆幸的是，现在一些国家已经实施保护海马的措施，《世界自然保护联盟濒危物种红色名录》《中国国家重点保护野生动物名录》等都将海马列为保护对象。但是，保护海马资源也不能只靠一刀切式禁止开发就能实现。只有加快发展海马养殖，为市场提供充足的海马产品，才能遏制人们捕捞野生海马的冲动。

早在20世纪50年代,我国科技人员和渔民就开始探索海马养殖。目前,我国的海马养殖已进入产业化阶段,主要养殖品种有三斑海马、大海马和线纹海马,养殖量约1200万只/年,产量100～110吨。

明辨真伪优劣

❋ 药用海马须明白

在动物分类学上,海马属于海龙科海马属,全球共有54种。但由于海马形态复杂,颜色多变,存在不少同物异名的现象。2020年版《中国药典》收载了五种海马作为中药海马的动物来源,分别是线纹海马(*Hippocampus kelloggi* Jordan et Snyder)、刺海马(*Hippocampus histrix* Kaup)、大海马(*Hippocampus kuda* Bleeker)、三斑海马(*Hippocampus trimaculatus* Leach)、小海马(*Hippocampus japonicus* Kaup)的干燥体。

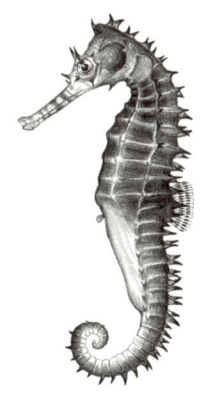 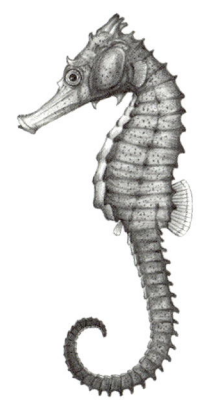 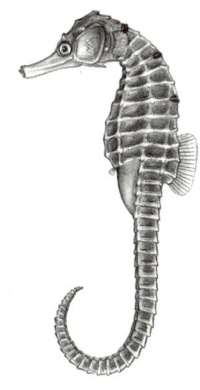

刺海马素描　　　　大海马素描　　　　三斑海马素描

区分不同种类的海马，须认真观测个体大小、头部特征、躯干环纹、头冠及棘的特点等，尤其是体长，不同种类的海马体长差异很大，如豌豆小海马等微型海马仅约1.4cm，体形最大的线纹海马体长可达35cm。不过，它们都有酷似马的头部，带瓦楞形节纹的躯干，以及逐渐变细且可灵活弯曲的尾巴，即传统鉴别方法中所讲的"马头""蛇尾""瓦楞身"。

在药用海马中，线纹海马也称克氏海马，体形大，呈扁长形，弯曲，体长约30cm，表面黄白色。体轻，骨质，坚硬，不易折断。气微腥，味微咸。刺海马体长15～20cm，头部及体上环节间的棘细而尖，头冠呈星形。大海马又称管海马、库达海马，体侧扁，体形大，体长20～30cm，表面黑褐色。三斑海马又称斑海马，体形较大，体长10～20cm，体侧背部常有三个黑色斑点。小海马又称海蛆、日本海马，体形小，长5～10cm，表面黑褐色，节纹和短棘均较细小。

由于海马种类多，形态又较相似，且有的海马商品已粉碎，此时就需要使用更加准确的检测技术，如指纹图谱、DNA序列等。

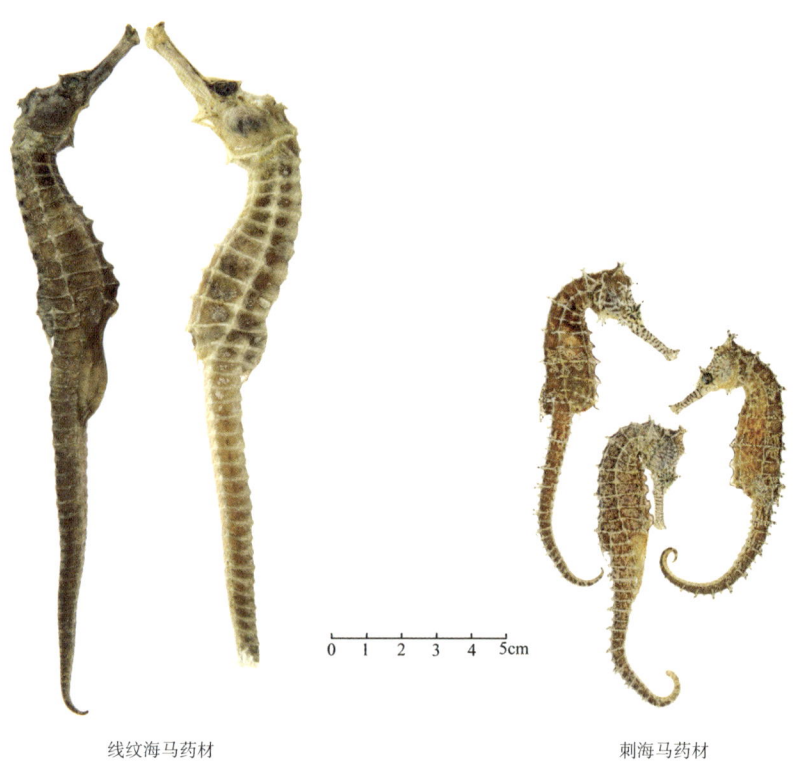

线纹海马药材　　　　　　　刺海马药材

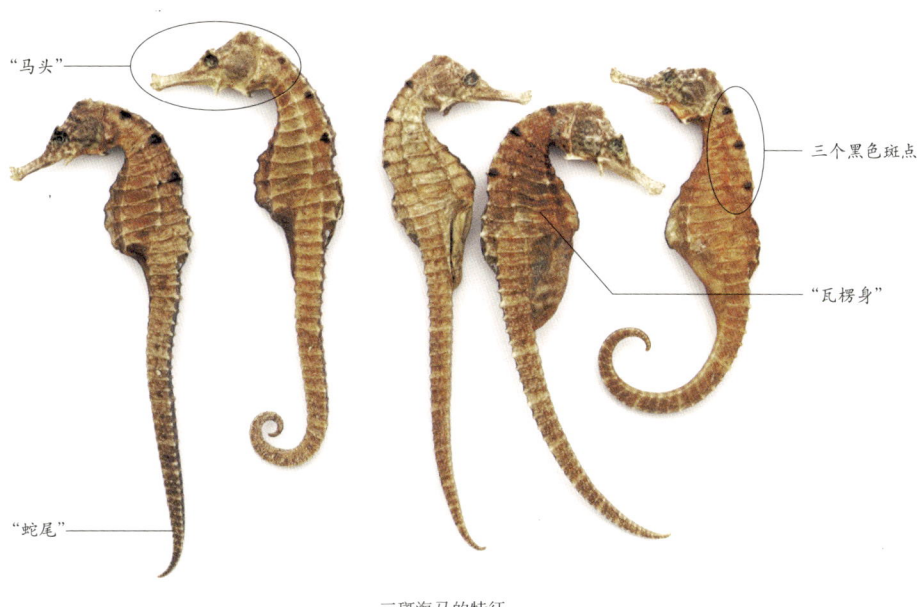

"马头" —— 三个黑色斑点
"瓦楞身"
"蛇尾"

三斑海马的特征

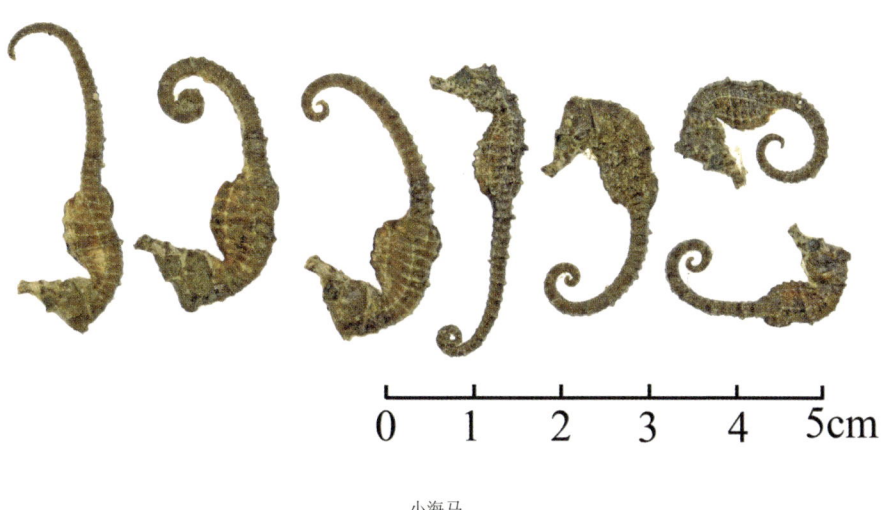

小海马

海马

✤ 真伪优劣巧辨识

随着中医药产业的发展壮大，海马的需求量与日俱增，而野生海马资源已濒危，养殖海马又产量较低，导致海马价格节节攀升。由于获利空间巨大，许多不法分子铤而走险，将其他种类的海马走私入境，扰乱市场，普通人难辨真假。

传统鉴别经验认为，海马以体大、坚实、头尾齐全者为佳。在选购时要选棱角分明、刺手、身干的海马，还要注意海马的色泽，自然即可，尽量不要挑选颜色较白的海马，颜色较浅的海马可能被漂白过。有的海马颜色暗黄，腥味很淡，这种海马可能被提取过，药效较差。

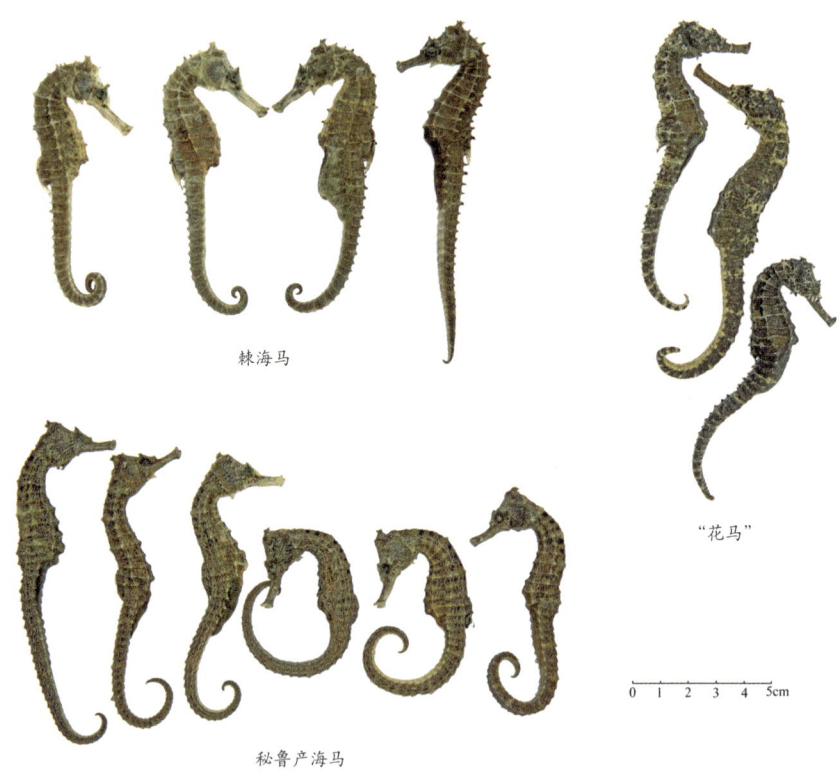

棘海马

"花马"

秘鲁产海马

市场上常见的伪品海马

另外，有些不法药贩为获取不当利益，在海马腹腔内加入泥沙等杂物，以增加重量，购买时可拿在手上掂一掂，正常海马很轻，如果感觉偏重，就要引起重视了，必要时可以剪开海马的肚子检查一下。

海马易生虫、霉变。购买好的海马，不要急着保存起来，先检查一下是否足够干燥，尽量先阴干，再放进干燥、洁净的容器内保存。如长时间储存或储存不当，海马可能会出现虫蛀或霉变，须及时清理掉，千万不可食用。

品鉴百味烟火

❋ 海马的药用价值

传统中医认为海马乃血肉有情之物，善温肾壮阳，是治肾阳不足所致的阳痿不举、肾关不固、遗精遗尿等病症的常用药。海马助阳活血，调气散结而止痛，故适用于气滞血瘀、症瘕积聚、跌仆损伤。海马还能调气活血，使血瘀得散、气滞得通，可治痈肿疔疮等。

现代研究表明，海马主要有氨基酸、脂肪酸、甾体、磷脂等四大类成分，其中氨基酸类含量占比最高。药理研究显示，海马具有雄激素样作用，并有调节免疫、抗衰老、抗肿瘤、抗疲劳、抗血栓、抗脑损伤等药理作用，常用于治疗类风湿性关节炎、蛇伤创口溃烂、术后刀口不愈合、脑功能减退及阳痿等。

海马除了直接用于治病以外，还用于制作各种保健品。据统计，截至2018年3月，我国共有11种保健食品获得了国家食品药品监督管理总局批准认可，产品主要剂型有胶囊、保健酒和口服液等。

❈ 谨慎对症受益多

海马利温壮肾阳,但阴虚内热、外感、脾胃虚弱及性功能亢进者禁用。

海马能温通任脉,又有活血作用,故孕妇忌食。

此外,大剂量或长期服用海马可能损害肾脏,引起急、慢性肾功能衰竭,故年老体弱者、儿童、过敏体质及肾功能不全者慎用。

在使用方面,海马既可入汤剂,也可研成细末。日常生活中,最常见要数用海马泡酒或制成美味的药膳。

泡酒

取海马1对、西洋参片30g、白酒500ml,一同放入酒罐内浸泡15天即可。补肾助阳。适用于肾虚气喘、阳痿不举、腰膝酸软等症。

药膳

✳ 海马童子鸡

原料:童子鸡1只,海马10g,虾仁100g,葱、姜、料酒、食盐适量。

制法:海马洗净,放在温水中浸泡10分钟。将童子鸡放入蒸钵,虾仁和海马放在鸡周围,加葱、姜、料酒、食盐等,上笼蒸熟即可。

功效:补精益气,温中壮阳。

应用:适用于调治气虚、阳虚、体质虚弱、乏力怕冷、早泄。(见《补药吃对才健康·壮阳药》)

✳ 海马苁蓉鸡

原料:海马1对,肉苁蓉30g,菟丝子15g,仔公鸡1只,生姜、胡椒、盐适量。

制法:仔公鸡洗净,切块,加水与海马一同煨炖。肉苁蓉、菟丝子水煎取浓汁，待鸡烂熟时加入，用生姜、胡椒、盐等调味。

功效：补肾壮阳，益阴精。

应用：用于肾虚阳痿、精少，或肝肾虚亏，不孕。（见《补肾壮阳汤》）

✳ 海马瘦肉汤

原料：猪瘦肉 500g，海马 5g，鹿茸 1g，红参 5g，肉桂 3g，姜 5g，葱 10g，盐 3g，料酒 10g，味精 1g。

制法：猪肉洗净，焯水后切成条。各种材料放入蒸碗内，加清水，用湿绵纸封严碗口，入笼蒸约 2 小时后去绵纸、姜、葱，调味即可。

功效：补肾壮阳，补气健脾。

应用：适用于脾肾阳虚所致的腰膝酸软、阳痿早泄、白带清稀、宫冷腹痛、小便频数、食少腹泻等症。（见《药膳食疗学》）

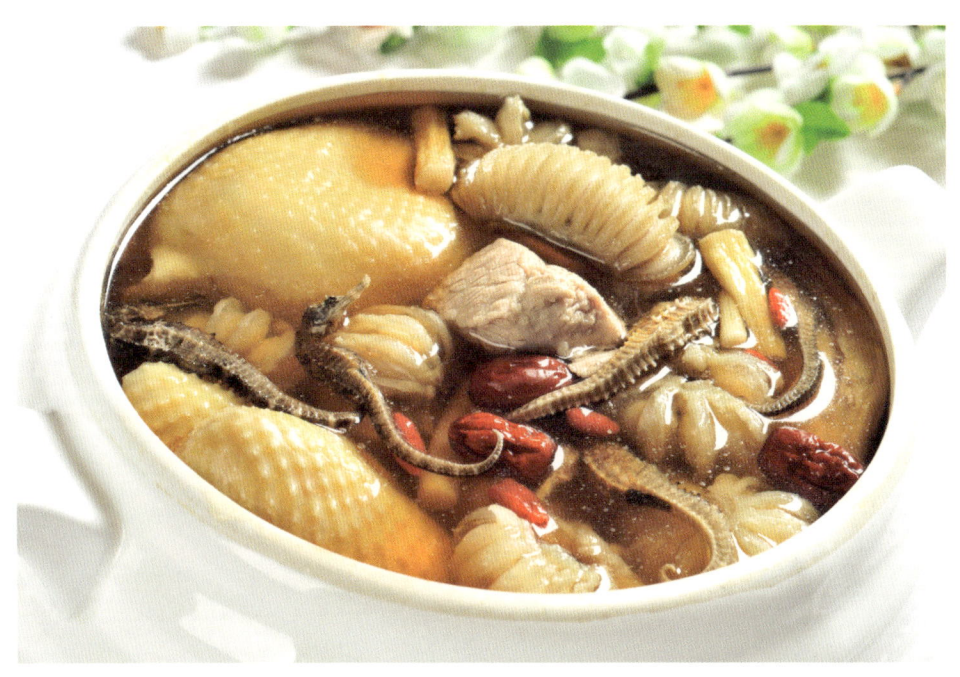

海马药膳

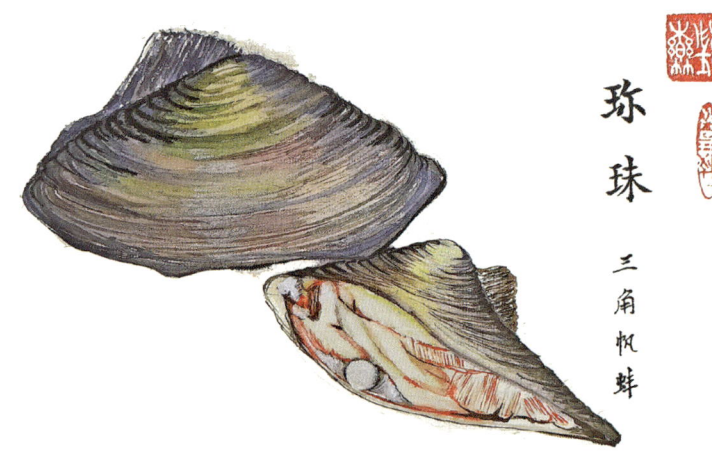

珍珠

双壳贝，套膜肋，
病态年久形珍珠，
取出层壳亮银修。
美胜尤，纯洁高雅女士求。
药粉末，化妆作药均可由，
镇心安神息风牛，养肝明目解毒优。

动物和菌类

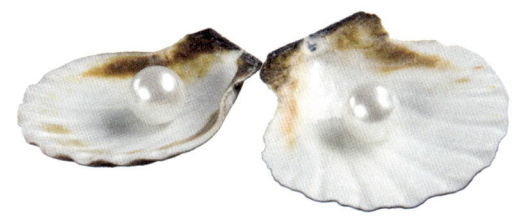

珍珠

海底珍珠被道家推崇至"中华九大仙草"之列,是治病救人的名贵中药材,有名的中成药——安宫牛黄丸中也能见到它美丽的身影。浑圆、滑润、光洁的珍珠自被人类发现以来,便备受青睐。作为可"再生"的宝石,珍珠不仅是尊贵典雅的饰品,还是美容养颜的护肤佳品。

探寻前世传说

❋ 啜泣成珠的鲛人传说

相传在我国南方的大海中,居住着一类鱼尾人身的种族——鲛人族。它们可在水中自由生活,偶尔也会上岸。鲛人拥有两项传奇技能,其一是擅长纺织丝绢,所织绢工艺精湛,薄如蝉翼,五彩缤纷,令人爱不释手,人们称为"鲛绡",是一种高级丝织品;其二是它们的眼泪可化作晶莹的珍珠,但鲛人族生活自由、幸福,几乎不会哭泣，因此鲛人眼泪所化的珍珠世间罕有。

某天，一个鲛人从水中出来玩时不幸身受重伤，被一户善良的人家救起，眼见米缸空了，主人被迫变卖家具以换取粮食。鲛人得知后大为感动，哭泣时眼泪掉落成颗颗晶莹的珍珠，并赠予主人以报救命之恩。后来鲛人回身跃进大海，从此消失在茫茫大海中。

鲛人泣珠虽然只是人们对幽深、神秘大海的美好幻想，但饱含深情，诉说着人世间凄美的故事，也因此成为后世诸多名家的抒情意象，成就一首首脍炙人口的绝美诗篇。

✹ 珍珠是如何形成的

玲珑、雅致的珍珠是世上绝有的生物宝石，自古便是海洋特产的宝贝，对于它的由来，我国古代许多书中均有记载，但常常伴有一些迷信色彩。

古籍《管子》中说，珍珠生于水中，却又有光泽，向着太阳能生火，故为阴之阳。

汉代许慎在《说文解字》中认为，珍珠为蚌之阴精所凝。刘安的《淮南子》中有："明月之珠，螺蚌之病，而我之利也。"此时人们模糊地认识到，珍珠的形成与螺蚌生病关系密切，道理与人长结石、肉瘤类似。

南朝刘勰的《文心雕龙》中亦有蚌病成珠的记载。

明代宋应星在《天工开物》中认为，珍珠是采月之精华而形成的灵物："凡珍珠必产蚌腹，映月成胎，经年最久，乃为至宝。"古语也有"山有玉而草木润，渊生珠而崖不枯"的说法。

实际上，贝类大都具有坚硬的外壳，以保护内部没有骨头的脆弱身躯。壳的内层光洁、润滑，是由硬壳内壁上柔软的外套膜组织不断分泌的珍珠质积累而成的。该层与珍珠实为同一物质，也就是说，正常情况下，这些分泌的珍珠质会附到壳上，使其增大、增厚。但是偶然情况下，一些异物进入了蚌体，受到刺激的蚌便将异物用分泌的珍珠质层层包裹起来，以减少痛苦，随着时间的推移，一颗饱满、丰润的珍珠就诞生了。

✤ 从"真珠"到"珍珠"的称谓演变

古时中原地区的贝类并不能孕育出珍珠，所佩的珠子大都是玉石打磨圆润而成。后来，依靠蚌类出产的南海珠子渐渐传入中原，为了与传统的玉石之珠区别开，便称为"真珠"。但古语中的"真珠"并不特指"珍珠"，它是泛指不经琢磨就很圆润，即真正的、天然的珠子。佛经中将鱼腹、竹子、蛇脑中发现的圆球状物也称为"真珠"，它们带有神秘的宗教色彩，非寻常之物。

以"珍珠"一词取代"真珠"，与人工培育珍珠的发展有关。早期的珍珠都是天然形成的，到了宋代，人工养珠法逐渐完善，大量人工培育的"真珠"进入市场。人们以为这种人工培育的"真珠"并不完全为"真"，其内核实为"假珠"，这样的珠子再叫"真珠"似乎并不合适。古人强调名正言顺，所谓"名不正则言不顺，言不顺则事不成"，故便以"珍珠"之名代替"真珠"，人们就可以放开手脚人工培育珍珠了。

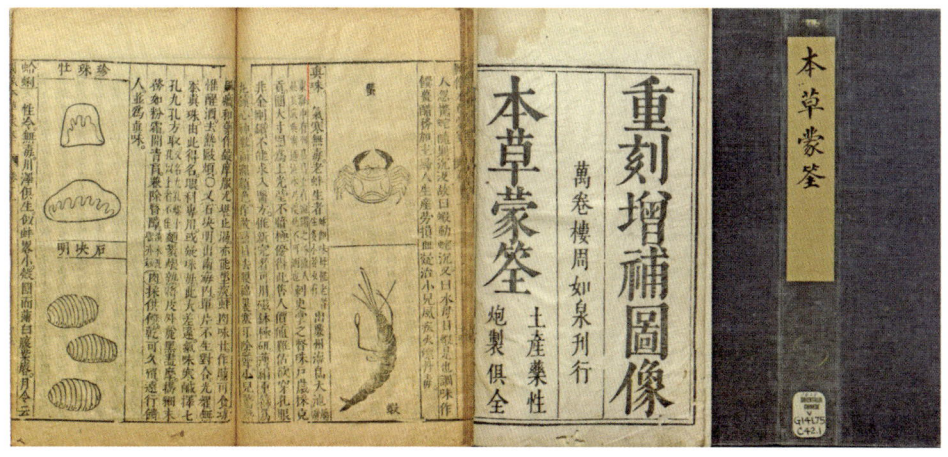

《本草蒙筌》中关于珍珠的记载

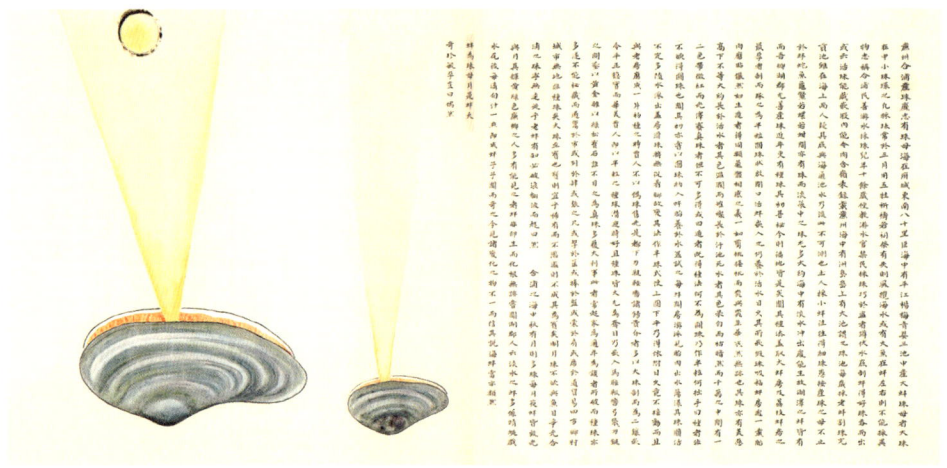

《海错图》中关于珍珠的记载

❉ 治病、美颜功效多

珍珠不仅是贵重的装饰品，还能治疗多种疾病，历代本草均有详细记载。

珍珠药用历史可追溯至约成书于汉末的《名医别录》，书中称其能泄热解寒，安神定惊，清翳明目，收敛生肌，止咳化痰；敷面令人润泽好颜色，粉点目中主肤翳障膜。

葛洪在《抱朴子》中称服食珍珠令人长生，故后世道家将其作为养生圣品，位列"中华九大仙草"。

其后历代本草大多记载珍珠具有安心神、悦泽颜色、明目退翳等良好效果。因此，珍珠备受皇室贵族们喜爱，尤其受皇后、嫔妃们追捧，历代宫廷中都盛行用珍珠粉养颜美容。据传武则天、慈禧太后就长期服用珍珠粉，还将珍珠粉掺入香粉中，用于抹面护肤。

审识现代沿革

❋ 九死一生的采珠人

在古代，天然珍珠产量极少，且基本都被统治者所占有，成为他们崇高地位的象征。然而，海底采珠却是一项极其危险而又艰苦的工作，昏暗幽深的海底危机四伏，在科技落后的古代，采珠人往往九死一生，可以说每颗珍珠都是采珠人以生命为代价换来的。

采珠人的艰辛早在唐代诗人元稹的《采珠行》一诗中就可见一斑："海波无底珠沉海，采之人判死[①]采。万人判死一得珠，斛量买婢[②]人何在。年年采珠珠避人，今年采珠由海神。海神采珠珠尽死，死尽明珠空海水。珠为海物海属神，神今自采何况人。"封建统治者穷奢极欲，逼迫珠民采珠，给当时的人民带来深重的灾难。

古时候采珠人被称为"疍人"，他们只能在船上生活，以船为家，风雨飘摇。采珠时必须潜入几十米深的海底，且没有任何防护设施，只在腰间系一根绳子，携一小筐便潜入到海底，如遇紧急情况，船上人便拽绳将其拉出，但采珠人仍然常常由于憋气不足或遇到海洋生物攻击而丧生。元代《南村辍耕录》记载："采珠人必须腰系长绳，手提铁耙，潜入海底去捞取珠贝。得了珠贝，摇动长绳，在船上等候的人立即将他拉扯出水面。稍迟就七窍流血而死，或为恶鱼所噬，为此，葬于蛟龙之腹者不少。"明代《天工开物》中记载，采珠人增加了一些简陋的设备，采珠的船改成横阔而圆的形状，船上配一部收放绳用的绞车和以备海底换气的空管，解决采珠人溺亡的问题。可以说粒粒珍珠都凝注了采珠人的血泪，故古人有"以人易珠"之叹。

---

① 判死：冒死，拼死。
② 斛量买婢：指西晋富豪石崇以三斛珍珠买绿珠为妾之事。

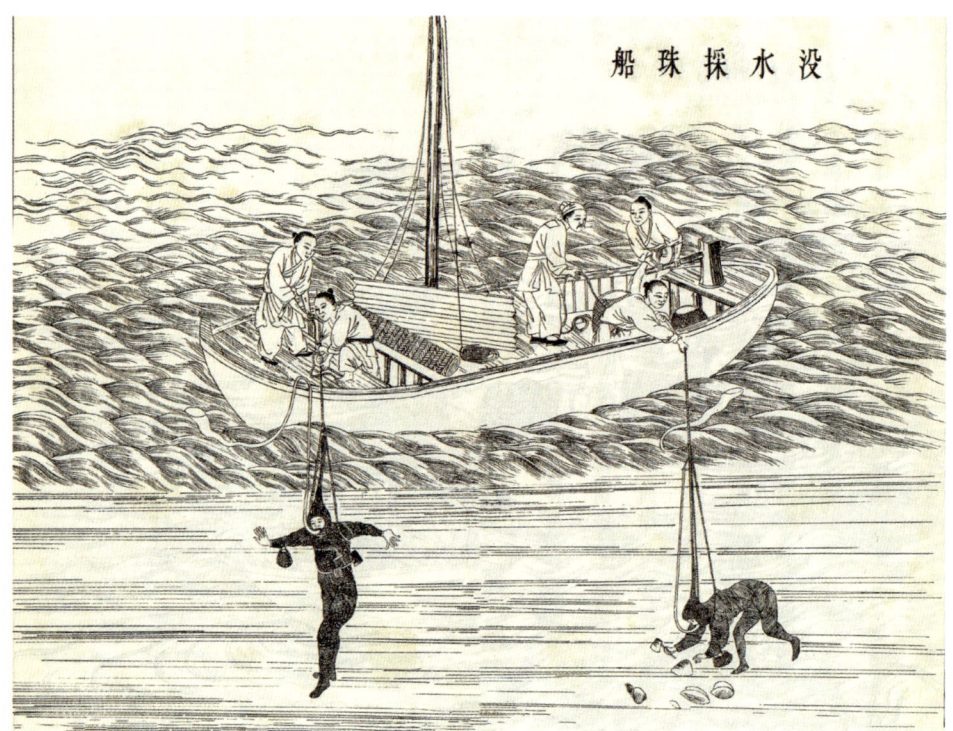

《天工开物》中的潜水采珠

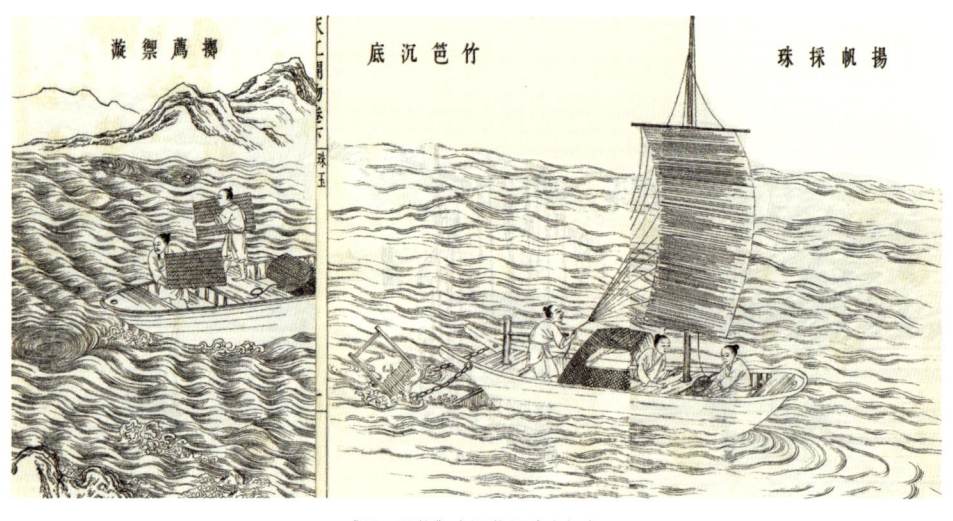

《天工开物》中记载的采珠方式

随着人工培育珍珠方法的日趋成熟，采珠人变成了养珠人，他们再也不用冒着生命危险下海采珠，而是变成了手工技术者。他们将育珠贝装在网笼里，用绳索吊在海水中养殖，甚至在淡水河畔也可以坐收珍珠。

✤ 孕育珍珠的贝类

虽然在理论上，所有能分泌珍珠质的带壳软体动物都是有能力孕育珍珠的，但事实上，人们只在有限的几个科属的贝类中发现过天然珍珠，其中大部分属于海水贝类。据不完全统计，能育成海水珍珠的贝类有30多种，我国以马氏珠母贝为主，分布于广西、广东、海南、福建沿海地区，所产珍珠质量上乘，多用于高档珠宝首饰。马氏珠母贝是人工养殖珍珠贝的"先驱"，也是世界海水珍珠培育的主要育珠贝。

我国南海出产一种优质的、世界珍珠贝类中最大的白蝶贝，可培育优质大型珍珠，经济价值很高。南海还出产黑蝶贝，因可产罕见的黑珍珠而备受重视。黑

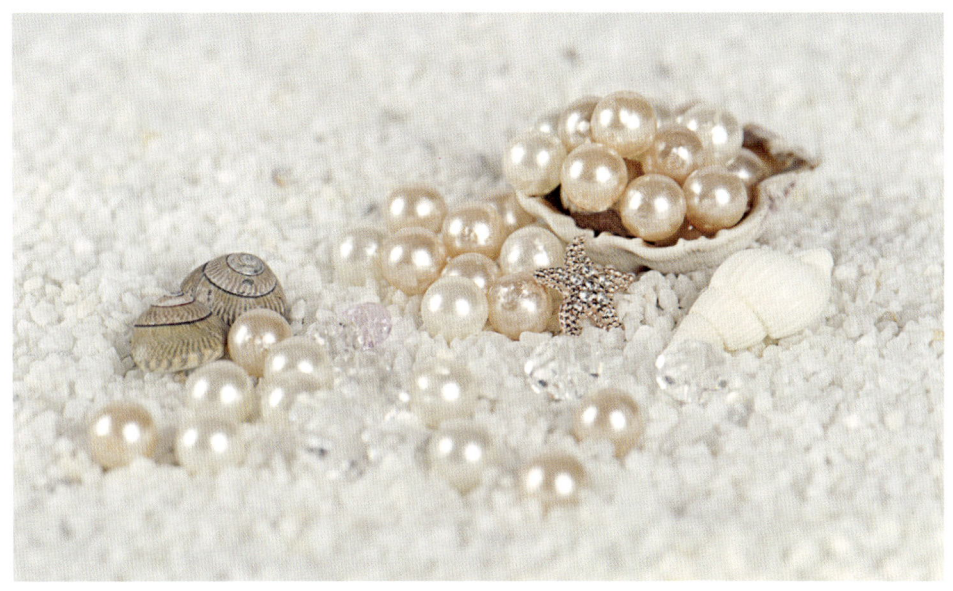

海水珍珠

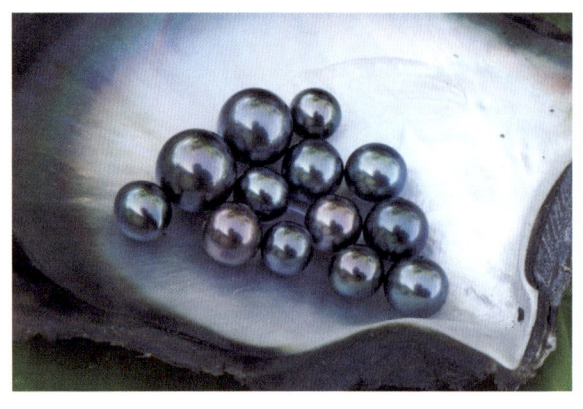

大溪地黑珍珠

珍珠的著名产地为太平洋东南部法属波利尼西亚最大岛屿——大溪地（塔希提岛）。

除了海水贝类，一些淡水贝类也能孕育珍珠。与海水贝类相比，淡水贝类分布更广，且可人工繁殖，产量更大。著名的淡水育珠贝有三角帆蚌、池蝶蚌、褶纹冠蚌等。我国是出产淡水珍珠的超级大国，以养殖三角帆蚌为主，这种帆蚌广泛分布于内陆江河湖泊中。

明辨真伪优劣

✻ 珠光背后的光学原理

珍珠的美丽与高雅，主要归功于其闪耀、变幻的特殊光泽，这种独特、复杂的光学现象就是人们常说的"珠光"。珍珠多彩多姿、变幻莫测的秘密与其特殊结构密切相关。

珍珠的主要成分是碳酸钙、水、有机物等，依靠珍珠层的累积重叠堆砌而成。珍珠层由文石晶体与有机基质交错排列而成。由于珍珠层是半透明的，当有光线照射珍珠时，珍珠的表面会出现反射、折射和漫反射现象，同时珍珠质层间会产生光的衍射和干涉作用，这些物理现象共同反映在珍珠表面，就会形成柔和的色泽和晕彩。一般珍珠的生长时间适度，形成珍珠的水体环境良好，珍珠贝的健康状况良好，珍珠的光泽就越强。

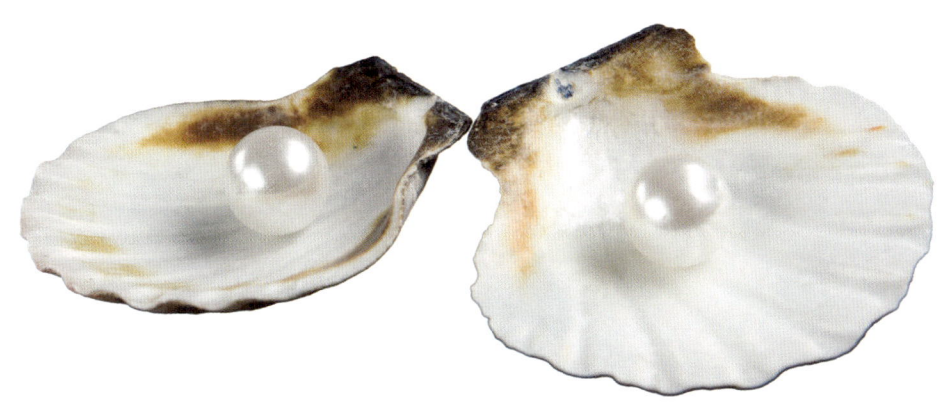

珍珠和珠光

❋ 火眼金睛辨"真"珠

由于天然珍珠价格高昂,市场上常有以养殖珍珠充当天然珍珠、次等珍珠充当上等珍珠的乱象,甚至有不法分子为牟取暴利,竟通过染色,将塑料或玻璃等伪制成珍珠,使许多珍珠购买者深受其害。若作装饰品,危害倒也不大;若作药用,则危害大矣。

一般情况下,天然正品珍珠光泽、颜色、圆度等均不统一,有自然的珍珠光泽;伪制品多用模具制造,形状和颜色均较一致,表面非常光滑,有凉感,对其呼气,可见表面呈雾气状。

外形不佳不宜作装饰品的珍珠,常作为药用珍珠使用,因此药用珍珠的价格比装饰品珍珠的价格低很多。淡水珍珠无核,形状大小参差不齐,筛选出来的药用珍珠产量大,品质纯正。海水珍珠珍珠质含量少,大部分是贝壳粉,品质较差。就药用珍珠粉而言,淡水珍珠的质量更好。

有些商家采用精美的包装,商品售价也会随之升高,大家在购买的时候应避免"买椟还珠"。

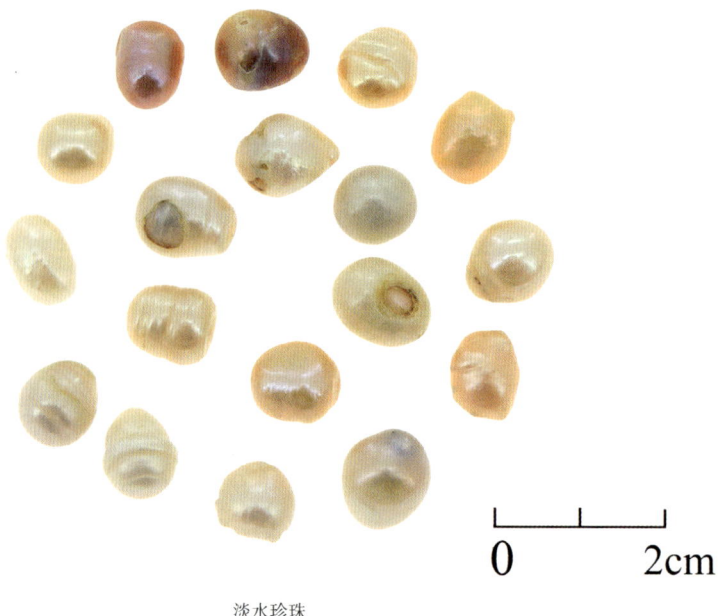

淡水珍珠

研磨成粉的珍珠无法辨别品质，在挑选珍珠粉时，建议去正规的大药店，仔细查看珍珠粉的外观，正品珍珠粉略显浅灰色，有些颜色特别白或闪亮的粉末均不是纯正珍珠粉。若取一小部分放在手背轻轻按摩检查细腻度，珍珠粉越细，越容易被人体吸收。切不可贪便宜，尤其是远低于市场价的珍珠粉，往往是劣质产品。

人工养殖珍珠

顾名思义，人工养殖珍珠即在人工养殖条件下通过人为干预使贝类形成珍珠。人工养殖珍珠通常又分为有核珍珠和无核珍珠两类，有核珍珠由珠核和围绕珠核的同心环状珍珠层构成，无核珍珠则内部完全由珍珠层组成。

海水珍珠通常采用有核培植法，即人为地将制好的、一定规格的珠核植入贝蚌体内，刺激其分泌珍珠质，将珠核逐层包裹起来，形成珍珠。海水珍珠因内有较大珠核而颗粒大、形状圆，广泛用于高档珠宝首饰中。

淡水珍珠通常采用无核插片培植法，即在人为植核过程中，不采用外来物质做珠核，而是取母蚌外套膜切成小片，植入成年蚌的结缔组织内，刺激其分泌珍珠质，形成珍珠。

淡水珍珠与海水珍珠最大的不同在于，淡水珍珠大都为无核珠，通常养殖时间较海水珍珠长。

品鉴百味烟火

❋ 咸寒质重，润肤祛斑

传统中医认为，珍珠为贝体所育，咸寒质重，可定惊安神，治疗心神不宁、心悸失眠等；又善清心肝之热而定惊止痉，可治小儿痰热急惊风、癫痫抽搐等；清肝热又可明目退翳，可治肝火导致的目赤涩痛、眼生翳膜等多种眼疾；还可清热解毒、生肌敛疮，用于疮疡溃烂或润肤祛斑，润泽颜色。

现代药理研究发现，珍珠粉能影响体内钙离子分泌，改善微循环，可预防癫痫、骨质疏松、高血压的发生；可制酸、止血，中和胃酸，缓解胃溃疡；所含的甘氨酸和脯氨酸，可促进胶原蛋白形成，帮助修复皮肤弹性，抗衰老、抗氧化等。现代临床多用珍珠粉治疗眼疾、子宫出血、溃疡、烧烫伤、子宫糜烂、软组织缺损及骨质疏松等。

❋ 谨慎对症受益多

由于珍珠粉性寒，适宜有实火郁热的患者使用，虚证及无实火郁热者不可服用。一些寒凉体质的人如果长期服用珍珠粉，不但不能强身健体、美容养颜，反而可能引起消化不良、腹泻、四肢发冷、面色萎黄等。大家在决定服用珍珠粉前，最好先找医生辨明体质，在专业的指导下服用。另外，患有结石、肾脏疾病者以及孕妇不可内服珍珠粉；若疮疡等内毒未除净，也不可使用珍珠粉收口。

珍珠粉一般单独服用或组成丸、散剂，不入汤剂煎煮，外用则直接撒于患处。用作保健、美容时，使用方法较多。

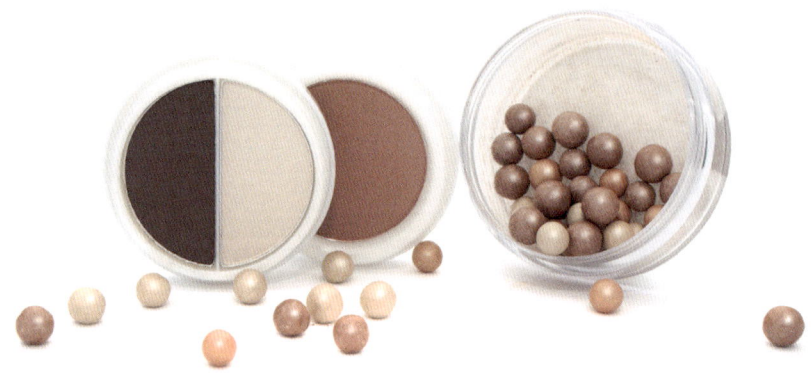

珍珠粉和珍珠

🍵 泡茶

将 5g 洞庭碧螺春、5g 枸杞子用开水冲泡后，去渣取汁，再加入 5g 珍珠粉、适量蜂蜜，搅拌均匀，即可饮用。每日 1 剂，代茶饮，有延缓衰老、润肌泽肤之效，适宜面部皮肤发黄、惊悸、怔忡、痫证等症者饮用。

🍵 制珍珠酒

原料：珍珠粉 10g，冰糖 30g，蜂蜜 25g，党参 2g，当归、黄芪各 1g，白酒 500g。

制法：将党参、当归、黄芪碾成粉，珍珠粉用沸水制成浓溶液。把冰糖、蜂蜜放入容器中，加沸水使其充分溶解，加入珍珠浓溶液后搅匀，再放入党参、当归、黄芪粉，倒入白酒，搅拌均匀，盖紧容器盖，放在阴凉处储存 1 个月，启封过滤后即可饮用。

功效：补肾明目，滋补强身，舒筋活血。

🍲 药膳

✱ 珍珠拌平菇

原料：珍珠粉4g，红花2g，平菇200g，豆腐200g，芝麻粉、白糖、酱油、盐、绍酒适量。

制法：平菇去柄，洗净，撕成条，放入容器中，加酱油、白糖、绍酒浸拌入味。在搅碎的豆腐中加入芝麻粉、白糖、酱油拌匀，再加入平菇、盐拌匀，盛放于盘中，撒上珍珠粉、红花，食用时再拌匀，佐餐食用。

功效：养血活血，滋润肌肤，泽丽容颜，祛斑美容。

应用：适用于粉刺类皮疹或肌肤护理。

注意：对面部皮肤感染、瘢痕等无甚作用，不宜服食。（见《家庭中医食疗法》）

✱ 还少羹

原料：银耳25g，干贝15g，西洋参6g，珍珠粉0.15g，胡椒粉、味精、盐适量。

制法：将银耳、干贝用水泡发，文火煮成黏汁羹状，加入西洋参片（先用少量水、冰糖蒸熟），用珍珠粉调和，再用胡椒粉、味精、盐调味。

功效：洁白肌肤，驻颜美容。

应用：适用于肌肤护理，美容养颜。（见《爱食疗》）

✱ 珍珠菱角羹

原料：珍珠粉2g（1人份，两次量），菱角100g，冰糖25g。

制法：菱角洗净，煮熟，去壳，剁碎。将珍珠粉、菱角、冰糖一起放入炖锅，加300ml清水，武火煮沸，再用文火炖煮25分钟即可。

功效：除烦止渴，润肤美容。

应用：适合肌肤不润者食用。每两日1次，单独食用，坚持1个月。（见《食药本草应用精要》）

珍珠与珍珠母

珍珠与珍珠母来源于同一动物体,珍珠是该动物体内的病理产物,而珍珠母是其外贝壳的珍珠层。它们均有镇心安神、清肝明目退翳、敛疮之功效,均可用来治心悸失眠、心神不宁、肝火上攻之目赤肿痛、目生翳障、湿疮溃烂等。但珍珠重在镇惊安神,属于安神药,临床多用于治疗心悸失眠、心神不宁、惊风癫痫等症,且敛疮生肌作用好;珍珠母则重在平肝潜阳、清肝明目,属于平肝潜阳药,临床多用于治疗肝阳上亢、肝火上攻之眩晕。与珍珠相比,珍珠母的敛疮吸湿作用较弱,且没有生肌功效。